国家卫生健康委员会"十三五"规划教材配套教材

全国高等学校配套教材

供基础、临床、预防、口腔医学类专业用

医学物理学学习指导

第5版

U0284579

主　编　王　磊　冀　敏

副主编　王章金

编　者　（以姓氏笔画为序）

王　岚（哈尔滨医科大学）　　周建莉（昆明医科大学）

王　磊（四川大学）　　　　　聂　娅（四川大学）

王昌军（锦州医科大学）　　　莫　华（广西医科大学）

王章金（华中科技大学）　　　郭嘉泰（长治医学院）

刘东华（新乡医学院）　　　　符维娟（复旦大学）

李晓春（中南大学）　　　　　盖立平（大连医科大学）

辛学刚（华南理工大学）　　　盖志刚（山东大学）

张延芳（广东医科大学）　　　童家明（青岛大学）

陈月明（安徽医科大学）　　　冀　敏（复旦大学）

罗明艳（天津医科大学）

人民卫生出版社

图书在版编目（CIP）数据

医学物理学学习指导 / 王磊，冀敏主编. -- 5 版
. -- 北京：人民卫生出版社，2018
全国高等学校五年制本科临床医学专业第九轮规划教
材配套教材
ISBN 978-7-117-27877-5

I. ①医… Ⅱ. ①王…②冀… Ⅲ. ①医用物理学 –
医学院校 – 教学参考资料 Ⅳ. ①R312

中国版本图书馆 CIP 数据核字（2018）第 293599 号

人卫智网 **www.ipmph.com**	医学教育、学术、考试、健康，	
	购书智慧智能综合服务平台	
人卫官网 **www.pmph.com**	人卫官方资讯发布平台	

医学物理学学习指导
第 5 版

主　　编：王 磊　冀 敏
出版发行：人民卫生出版社（中继线 010-59780011）
地　　址：北京市朝阳区潘家园南里 19 号
邮　　编：100021
E - mail：pmph @ pmph.com
购书热线：010-59787592　010-59787584　010-65264830
印　　刷：人卫印务（北京）有限公司
经　　销：新华书店
开　　本：787×1092　1/16　　印张：13
字　　数：341 千字
版　　次：2002 年 5 月第 1 版　　2019 年 1 月第 5 版
　　　　　2024 年 9 月第 5 版第 9 次印刷（总第 34 次印刷）
标准书号：ISBN 978-7-117-27877-5
定　　价：29.00 元

前　言

　　本书是国家卫生健康委员会"十三五"规划教材《医学物理学》第9版的配套教材,也可供使用其他同类教材的读者参考,对于准备研究生入学考试的学生也有一定的指导作用。本书是为了开拓广大《医学物理学》读者的思路,让学生能用较少的时间学会应用现代医学所需的物理学知识,学会提出问题、分析解决问题而编写。

　　本书在《医学物理学学习指导》第4版的基础上修订编写,按照教材的章节顺序进行编排,每一章都由四部分组成:①本章内容提要,对教材中的基本概念和规律的总结归纳;②解题指导——典型例题;③思考题和习题解答,给出了章后全部习题的详细解答;④自我评估题,只给答案,未列出解题过程,为读者自己测验学习情况提供适当题例。

　　不妥之处敬请读者指正!

主编

2018 年 5 月

目　录

第一章

力学基本定律

一、本章内容提要

1. **质点** 忽略物体的大小和形状,把它抽象为一个质量与它相同的几何点。

2. **位矢** 质点在空间位置的矢量。位矢是矢量。

3. **位移** 质点在一段时间内位置的改变量。位移是矢量。

4. **速度** 质点的位移与所经历的时间的比值。速度是矢量。

5. **加速度** 质点的运动速度随时间的变化率。加速度是矢量。

6. **牛顿第一定律** 物体(质点)如果不受外力的作用,它将保持原有的静止状态或做匀速直线运动(惯性定律)。

7. **牛顿第二定律** 作用在物体上的合外力等于物体的动量随时间的变化率。$F = \dfrac{\mathrm{d}p}{\mathrm{d}t}$。

8. **牛顿第三定律** 如果物体 A 以力 F_A 作用在物体 B 上,则物体 B 也必然同时以一个等大反向的力 F_B 作用在物体 A 上,即 $F_A = -F_B$。

9. **超重** 物体对支持物的压力或对悬挂物的拉力大于物体所受重力的状态。

10. **失重** 物体对支持物的压力或对悬挂物的拉力小于物体所受重力的状态。

11. **完全失重** 物体对支持物的压力或对悬挂物的拉力完全为零的状态,或者物体向下的加速度等于重力加速度的状态。

12. **惯性参照系** 适用牛顿运动定律的参照系或牛顿第一定律定义的参照系;在这个参照系中,一个不受力作用的物体将保持静止或做匀速直线运动。

13. **非惯性系** 相对于一个已知惯性系做加速运动的参照系。

14. **惯性力** 非惯性系中应用牛顿第二定律而必须引入的力,惯性力是虚拟力。

15. **功** 力在位移方向上的分量与该位移大小的乘积,$\mathrm{d}A = F \cdot \mathrm{d}r$。

16. **动能** 由各时刻质点的运动状态(以速率表征)决定的能量,动能表示为 $E_k = \dfrac{1}{2}mv^2$。

17. **动能定理** 物体的动能增量等于合外力对它所做的功。表示为 $A = \dfrac{1}{2}mv_2^2 - \dfrac{1}{2}mv_1^2$

18. **保守力** 力对物体所做的功与物体运动的路径无关,仅由运动物体的始末位置所决定。

19. **势能**　保守力做功与路径无关,仅取决于物体间的始末位置,由始末位置决定的函数即势能函数,重力势能表示为 $E_p=mgh$。

20. **功能原理**　机械能的增量等于外力与非保守力所做功的代数和。

21. **机械能守恒定律**　只有保守力做功的情况下,质点系的机械能保持不变。

22. **冲量**　力在时间 dt 内的累积量,表示为 $I=Fdt$。

23. **动量定理**　合外力的冲量等于物体动量的增量,$I=p_2-p_1=mv_2-mv_1$。

24. **动量守恒定律**　当系统不受外力或所受的合外力为零时,系统的总动量保持不变。

25. **碰撞**　指两个物体在运动过程中相互靠近或发生接触时,在相对较短时间内发生强烈相互作用的过程。

26. **弹性碰撞**　在碰撞前后两物体总动能没有损失的碰撞。

27. **非弹性碰撞**　两物体碰撞后,总要损失一部分动能(转变为其他形式的能量,例如放出热量等)。

28. **完全非弹性碰撞**　两物体在碰撞后不分开的碰撞。

29. **刚体**　物体在任何力的作用下不改变形状和大小。

30. **定轴转动**　转动物体的圆心都在一条固定不动的直线上。

31. **角加速度**　角速度对时间的变化率。

32. **转动惯量**　刚体转动惯性的量度。$J=\int r^2 dm=\int r^2\rho dV$,$J$ 的大小与刚体的质量、形状、质量分布和转轴位置有关。

33. **力矩**　力的大小与力的作用线和转轴之间的垂直距离的乘积,力矩是矢量,表示为 $M=r\times F$。

34. **转动定律**　$M=J\alpha$,转动物体的角加速度 α 与作用的力矩 M 成正比,与物体的转动惯量 J 成反比。

35. **角动量**　质点的角动量表示为 $L=r\times mv$,刚体定轴转动的角动量表示为 $L=J\omega$。角动量是矢量。

36. **角动量定律**　作用于物体的冲量矩等于物体角动量的增量,表示为 $\int_{t_1}^{t_2}Mdt=L_2-L_1=J_2\omega_2-J_1\omega_1$。

37. **角动量守恒定律**　物体所受的合外力矩等于零,或者不受外力据,物体的角动量保持不变,封闭系统中的内力矩不改变系统的总角动量。$J\omega=$恒矢量。

38. **旋进**　高速旋转的刚体,其自转轴绕另一轴转动的现象。

二、解题指导——典型例题

[**例 1-1**]　一质点在半径为 $R=1.00m$ 的圆周上按顺时针方向运动,开始时位置在 A 点,如图 1-1 示。质点运动的路程与时间的关系为 $s=\pi t^2+\pi t$(s 的单位为 m,t 的单位为 s)。求:

(1)质点从 A 点出发,绕圆运行一周所经历的路程、位移、平均速度、平均速率。

(2)质点在 1s 时的瞬时速度、瞬时速率、瞬时加速度。

解:(1)质点绕行一周所经历的路程为

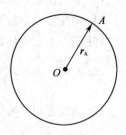

图 1-1　例 1-1

$$s = 2\pi R = 6.28(\text{m})$$

质点绕行一周所经历的位移为

$$\Delta \boldsymbol{r} = \boldsymbol{r}_A - \boldsymbol{r}_B = 0$$

质点绕行一周所需的时间 t 由 $s = 2\pi R = \pi t^2 + \pi t$，即

$$t^2 + t - 2 = 0$$

解得　　　　　$t = 1\text{s}, t = -2\text{s}$（负值不合题意，舍去）。

质点绕行一周运动的平均速度为

$$\bar{\boldsymbol{v}} = \frac{\Delta \boldsymbol{r}}{\Delta t} = 0$$

质点在一周内的平均速率为

$$\bar{v} = \frac{2\pi R}{\Delta t} = \frac{2 \times 3.14 \times 1}{1} = 6.28(\text{m} \cdot \text{s}^{-1})$$

（2）瞬时速率为

$$s = \frac{\mathrm{d}s}{\mathrm{d}t} = (2t + 1)\pi$$

当 $t = 1\text{s}$ 时，瞬时速率为

$$v_1 = (2t+1)\pi = (2 \times 1 + 1) \times 3.14 = 9.42\text{m} \cdot \text{s}^{-1}$$

此时瞬时速度为 $\boldsymbol{v} = 9.42\boldsymbol{e}_t \text{m} \cdot \text{s}^{-1}$，方向沿该点的切线方向。

切向加速度的大小为

$$a_t = \frac{\mathrm{d}v}{\mathrm{d}t} = 2\pi = 6.28(\text{m} \cdot \text{s}^{-1})$$

法向加速度的大小为

$$a_n = \frac{v^2}{R} = \frac{v_1^2}{R} = \frac{9.42^2}{1} = 88.74(\text{m} \cdot \text{s}^{-2})$$

加速度为

$$\boldsymbol{a} = a_t \boldsymbol{e}_t + a_n \boldsymbol{e}_n = (6.28\boldsymbol{e}_t + 88.74\boldsymbol{e}_n)(\text{m} \cdot \text{s}^{-2})$$

加速度的大小为

$$a = \sqrt{a_t^2 + a_n^2} = \sqrt{6.28^2 + 88.74^2} = 88.96(\text{m} \cdot \text{s}^{-2})$$

加速度 $\boldsymbol{a}$ 的方向与 OA 的夹角为

$$\theta = \arcsin \frac{a_t}{a} \approx 4°$$

本题在求解时，一定要注意路程、平均速度率、瞬时速率是标量；位移、平均速度、速度和加速度是矢量；平均速率、平均速度的大小与所取时间间隔有很大关系。

[例 1-2]　有一架飞机由 A 向东飞到 B 处，然后又向西飞回到 A 处，飞机相对空气以不变的速率 v' 飞行，空气相对地面的速率为 u，A 到 B 的距离为 l。在下列三种情况下，求飞机飞行一个来回所需的时间。

（1）空气相对地面静止。

（2）空气的速度向东。

（3）空气的速度向北。

解:(1)飞机相对地面往返飞行的速度大小均为 v',飞机飞一个来回所需的时间为

$$t_1 = t_{AB} + t_{BA} = \frac{l}{v'} + \frac{l}{v'} = \frac{2l}{v'}$$

(2)飞机相对地面由 A 向东飞到 B 的速度大小为

$$v_{AB} = v' + u$$

飞机相对地面由 B 向西飞到 A 的速度大小为

$$v_{BA} = v' - u$$

飞机飞一个来回所需的时间为

$$t_2 = t_{AB} + t_{BA} = \frac{l}{v'+u} + \frac{l}{v'-u} = \frac{2l}{v'[1-(u/v')^2]} = \frac{t_1}{1-(u/v')^2}$$

(3)当空气的速度 u 向北时,飞机相对地面的飞行速度 v、飞机相对空气的速度 v' 与 u 三者之间的关系有

$$\boldsymbol{v} = \boldsymbol{v'} + \boldsymbol{u}$$

飞机沿 AB 直线飞行,v 必须沿 AB 的直线方向,则其大小为

$$v = \sqrt{v'^2 - u^2}$$

飞机飞行一个来回所需的时间为

$$t_3 = t_{AB} + t_{BA} = \frac{2l}{v} = \frac{2l}{\sqrt{v'^2 - u^2}} = \frac{t_1}{\sqrt{1-(u/v')^2}}$$

求解相对运动问题时,应注意三个问题:一是运动物体,二是选取绝对参照系,三是选取相对参照系。

在本题中,飞机为运动物体,选取地面为绝对参照系,空气相对于地面的运动,选取与空气固定的坐标系为相对参照系。明确这三者之间的关系,即可方便的求解。

[例 1-3] 如图 1-2 所示,一根均匀的轻质细绳,一端拴一质量为 m 的小球,在铅直平面内,绕定点 O 做半径为 R 的圆周运动。已知 $t=0$ 时,小球在最低点以初速度 v_0 运动,如图所示。求:

(1)小球速率与位置的关系。

(2)小球在任一点所受绳子的张力与速率的关系。

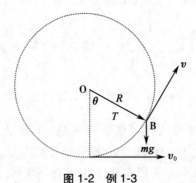

图 1-2 例 1-3

解:小球在任一点 B 的受力如图所示,取自然坐标系

切向:
$$-mg\sin\theta = m\frac{\mathrm{d}v}{\mathrm{d}t} \qquad (1)$$

法向：
$$T - mg\cos\theta = m\frac{v^2}{R} \tag{2}$$

由式(1)得
$$-g\sin\theta = \frac{v}{R}\frac{dv}{d\theta}$$

即
$$vdv = -Rg\sin\theta d\theta \tag{3}$$

对式(3)积分,并由已知条件 $\theta = 0$ 时, $v = v_0$,得
$$v^2 = v_0^2 - 2gR(1-\cos\theta) \tag{4}$$

由式(4)得
$$g\cos\theta = g + \frac{v^2 - v_0^2}{2R} \tag{5}$$

式(5)代入式(2),得
$$T = mg + \frac{m(3v^2 - v_0^2)}{2R}$$

本题在于加强对牛顿运动定律瞬时性的理解。解题时为了方便,有时需做变量代换,如 $\frac{dv}{dt} = \frac{dv}{d\theta}\cdot\frac{d\theta}{dt} = \omega\frac{dv}{d\theta} = \frac{v}{R}\frac{dv}{d\theta}$ 等。

[例 1-4]　质点沿 x 轴正向作直线运动,其加速度与位置的关系为 $a = -mx$(m 为正常量),且已知当 $t = 0$ 时, $x = 0$, $v = v_0$,试问该质点在什么位置时会停止运动?

解:由直线运动中加速度的定义,并进行变量代换有
$$a = \frac{dv}{dt} = \frac{dv}{dx}\cdot\frac{dx}{dt} = v\frac{dv}{dx} = -mx$$

分离变量后有
$$vdv = -mxdx$$

对其积分,并代入初始条件可得
$$\int_{v_0}^{v} vdv = \int_{0}^{x} -mxdx$$
$$v^2 - v_0^2 = -mx^2$$

则质点的速率与的位置关系为
$$v = \sqrt{v_0^2 - mx^2}$$

质点停止运动时满足 $v = 0$,即
$$v = \sqrt{v_0^2 - mx^2} = 0$$

此时质点的位置为
$$x = \frac{v_0}{\sqrt{m}}$$

本题属于已知加速度与位置的函数关系的运动学问题,但在处理这类问题时一般不能直接积分,需要做变量代换 $\frac{dv}{dt} = \frac{dv}{dx}\cdot\frac{dx}{dt} = v\frac{dv}{dx}$,分离变量后进行求解。

[例 1-5]　如图 1-3(a)所示,一质量为 2kg 的物体以 3.0m·s^{-1} 的初速率从斜面上 A 点滑下,物体与斜面之间的摩擦力为 6.2N。物体到 B 点时,开始压缩弹簧,当弹簧被压缩了 0.2m 后,物体停止运动,然后又被弹送回去。已知斜面的倾角为 30°,AB 间距离为 5.0m,弹簧一端固定在斜面

上,处于自然长度时,其另一端位于 B 点,弹簧的质量不计。试求弹簧的劲度系数和物体被弹回后所能达到的最大高度(g 取 10m·s^{-2})。

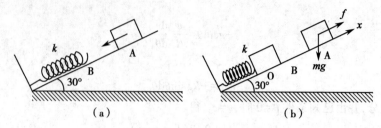

图 1-3　例 1-5

解:物体受力如图 1-3(b)所示。选择 O 点为重力势能零点,选择 B 点为弹力势能零点。物体由点 A 运动到点 O,由功能原理,有

$$-fx_A = \frac{1}{2}kx_B^2 - \frac{1}{2}mv_A^2 - mgx_A\sin\theta$$

由此可得弹簧的劲度系数为

$$
\begin{aligned}
k &= \frac{mv_A^2 + 2mgx_A\sin\theta - 2fx_A}{x_B^2} \\
&= \frac{2 \times 3.0^2 + 2 \times 2 \times 10 \times 5.2 \times \sin30° - 2 \times 6.2 \times 5.2}{0.2^2} \\
&= 1.4 \times 10^3 (N \cdot m^{-1})
\end{aligned}
$$

当物体被弹回时,设物体到达最大高度的坐标为 x,则物体由点 O 运动至最高点,由功能原理,得

$$-fx = mgx\sin\theta - \frac{1}{2}kx_B^2$$

解得

$$x = \frac{kx_B^2}{2(mg\sin\theta + f)} = \frac{1.4 \times 10^3 \times 0.2^2}{2 \times \left(2 \times 10 \times \frac{1}{2} + 6.2\right)} = 1.7(m)$$

物体被弹回的最大高度为

$$h_m = x\sin\theta = 0.85m = 85cm$$

本题不涉及时间,故可利用动能定理或功能原理求解。物体所受的 4 个力,支持力不做功,重力和弹性力是保守力,势能零点可依题意灵活选取。

[例 1-6]　如图 1-4 所示,一轻绳跨过一轴承光滑的定滑轮,绳的两端分别悬有质量为 m_1 和 m_2 的物体($m_1 < m_2$)。滑轮可视为均匀圆盘,质量为 m,半径为 r。绳与滑轮无相对滑动。试求物体的加速度、滑轮的角加速度和绳中的张力。

解:根据题意,滑轮的质量不能忽略,必须考虑滑轮绕定轴的转动。分别取滑轮、m_1 和 m_2 为研究对象,它们的受力如图所示。因 $m_2 > m_1$,m_1 的加速度 a_1 方向向上,m_2 的加速度 a_2 方向向下,且 $a_1 = a_2 = a$。设滑轮的角加速度为 α,对 m_1 和 m_2 应用牛顿第二定律,对滑轮应用转动定律,可列出下列方程

$$T_1 - m_1g = m_1a$$

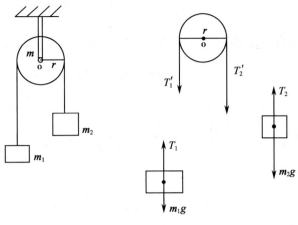

图 1-4 例 1-6

$$m_2g - T_2 = m_2a$$
$$T'_2r - T'_1r = J\alpha$$

由于绳和滑轮无相对滑动,故滑轮边缘上质点的切向加速度和 m_1、m_2 的加速度大小相等。它们与角加速度 α 的关系是

$$a = r\alpha$$

又 $T'_1 = T_1, T'_2 = T_2, J = \dfrac{1}{2}mr^2$,将四个方程联立求解,得

$$a = \frac{(m_2 - m_1)g}{m_1 + m_2 + \dfrac{1}{2}m}; \quad \alpha = \frac{(m_2 - m_1)g}{\left(m_1 + m_2 + \dfrac{1}{2}m\right)r}$$

$$T_1 = \frac{m_1\left(2m_2 + \dfrac{1}{2}m\right)g}{m_1 + m_2 + \dfrac{1}{2}m}; \quad T_2 = \frac{m_2\left(2m_1 + \dfrac{1}{2}m\right)g}{m_1 + m_2 + \dfrac{1}{2}m}$$

当滑轮的质量不能忽略的这类问题时,对滑轮的转动应用问题可以直接运用转动定律。

[**例 1-7**] 如图 1-5 所示,质量为 M、长为 l 的均匀细直棒,可绕棒的一端且垂直于棒的水平轴 O 无摩擦的转动,棒原来静止在平衡位置上。现有一质量为 m 的弹性小球飞来,正好在棒的下端与棒垂直相撞。相撞后使棒从平衡位置摆动到 $\theta = 30°$ 的最高处,如图所示。求。

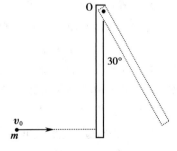

(1)设碰撞为完全弹性碰撞,小球碰前速度 v_0 的大小。

图 1-5 例 1-7

(2)相撞时小球受到的冲量。

解:小球碰前的速度为 v_0,棒经小球碰撞后得到的角速度为 ω,碰后小球的速度变为 v。按题意,小球和棒做完全弹性碰撞,所以,碰撞过程遵从角动量守恒定律和机械能守恒定律,可列方程如下:

$$mv_0l = J\omega + mvl \tag{1}$$

$$\frac{1}{2}mv_0^2 = \frac{1}{2}J\omega^2 + \frac{1}{2}mv^2 \tag{2}$$

由于相撞后,棒从竖直位置上摆到最大角度 $\theta = 30°$,按机械能守恒定律可列式:

$$\frac{1}{2}J\omega^2 = \frac{l}{2}Mg(1 - \cos 30°) \tag{3}$$

由(3)式得

$$\omega = \sqrt{\frac{Mgl}{J}(1 - \cos 30°)} = \sqrt{\frac{3g}{l}\left(1 - \frac{\sqrt{3}}{2}\right)}$$

由(1)式得

$$v = v_0 - \frac{J\omega}{ml}$$

由(2)式得

$$v^2 = v_0^2 - \frac{J}{m}\omega^2$$

所以

$$\left(v_0 - \frac{J\omega}{ml}\right)^2 = v_0^2 - \frac{J}{m}\omega^2$$

求得

$$v_0 = \frac{l\omega}{2}\left(1 + \frac{J}{ml^2}\right) = \frac{l}{2}\left(1 + \frac{1}{3}\frac{M}{m}\right)\omega = \frac{\sqrt{6(2 - \sqrt{3})}}{12}\frac{3m + M}{m}\sqrt{gl}$$

相碰时小球受到的冲量为

$$\int F\mathrm{d}t = \Delta mv = mv - mv_0$$

由(1)式求得

$$\int F\mathrm{d}t = mv - mv_0 = -\frac{J\omega}{l} = -\frac{1}{3}Ml\omega = -\frac{\sqrt{6(2 - \sqrt{3})}}{6}M\sqrt{gl}$$

在求解问题时,为了计算的方便,可以先假设某一个物理量的方向,当结果正时,说明方向和假设方向一致,为负时,表明小球所受冲量的方向与小球碰前的速度方向相反。

[例 1-8] 如图 1-6 所示,质量分别为 m_1,m_2 的两木块与劲度系数为 k 的弹簧相连,静止地放在光滑地面上,质量为 m 的子弹以水平初速 v_0 射入木块 m_1,假设子弹射入过程的时间极短,求

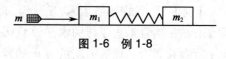

图 1-6 例 1-8

(1)弹簧的最大压缩长度。

(2)木块 m_2 相对地面的最大速度和最小速度。

解:在 m 和 m_1 相碰过程中动量守恒。碰撞后,由 $(m+m_1)$,m_2,弹簧组成的系统机械能守恒、动量守恒。系统的总机械能和总动量就是碰撞后 $(m+m_1)$ 的初始动能和初始动量。

最大压缩时,$(m+m_1)$ 与 m_2 的速度相同,相应的弹性势能与动能之和等于总机械能,相应的动量等于总动量,可以求得最大压缩长度。

系统的弹性势能为零时,m_2 与 $(m+m_1)$ 具有最大动能,即 m_2 具有最大或最小速度,相应的总机械能和总动量仍不变,由此可以求得最大速度和最小速度。

选择质心参照系,利用质心参照系中,碰撞后的机械能守恒及总动量为零来求解。在质心系中,最大压缩相应为零,而 m_2 具有最大、最小速度时弹性势能为零。

取地面为参照系,m 与 m_1 碰撞前、后动量守恒

$$mv_0 = (m+m_1)v_{10} \qquad (1)$$

取 $(m+m_1)$ 与 m_2 组成的物体系,碰撞后物体系的机械能守恒、动量守恒,总机械能为碰撞后 $(m+m_1)$ 的初始动能,为 $\frac{1}{2}(m+m_1)v_{10}^2$,总动量为 $mv_0=(m+m_1)v_{10}$。

当弹簧达到最大压缩长度 x 时,$(m+m_1)$ 与 m_2 的速度相同,设为 v,由机械能守恒得

$$\frac{1}{2}(m+m_1)v_{10}^2 = \frac{1}{2}(m+m_1+m_2)v^2 + \frac{1}{2}kx^2 \qquad (2)$$

由动量守恒得

$$mv_0 = (m+m_1+m_2)v \qquad (3)$$

式(1)、(2)、(3)联立,可得

$$x = mv_0\sqrt{\frac{m_2}{(m+m_1)(m+m_1+m_2)k}}$$

弹性势能为零时,设 $(m+m_1)$ 和 m_2 的速度分别为 v_1 和 v_2,则 v_2 将是 m_2 的最大或最小速度。

$$\frac{1}{2}(m+m_1)v_0^2 = \frac{1}{2}(m+m_1)v_1^2 + \frac{1}{2}m_2v_2^2 \qquad (4)$$

由动量守恒

$$mv_0 = (m+m_1)v_1 + m_2v_2 \qquad (5)$$

式(1)、(4)、(5)联立,可得

最小速度为 $\qquad\qquad\qquad\qquad v_2=0$

最大速度为 $\qquad\qquad\qquad\qquad v_2 = \frac{2(m+m_1)}{(m_2+1)}v_0$

[例 1-9] 如图 1-7 所示,一根质量为 m,长为 $2l$ 的均匀细棒,可以在竖直平面内绕通过其中心的光滑水平轴 OO' 转动。开始时细棒静止在水平位置,如图所示。一质量为 m_1 的小球,以速度 u 垂直落到棒的端点,小球与棒做完全弹性碰撞。试求碰撞后,小球的回跳速率 v 以及棒的角速率 ω 各为多少。

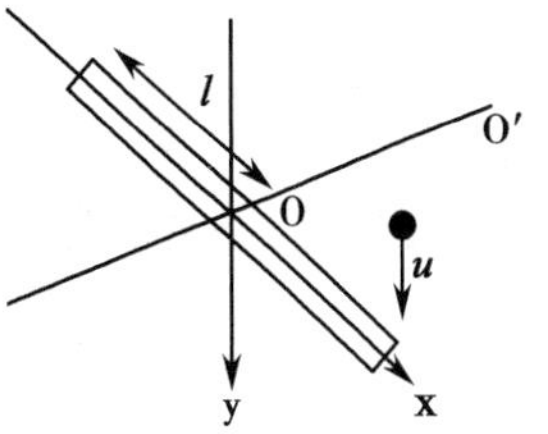

图 1-7 例 1-9

解:将棒和小球视为一研究系统。系统所受的外力有:小球的重力 m_1g,棒的重力 mg。碰撞力矩远大于小球所受重力矩,所以小球重力对轴力矩可忽略。

根据以上分析,可以认为系统满足角动量守恒条件。因为碰撞前棒处于静止状态,所以碰前系统的角动量大小为 m_1ul,碰后,小球以速率 v 回跳,其角动量大小为 m_1v_1l;棒获角速度 ω,棒的角动量是 $\frac{1}{12}m(2l)^2\omega^2 = \frac{1}{3}ml^2\omega^2$。所以,碰后系统的角动量是 $lm_1v+\frac{1}{3}ml^2\omega^2$。由于角动量守恒,故有

$$lm_1u = lm_1v + \frac{1}{3}ml^2\omega \qquad (1)$$

取碰前小球运动的方向为正,即 $u>0$ 那么,碰后小球回跳,v 与 u 的方向相反,故 $v<0$。

又因为是完全弹性碰撞，碰撞前后系统的动能守恒，即

$$\frac{1}{2}m_1u^2 = \frac{1}{2}m_1v^2 + \frac{1}{2}\left(\frac{1}{3}ml^2\right)\omega^2 \qquad (2)$$

将式（1）和式（2）联立，解得

$$v = \frac{3m_1 - m}{3m_1 + m}u$$

$$\omega = \frac{6m_1u}{(3m_1 + m)l}$$

小球与刚体相碰，系统的动量不守恒，而系统的角动量守恒。

[**例 1-10**]   如图 1-8 所示，在水平桌面上有一孔，绳子的一部分放在桌面下，另一部分经孔下垂。假设绳子不可伸长，均匀柔软，全长为 l，下垂长度为 x_0，从静止开始下落。假设摩擦可忽略。试求下落过程中，绳子速度随下落长度变化的规律。

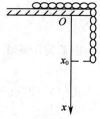

图 1-8   例 1-10

解：解法一   取绳与地球组成的物体系。取 x 坐标竖直向下，原点 O 在桌面上，规定该处的重力势能 $E_p = 0$。设绳子的线密度为 λ，总质量为 $m = \lambda l$。当绳下端在 x_0 处开始下落时，动能为零，重力势能为

$$-\int_0^{x_0} mg \cdot \mathrm{d}x = -\int_0^{x_0} \lambda x g \mathrm{d}x = -\frac{\lambda}{2}gx_0^2$$

当绳下端落到任意处 x 时，$E_k = \frac{1}{2}mv^2$，$E_p = -\lambda x \cdot \frac{x}{2}g = -\frac{\lambda}{2}gx^2$

下落过程中，物体系机械能守恒，故

$$-\frac{\lambda}{2}gx_0^2 = \frac{1}{2}mv^2 - \frac{\lambda}{2}gx^2$$

所以 v 与 x 的变化规律为

$$v = \sqrt{\frac{g}{l}(x^2 - x_0^2)}$$

解法二   当绳下端在任意位置 x 处时，在竖直方向绳受力 $F = \lambda xg = \frac{m}{l}xg$，由牛顿第二定律

$$m\frac{\mathrm{d}v}{\mathrm{d}t} = \frac{m}{l}gx$$

利用 $\frac{\mathrm{d}v}{\mathrm{d}t} = \frac{\mathrm{d}v}{\mathrm{d}x}\frac{\mathrm{d}x}{\mathrm{d}t} = v\frac{\mathrm{d}v}{\mathrm{d}x}$，把上式改写成

$$v\mathrm{d}v = \frac{g}{l}x\mathrm{d}x$$

积分得

$$v^2 = \frac{g}{l}x^2 + C$$

当 $x = x_0$ 时，$v = 0$，故可得

$$C = -\frac{g}{l}x_0^2$$

代入得

$$v = \sqrt{\frac{g}{l}(x^2 - x_0^2)}$$

以绳子和地球为物体系,系统所受的唯一的外力为桌面所施加的支持力,在绳子运动过程中,支持力不做功,故系统的机械能守恒。据此可直接解出速度与绳下端位置间的关系,也可根据牛顿第二定律通过积分运算直接求解。

三、思考题和习题解答

1-1 回答下列问题

(1)位移和路程有何区别?

(2)速度和速率有何区别?

(3)瞬时速度和平均速度的区别和联系是什么?

(4)物体能否有一个不变的速率而仍有一变化的速度?

(5)速度为零的时刻,加速度是否一定为零? 加速度为零的时刻,速度是否一定为零?

(6)当物体具有大小、方向不变的加速度时,物体的速度方向能否有改变?

答:

(1)两者概念不同。由初始位置引向终点位置的有向线段,称为位移。路程是质点沿轨迹运动所经路径的长度。前者为矢量,后者为标量。

(2)速度是位移对时间的一阶导数,速率是路程对时间的一阶导数。前者为矢量,后者为标量。

(3)当 $\Delta t \to 0$ 时,平均速度的极限叫做质点在 t 时刻的瞬时速度。

$$\boldsymbol{v} = \lim_{\Delta t \to 0} \bar{\boldsymbol{v}} = \lim_{\Delta t \to 0} \frac{\Delta \boldsymbol{r}}{\Delta t} = \frac{\mathrm{d}\boldsymbol{r}}{\mathrm{d}t}$$

(4)可以。速度为一矢量,不论大小(速率)和方向哪一个变化,速度都不为恒量。匀速率圆周运动,速率不变,但运动方向在变,故速度在变。

(5)不一定,因为加速度是速度对时间的一阶导数,速度为零的时刻,加速度可以不为零,如自由落体运动,初速为零,加速度为重力加速度 g。

(6)可以,如斜抛运动,物体的加速度始终为 g,但物体的运动速度不同时刻不一样。

1-2 回答下列问题

(1)物体受到几个力的作用,是否一定产生加速度?

(2)物体速度很大,所受到的合外力是否也很大?

(3)物体的运动方向和合外力方向是否一定相同?

(4)物体运动的速率不变,所受合外力是否为零?

答:

(1)不一定,物体虽受几个力作用,但这几个力的合力为零,则该物体的加速度为零。

(2)不一定,物体的速度与物体所受合外力没有关系,如一个做高速匀速运动的物体,速度很大,但所受的合外力为零。

(3)不一定,物体的加速度方向与合外力方向一致,运动方向与合外力方向没有关系,如一物体做匀速率圆周运动,物体所受的合外力方向指向圆心,但运动方向沿圆的轨迹的切线方向。

（4）不一定,如匀速率圆周运动,速率不变,但合外力不为零。

1-3　炮弹以一定的仰角射出,它的轨迹是一条抛物线。设当它到达最高点时,不料发生爆炸,分裂成质量相等的两块碎片,其中一块在爆炸的影响下沿着原来的轨迹返回到出发点。问:

（1）另一块碎片将沿怎样的方向飞出去? 能否达到预定的地点?

（2）到达地面时两者的速率是否相同?

（3）两者能否同时到达地面?

答:

（1）另一块将继续沿抛物线运动。不能达到预定的地点,因水平方向的分速度比爆炸前大,故着落点较预定的地点远。

（2）不相同。

（3）能同时到达地面。

1-4　如果物体受到的合外力作用了一段时间,动量发生了改变,则物体的动能_____会改变。如果物体受合外力作用,并且在力作用的方向上有了位移,使物体的动能发生了变化,则物体的动量_____会改变。

答:

（1）不一定,如合外力与物体的运动方向始终相互垂直,合外力的冲量不为零,但不对物体做功,所以动能保持不变,如做匀速率圆周运动的物体就是这样。

（2）一定,因物体所受合外力不为零,且力对物体做功的同时,一定就有时间的积累,则引起物体动量的改变。

1-5　物体所受合外力不为零,但是沿水平轴外力为零,则水平轴方向动量_____。跳马运动员在腾空状态时所受的外力矩为_____,遵守_____守恒。

答:（1）物体所受的合外力不为零,但是沿水平轴方向外力为零,则物体的总动量不守恒,但是沿水平轴方向动量守恒。

（2）跳马运动员在腾空状态时所受的外力矩为零,所以遵守角动量守恒。

1-6　某一质量为 m 的中子与一质量为 M 的原子核做弹性碰撞,设中子的初始动能为 E_0,在碰撞过程中,中子动能损失的最大值为_____。

答:中子与原子核正碰时,中子动能损失最大,则由动量守恒和动能守恒定律列方程,有

$$mv_1 = mv'_1 + Mv'_2 \tag{1}$$

$$\frac{1}{2}mv_1^2 = \frac{1}{2}mv'^2_1 + \frac{1}{2}Mv'^2_2 \tag{2}$$

由式（1）得

$$v'_1 = \frac{mv_1 - Mv'_2}{m}$$

代入式（2）

$$\frac{1}{2}mv_1^2 = \frac{1}{2}m\left(\frac{mv_1 - Mv'_2}{m}\right)^2 + \frac{1}{2}Mv'^2_2$$

$$m^2v_1^2 = m^2v_1^2 - 2mMv_1v'_2 + M^2v'^2_2 + mMv'^2_2$$

$$v'_2 = \frac{2mMv_1}{M(M + m)}$$

中子损失的最大动能为：$\dfrac{1}{2}Mv'^2_2 = \dfrac{1}{2}M\left[\dfrac{4m^2M^2v_1^2}{M^2(M+m)^2}\right] = \dfrac{4mME_0}{(m+M)^2}$

1-7　用来分离不同种类的分子的超级离心机的转速是 $60\times10^4\mathrm{rev/min}$，在这种离心机的转子内，离轴 $10\mathrm{cm}$ 远的一个大分子的向心加速度是重力加速度的几倍？

解：向心加速度的大小

$$a_\mathrm{n} = \dfrac{v^2}{R}$$

因为 $v = 2\pi Rn$

$$a_\mathrm{n} = \dfrac{4\pi^2R^2n^2}{R} = 4\pi^2Rn^2$$

向心加速度 a_n 是重力加速度 g 的倍数关系为

$$x = \dfrac{a_\mathrm{n}}{g} = \dfrac{4\pi^2Rn^2}{g} = \dfrac{4\times3.14^2\times0.1\times(60\times10^4/60)^2}{9.8} \approx 4\times10^7 \text{倍}$$

1-8　桌上有一块质量 $M=1\mathrm{kg}$ 的木板，板上放着一个质量 $m=2\mathrm{kg}$ 的物体，物体和板之间的静摩擦系数 $\mu_\mathrm{s}=0.3$，板和桌面之间的滑动摩擦系数 $\mu_\mathrm{k}=0.25$，现以水平力 F 拉木板，物体与板一起以加速度 $\boldsymbol{a}=1\mathrm{m\cdot s^{-2}}$ 运动，求：

(1)物体和板的相互作用力以及板和桌面的相互作用力。

(2)若要使板从物体下抽出，需用外力 F 是多少。

解：

(1)物体和板的相互作用力，就是物体所受的合外力，即

$$f = ma = 2\times1 = 2(\mathrm{N})$$

板和桌面间的相互作用力，即它们间的滑动摩擦力

$$f_{滑} = (m+M)g\mu_\mathrm{k} = (1+2)\times9.8\times0.25 = 7.35(\mathrm{N})$$

(2)要使板刚好能从物体下抽出，即板的加速度为物体所受最大静摩擦力时所产生的加速度

$$f_{\max} = ma_0$$

$$a_0 = \dfrac{f_{\max}}{m} = \dfrac{mg\mu_\mathrm{s}}{m} = g\mu_\mathrm{s} = 9.8\times0.3 = 2.94(\mathrm{m\cdot s^{-2}})$$

依牛顿第二定律，$F-f_{滑} = (m+M)a_0$

$$F = (m+M)a_0+f_{滑} = 3\times2.94+(1+2)\times9.8\times0.25 = 8.82+7.35 = 16.17(\mathrm{N})$$

要使板从物体下抽出，外力 F 至少要有 $16.17\mathrm{N}$。

1-9　一步枪在射击时，子弹在枪膛内受的推力为 $F=400-\dfrac{4}{3}\times10^5t$，已知击发前子弹速度 $v_0=0$，子弹出枪口时速度 $v=300\mathrm{m\cdot s^{-1}}$。求子弹的质量等于多少？

解：子弹受的力有：重力 mg，枪膛对子弹支持力 N，水平爆炸力 F，前两个力相抵消。取水平向右为 x 轴正向

依动量定理有
$$\int_0^t F\mathrm{d}t = mv - 0$$

由题意有 $F=0$ 时，t 满足
$$0 = 400-\dfrac{4}{3}\times10^5t$$

$$t = 300/10^5 = 3\times10^{-3}(\mathrm{s})$$

将 t 代入 $\int_0^{3\times10^{-3}}\left(400-\dfrac{4}{3}\times10^5 t\right)\mathrm{d}t = mv$　可得

$$m = \dfrac{400\times3\times10^{-3}-\dfrac{2}{3}\times10^5\times9\times10^{-6}}{300}=2\times10^{-3}(\mathrm{kg})$$

即子弹的质量为 2×10^{-3} 千克。

1-10　质量为 1kg 的球以 $25\mathrm{m\cdot s^{-1}}$ 的速率竖直地落到地板上,以 $10\mathrm{m\cdot s^{-1}}$ 的初速率跳回,在碰撞时忽略重力的影响,求:

(1)球与地板接触时间内作用在球上的冲量?

(2)假设接触时间为 0.02s,作用在地板上的平均力多大?

解:

(1)球在与地面碰撞时,受到重力和地面的作用力的作用。取垂直向下的方向为 x 轴的正向。

依动量定理　　　　　　　　　　$\int_0^t F_{合}\,\mathrm{d}t = mv_2 - mv_1 = I$

$$I = m(v_2 - v_1) = 1\times(-10-25) = -35(\mathrm{N\cdot s})$$

(2)依动量定理　　　　　　　$(mg-\overline{F})\Delta t = mv_2 - mv_1$

$$\overline{F} = \dfrac{mg\Delta t + mv_1 - mv_2}{\Delta t} = mg + \dfrac{mv_1 - mv_2}{\Delta t} = 1\times9.8 + \dfrac{35}{0.02} = 9.8 + 1750 = 1759.8(\mathrm{N})$$

注:在计算碰撞问题中,通常可以忽略重力产生的冲量。即

$$\overline{F}' = \dfrac{mv_1 - mv_2}{\Delta t} = 1750(\mathrm{N})$$

这样造成的误差为　　　　　　　$\dfrac{\overline{F}-\overline{F}'}{\overline{F}} = \dfrac{9.8}{1759.8} \approx 0.6\%$

1-11　地下蓄水池的底面积 $S=50\mathrm{m}^2$,储水深度 $h=1.5\mathrm{m}$,若水面低于地面的高度 $h_0=5.0\mathrm{m}$,问将池水全部抽到地面时,需做多少功? 若水泵的效率 $\eta=80\%$,输入功率 $N=35\mathrm{kW}$,需要多少时间可以抽完?

解:随着水深的变化,抽水机所做的功也发生变化。以地面为坐标原点,向下为 x 轴。当水面下降 x 高度,提高到地面的水体积为 $V=(h_0+x-h_0)S=xS$

因为　　$F=mg=\rho Sgx$,对提高到水面的体积为 V 的水,提升高度范围及做功路径范围,为 $(h_0\to h+h_0)$

所以　　　　　　　　　　　　　　$\mathrm{d}A = F\mathrm{d}x$

$$\mathrm{d}A = \rho Sgx\mathrm{d}x$$

则

$$A = \int_{h_0}^{h_0+h}\rho Sgx\mathrm{d}x = \rho Sg\dfrac{x^2}{2}\bigg|_{h_0}^{h_0+h} = \rho gS\dfrac{(h_0+h)^2 - h_0^2}{2}$$

$$= 1000\times9.8\times50\times\dfrac{6.5^2 - 5^2}{2}$$

$$= 9800\times25\times17.25 = 4.23\times10^6(\mathrm{J})$$

所需时间

$$t = \frac{A}{\eta N} = \frac{4.23 \times 10^6}{80\% \times 35 \times 10^3} = 1.5 \times 10^2 (s)$$

1-12 求质量为 m，半径为 R 均匀薄圆环的转动惯量，轴与圆环平面垂直并且通过其圆心。

解：圆环的单位长度的质量为 $\rho = \dfrac{m}{2\pi R}$

由某一质量元的转动惯量定义有

$$dJ = r^2 dm$$

所以

$$dJ = r^2 dm = r^2 \times \frac{m}{2\pi R} dl$$

$$J = \int_0^{2\pi R} \frac{mR^2}{2\pi R} dl = \int_0^{2\pi R} \frac{mR}{2\pi} dl = \frac{mR}{2\pi} \cdot 2\pi R = mR^2$$

故质量为 m，半径为 R 的均匀薄圆环的转动惯量为 mR^2。

1-13 一根长 l，质量为 M 的均匀直棒，其一端挂在一个水平光滑轴上而静止在竖直位置。今有一子弹，质量为 m，以水平速度 v_0 射入棒的下段而不复出。求棒和子弹开始一起运动时的角速度。

解：均匀直棒绕一端点的转动惯量为

$$J = \frac{1}{3} m l^2$$

子弹与直棒碰撞，动量矩守恒，碰前动量矩为 $mv_0 l$，碰后动量矩为 $\left(ml^2 + \dfrac{1}{3}Ml^2\right)\omega$

$$mv_0 l = \left(ml^2 + \frac{1}{3}Ml^2\right)\omega$$

可得棒和子弹开始一起运动时的角速度为

$$\omega = \frac{mv_0}{ml + \dfrac{1}{3}Ml} = \frac{3mv_0}{(M + 3m)l}$$

四、自我评估题

1-1 质点在 xOy 平面内做曲线运动，则质点速率的正确表达式为（CDE）

A. $v = \dfrac{dr}{dt}$ 　　　　　　B. $v = \dfrac{|dr|}{dt}$ 　　　　　　C. $v = \left|\dfrac{dr}{dt}\right|$

D. $v = \dfrac{ds}{dt}$ 　　　　　　E. $v = \sqrt{\left(\dfrac{dx}{dt}\right)^2 + \left(\dfrac{dy}{dt}\right)^2}$

1-2 一质点沿斜面向上运动，其运动方程为 $s = 5 + 4t - t^2$（s 的单位为 m，t 的单位为 s），则小球运动到最高点的时刻是（B）

A. $t = 4s$ 　　　　　　B. $t = 2s$ 　　　　　　C. $t = 8s$

D. $t = 6s$ 　　　　　　E. $t = 10s$

1-3 一力学体系由两个质点组成，它们之间只有引力作用，若两质点所受外力的矢量和为零，则系统（D）

A. 动量、机械能、角动量均守恒

B. 动量、机械能、角动量均不守恒

C. 动量、机械能守恒,但角动量是否守恒不能判定

D. 动量守恒,但机械能和角动量是否守恒不能判定

E. 动量和角动量守恒,但机械能是否守恒不能判定

1-4　在一光滑的水平面上有一小球,有一绳其一端连接此小球,另一端穿过桌面中心的小孔,该小球原以角速度 ω 在距孔为 r 的圆周上转动,今将绳从小孔缓慢下拉的过程中,则对小球下列叙述正确的是(E)

A. 动能不变,动量改变　　　　　B. 角动量、动量不变,动能改变

C. 动量不变,动能改变　　　　　D. 角动量、动能不变,动量改变

E. 角动量不变,动量、动能改变

1-5　有些矢量是相对于某一定点(或定轴)而定的,有些矢量是与定点(或定轴)的选择无关。下列给出的各量中,相对于定点(或定轴)而确定的物理量是(AEG)

A. 矢量　　　　　　　B. 位移　　　　　　　C. 速度

D. 动量　　　　　　　E. 角动量　　　　　　F. 力

G. 力矩

1-6　已知质点做半径为 R 的圆周运动,其坐标与时间的函数关系为 $\theta = 10\pi t + \dfrac{1}{2}\pi t^2$(其中 θ 以 rad 为单位,t 以 s 为单位),则质点的角速度 $\omega =$ _____;角加速度 $\alpha =$ _____;切向加速度 $a_{\mathrm{t}} =$ _____;法向加速度 $a_{\mathrm{n}} =$ _____。

$$(\omega = 10\pi + \pi t;\ \alpha = \pi;\ a_{\mathrm{t}} = \pi R;\ a_{\mathrm{n}} = R(10\pi + \pi t)^2)$$

1-7　太空飞船绕地球做圆周运动。它所受的地球引力只改变它的速度方向,不改变速度大小,它具有竖直向下大小等于 g 的加速度。因此,太空飞船中的人和物都处于_____状态。物体处于超重或失重状态时,其重力_____。超重和失重现象与物体运动的速度方向和大小_____,只决定于物体加速度的_____。　　　　　(完全失重;不变;无关;方向)

1-8　一质点做半径为 R 的圆周运动,其速率 $v = b - ct$,b、c 均为正的常量,任意时刻质点的加速度的大小_____、加速度的方向与运动方向的夹角_____;速度为零时质点绕圆周运动了_____圈。

$$\left(a = \sqrt{a_{\mathrm{t}}^2 + a_{\mathrm{n}}^2} = \sqrt{c^2 + \frac{(b^2 - ct)^4}{R^2}} = \frac{1}{R}\sqrt{R^2 c^2 + (b - ct)^4};\ \pi - \mathrm{arctg}\frac{(b - ct)^2}{Rc}; \right.$$

$$\left. n = \frac{S}{2\pi R} = \frac{b^2}{4\pi Rc} \right)$$

1-9　正在行驶的汽车发动机关闭后,加速度与速度的关系为 $\dfrac{\mathrm{d}v}{\mathrm{d}t} = -Kv^2$。试证明 t 时刻 $\dfrac{1}{v} - \dfrac{1}{v_0} = Kt$,$x = \dfrac{1}{K}\ln(v_0 Kt + 1)$。

1-10　一质量为 16g 的子弹,以 200m·s^{-1} 的速度射入一固定的木板内,阻力与射入木板的深度成正比,即 $f = -kx$($k = 4.0 \times 10^5$ N·cm),求子弹射入木板的深度。　　　(4.0cm)

1-11　一质量 $m_1 = 50$kg 的人站在一条质量 $m_2 = 200$kg,长度 $l = 4$m 的船头上。开始时船静止,试求当人走到船尾时船移动的距离(不计水的阻力)。　　　　　(-0.8mm)

1-12　一质量为 m 的物体,从质量为 M 的半球形容器边缘 A 点静止滑下,如图 1-9 所示,设容

器的半径为 R,内壁光滑,放置在光滑的水平桌面上,求:

(1)物体刚离开容器底端时,物体和容器的速度各为多少?

(2)物体从 A 滑到最低点 B 的过程中,物体对容器所做的功 A。

(3)物体到达最低点 B 时对容器的压力。

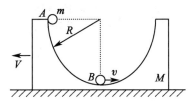

图 1-9　自我评估题 1-12

$$\left(v = \sqrt{\frac{2MgR}{M+m}}; V = \sqrt{\frac{2m^2gR}{M(M+m)}}; A_N = \frac{m^2gR}{m+M}; N' = \left(3 + \frac{2m}{M}\right)mg\right)$$

1-13　如图 1-10 所示,质量为 m、速度为 $6.0×10^7 \mathrm{m \cdot s^{-1}}$ 的粒子 A,与另一个质量为其一半而静止的粒子 B 相碰,假定碰撞是弹性碰撞,碰撞后粒子 A 的速率为 $5.0×10^7 \mathrm{m \cdot s^{-1}}$,求:

(1)粒子 B 的速率及偏转角(粒子 B 的速率为 $4.7×10^7 \mathrm{m \cdot s^{-1}}$,方向与粒子 A 的碰前运动方向成 $54.1°$)。

(2)粒子 A 的偏转角。(粒子 A 的偏转角为 $22.4°$)

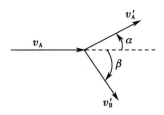

图 1-10　自我评估题 1-13

1-14　某人在地面上最多能举起质量为 60kg 的物体;而在一个加速下降的电梯里,此人最多能举起质量为 80kg 的物体,求:($g=10 \mathrm{m \cdot s^{-2}}$)

(1)此时电梯的加速度是多少?　　　　　　　　　　　　　　　　　($2.5 \mathrm{m \cdot s^{-2}}$)

(2)若电梯以 $5 \mathrm{m/s^2}$ 的加速度上升,此人在电梯中最多能举起多重的物体?　　($40 \mathrm{kg}$)

(张延芳)

第二章

物体的弹性

一、本章内容提要

1. 正应变与正应力

(1)正应变:物体在受到外力作用时,其长度的变化量与原长的比值。

$$\varepsilon = \frac{\Delta l}{l_0}$$

(2)正应力:在线应变的情况下,物体内部的任一横截面上单位面积的受力称为正应力。

$$\sigma = \frac{F}{S}$$

正应力分为张应力与压应力。如果物体两端受到的是拉力,物体的长度被伸长,正应力此时为正值,称之为张应力。反之,如果是压力,物体的长度则缩短,正应力此时为负值,可称之为压应力。

(3)正应力与正应变的关系:材料不同,应力与应变之间的函数关系也会有所不同。

1)低碳钢可分为弹性、屈服、硬化和紧缩四个阶段。

2)骨在应变小于0.5%的条件下,应力-应变曲线为直线,呈正比关系。

3)主动脉弹性组织的正应力与线应变关系并不服从胡克定律,弹性极限十分接近断裂点;应变可达到1.0(即它可以伸长到原有长度的一倍)。

在长度形变中,在正比极限范围内,正应力与正应变之比称为杨氏模量。

$$Y = \frac{\sigma}{\varepsilon} = \frac{F/S}{\Delta l/l_0} = \frac{l_0 F}{S \Delta l}$$

(4)弯曲:平面弯曲:是指物体具有一个纵向的对称面,物体除了受到本身的重力和支撑物的支持力外,受到其他物体的横向压力或拉力,都集中作用于这个对称面。

2. 切应变与切应力

(1)切应变:弹性体在平行于某个截面的一对方向相反的平行力的作用下,其内部与该截面平行的平面发生错位,使原来与这些截面正交的线段变得不再正交,这样的形变叫做切应变。

$$\gamma = \frac{\Delta x}{d} = tg\varphi$$

(2)切应力:弹性体发生切应变时,任一剪切面两边材料之间存在相互作用并且大小相等的切向内力。它与该剪切面的面积之比称为切应力。

$$\tau = \frac{F}{S}$$

(3)切应力与切应变的关系:在一定的限度内,切应力与切应变成正比,又称切变的胡克定律。即:$\tau = G\gamma \approx G\varphi$。式中 G 称为切变模量,也叫刚性模量。

$$G = \frac{\tau}{\gamma} = \frac{F/S}{\varphi} = \frac{Fd}{S\Delta x}$$

(4)扭转

1)扭转角 δ 与母线的倾斜角 φ 之间的关系:$a\delta = l\varphi$。

2)扭转角 δ 与扭转力矩 M 有如下的关系:$M = \frac{\pi G a^4}{2l}\delta$。

3)由外缘切应力 $\tau = G\frac{a\delta}{l}$ 得,最大切应力:$\tau_{max} = \frac{2M}{\pi a^3}$。

3. 体应变与体应力

(1)体应变:物体各部分在各个方向上受到同等压强时体积发生变化而形状不变,则体积变化 ΔV 与原体积 V_0 之比称为体应变。

$$\theta = \frac{\Delta V}{V_0}$$

(2)体应力:物体在外力作用下发生体应变时,如果物体是各向同性的,则其内部各个方向的截面积上都有同样大小的压应力,或者说具有同样的压强。因此,体积变化的应力可以用压强来表示。

(3)体应力与体应变的关系:在体应变中,体应力与体应变的比值叫做体变模量。

$$K = \frac{-p}{\theta} = -\frac{p}{\Delta V/V_0} = -V_0\frac{p}{\Delta V}$$

式中负号表示体积缩小时压强是增加的。体变模量的倒数,称为压缩率,记为 k

$$k = \frac{1}{K} = -\frac{\Delta V}{pV_0}$$

物质的 k 值越大,越易被压缩。

4. 生物材料的黏弹性

(1)生物材料的结构特点:生物材料多数是高分子聚合物。其分子间可以形成多种不同的三维结构,大致可分为三类。

1)分子不交联的无定型聚合态。

2)分子交联的无定型聚合态。

3)分子交联成定型的结构。

(2)生物材料的黏弹性:黏弹性材料中任一点任一时刻的应力状态,不仅取决于当时当地的应变,而且与应变的历史过程有关,即材料是有"记忆"的。其主要基本性质包括

1)延迟弹性:对弹性体,应变对应力的响应是即时的,而黏弹性材料,其应变对应力的响应并不是即时的,应变滞后于应力。

2)应力松弛:当黏弹体发生形变时,若使黏弹体应变维持恒定,则应力随时间的增加而缓慢减小。

3)蠕变:若黏弹体维持应力恒定,则应变随时间增加而增大。

4)滞后:如果对黏弹体周期性加载和卸载,则卸载时的应力-应变曲线同加载时的应力-应变曲线不重合。

二、解题指导——典型例题

[例2-1]　一根8m长的铜丝和一根4m长的钢丝,横截面积均为50mm²,若使这两根金属丝各以一端连接,并加500N的张力,问这两根金属丝的长度共改变了多少?(铜的杨氏模量为$1.1×10^{11}$N·m^{-2},钢的杨氏模量为$2.0×10^{11}$N·m^{-2})

解:已知铜丝原长$l_1 = 8$m,$Y_1 = 1.1×10^{11}$N·m^{-2},钢丝的原长$l_2 = 4$m,$Y_2 = 2.0×10^{11}$N·m^{-2},它们的横截面积均为$S = 50$mm² $= 0.5×10^{-4}$m²,所受的张力均为$F = 500$N。

根据杨氏模量的定义:$Y = \dfrac{l_0 F}{S \Delta l}$,

可求出铜丝的伸长量:$\Delta l_1 = \dfrac{l_1 F}{Y_1 S} = \dfrac{500×8}{1.1×10^{11}×0.5×10^{-4}} = 7.3×10^{-4}$(m)

同理可得钢丝的伸长量:$\Delta l_2 = \dfrac{l_2 F}{Y_2 S} = \dfrac{500×4}{2.0×10^{11}×0.5×10^{-4}} = 2×10^{-4}$(m)

两根金属丝长度共改变了:$\Delta l = \Delta l_1 + \Delta l_2 = 7.3×10^{-4} + 2×10^{-4} = 9.3×10^{-4}$(m)

[例2-2]　弹跳蛋白存在于跳蚤的弹跳机构和昆虫的飞翔机构中,其杨氏模量接近于橡皮。今有一截面积为30cm²的弹跳蛋白,在270N力的拉伸下,长度变为原长的1.5倍,求其杨氏模量。

解:假设这条弹跳蛋白的原长度为l_0,由题意给出的条件,拉长后的长度为:

$$l_0 + \Delta l = 1.5 l_0$$

故得线应变

$$\varepsilon = \frac{\Delta l}{l_0} = 0.5$$

再根据正应力的定义

$$\sigma = \frac{F}{S}$$

得这条弹跳蛋白的正应力为:$\sigma = \dfrac{F}{S} = \dfrac{270}{30×10^{-4}} = 9×10^4$(N·m²)

所以,其杨氏模量为

$$Y = \frac{\sigma}{\varepsilon} = \frac{9×10^4}{0.5} = 1.8×10^5 (\text{N·m}^2)$$

三、思考题和习题解答

2-1　在日常生活中,哪些形变属于弹性形变,哪些属于塑性形变?

答:如果外力撤除后形变完全消失,我们称这种形变为弹性形变,如正常使用的弹簧等;如果外力撤除后形变不完全消失,则称这种形变称为塑性形变,如橡皮泥等。

2-2　切应变与正应变的区别何在?切应力与正应力的区别何在?

答:正应变是指物体在受到外力作用时,其长度的变化量与原长的比值;切应变是指物体在受到外力作用时,其形状变化的相对量。也就是说,它们描述物体形变的维度不同。

正应力是指垂直于作用面的应力与该横截面面积之比;切应力是指剪切力(平行于作用面)与该横截面面积之比。也就是说,它们所描述的作用力与作用面的位置关系不同,即正应力是作用力与作用面垂直;切应力是作用力与作用面平行。

2-3 举出日常生活中发生扭转形变的例子。

答:用螺丝刀拧螺丝时,螺丝和螺丝刀都会发生扭转形变;拧瓶盖时,瓶体会发生扭转形变。

2-4 杨氏模量的物理含义是什么?

答:长度形变中,在比例极限内,正应力与正应变成正比,这一比值称为杨氏模量。杨氏模量只与材料的性质有关,它反映材料抵抗线变的能力,其值越大则该物体越不容易变形。

2-5 动物骨头有些是空心的,从力学角度来看它有什么意义?

答:从扭转和弯曲两方面来看,动物骨头有些是空心的,这样既可以节省材料,又可以减轻重量,而且不会严重影响骨骼的抗弯曲强度和抗扭转性能。

动物的骨头可以近似地看做圆杆的形状,由于承担最大切应力的是圆杆的外缘材料,并且从抗扭转性能来看,靠近中心轴的各层作用不大,因此常用空心管来代替实心柱;另外,骨骼在受到使其轴线发生弯曲的力的作用时,也将发生弯曲效应。受到弯曲作用的骨骼上同样存在一个没有应力与应变的中性层,由于中性层对抗弯的贡献很小,因此经常用空心管代替实心柱。

2-6 如果某人的一条腿骨长 0.5m,平均横截面积为 $3cm^2$,站立时,两腿支持整个人体重为 600N,问此人每条腿骨要缩短多少?已知骨的杨氏模量为 $10^{10}N \cdot m^{-2}$。

解:根据 $\sigma = \dfrac{F}{S}$,得:$\sigma = \dfrac{600}{2 \times 3 \times 10^{-4}} = 10^6 (Pa)$

根据 $\sigma = Y\varepsilon$,得:$\varepsilon = \dfrac{\sigma}{Y} = \dfrac{10^6}{10^{10}} = 10^{-4}$

根据 $\varepsilon = \dfrac{\Delta l}{l_0}$,得:$\Delta l = \varepsilon l_0 = 10^{-4} \times 0.5 = 5 \times 10^{-5}(m)$

即每条腿骨要缩短 $5 \times 10^{-5}m$

2-7 低碳钢螺栓的受力部分长 120mm,拧紧后伸长 0.04mm,求正应变和正应力。

解:根据 $\varepsilon = \dfrac{\Delta l}{l_0}$,得:$\varepsilon = \dfrac{\Delta l}{l_0} = \dfrac{0.04}{120} = 3.33 \times 10^{-4}$

即正应变为 3.33×10^{-4}

根据 $\sigma = Y\varepsilon$,经查低碳钢的杨氏模量为 $Y = 196 \times 10^9 N \cdot m^{-2}$

得:$\sigma = 196 \times 10^9 \times 3.33 \times 10^{-4} = 6.53 \times 10^7 (N \cdot m^{-2})$

即正应力为 $6.53 \times 10^7 N \cdot m^{-2}$

2-8 实心圆柱的直径 $d=10cm$,长 $l=2m$,两端所加的扭矩 $M=10^4 N \cdot m$。假设材料的切变模量 $G = 8 \times 10^{10} N \cdot m$,求扭转角及最大切应力。

解:根据 $\delta = \dfrac{2l}{\pi G a^4}M$,

得:$\delta = \dfrac{2l}{\pi G \left(\dfrac{d}{2}\right)^4}M = \dfrac{2 \times 2}{3.14 \times 8 \times 10^{10} \times 5^4 \times 10^{-8}} \times 10^4 = 0.0255(rad)$

即扭转角为 0.0255rad

根据 $\tau_{max} = \dfrac{2M}{\pi a^3}$，得：$\tau_{max} = \dfrac{2 \times 10^4}{3.14 \times 5^3 \times 10^{-6}} = 5.1 \times 10^7 (\mathrm{N \cdot m^{-2}})$

即最大切应力为 $5.1 \times 10^7 \mathrm{N \cdot m^{-2}}$

2-9　在边长为0.02m的正方体的两个相对面上，各施加大小相等、方向相反的切向力$9.8 \times 10^2 \mathrm{N}$，求施加力后两面的相对位移。假设该物体的切变模量是$4.9 \times 10^7 \mathrm{N \cdot m^{-2}}$。

解：设边长为 d，相对位移为 Δx

根据 $\tau = \dfrac{F}{S}$，得：$\tau = \dfrac{9.8 \times 10^2}{0.02 \times 0.02} = 2.45 \times 10^6 (\mathrm{Pa})$

根据 $\tau = G\varphi$，得：$\varphi = \dfrac{\tau}{G} = \dfrac{2.45 \times 10^6}{4.9 \times 10^7} = 0.05 (\mathrm{rad})$

根据 $\tan\varphi = \dfrac{\Delta x}{d}$，而由于 φ 很小，可以将上式写成 $\varphi = \dfrac{\Delta x}{d}$，

可得：$\Delta x = 0.02 \times 0.05 = 0.001 (\mathrm{m})$

即施加力后两面的相对位移为0.001m。

四、自我评估题

2-1　取长为2m、宽为3cm、厚为4cm的金属棒，若在两端各施力120N拉展，那么该金属体的应力为：（C）

　　A. $2.0 \times 10^3 \mathrm{N \cdot m^{-2}}$　　　B. $1.5 \times 10^3 \mathrm{N \cdot m^{-2}}$　　　C. $1.0 \times 10^5 \mathrm{N \cdot m^{-2}}$

　　D. $2.0 \times 10^5 \mathrm{N \cdot m^{-2}}$　　　E. $1.5 \times 10^5 \mathrm{N \cdot m^{-2}}$

2-2　弹性模量是：（D）

　　A. 作用在物体单位截面上的弹性力　　　B. 物体恢复形变的能力

　　C. 应变与相应应力之比　　　D. 应力与相应应变之比

　　E. 作用在物体截面上的弹性力的大小

2-3　一电梯吊缆的弹性极限为$3 \times 10^8 \mathrm{N \cdot m^{-2}}$，截面积为$3 \times 10^{-4} \mathrm{m^2}$，如果要求吊缆的应力不超过其弹性极限的四分之一，那么它的最大张力应为：（B）

　　A. $3 \times 10^8 \mathrm{N}$　　　B. $2.25 \times 10^4 \mathrm{N}$　　　C. $9 \times 10^4 \mathrm{N}$

　　D. $4.5 \times 10^4 \mathrm{N}$　　　E. $4.5 \times 10^8 \mathrm{N}$

2-4　一长为0.5m，直径为$2 \times 10^{-3} \mathrm{m}$的钢丝绳，当受到450N的张力作用时，其张应力为_____。

$(1.43 \times 10^8 \mathrm{N \cdot m^{-2}})$

2-5　把横截面积为$4 \times 10^{-5} \mathrm{m^2}$，长为15 000m的铜丝拉长到15 005m，铜的弹性模量为1.2×10^{11} $\mathrm{N \cdot m^{-2}}$，在铜丝上应加的张力为_____。

$(1600\mathrm{N})$

2-6　某人的一条腿骨长0.4m，横截面积为$5 \mathrm{cm^2}$；此腿骨支持体重为500N的体重时，长度缩短$4 \times 10^{-5} \mathrm{m}$，那么此大腿骨的杨氏模量为_____。

$(1 \times 10^{10} \mathrm{N \cdot m^{-2}})$

2-7　松弛的二头肌肉，伸长5cm时，需要25N的力，而该肌肉处于紧张状态时，产生相同的伸长量需要力500N，若将肌肉看作一长为0.2m、横截面积为$50 \mathrm{cm^2}$的圆柱体。求该肌肉组织在以上两种情况下的杨氏模量？

$(2 \times 10^4 \mathrm{N \cdot m^{-2}}; 2 \times 10^5 \mathrm{N \cdot m^{-2}})$

2-8　一根钢丝的横截面积为$6 \times 10^{-6} \mathrm{m^2}$，断裂应力为$1.2 \times 10^9 \mathrm{N \cdot m^{-2}}$，它能承受的最大负荷是多少？

$(7.2 \times 10^3 \mathrm{N})$

2-9 某起重机能起动的重量为 $9×10^4$N,钢的弹性极限为 $3×10^8$N·m^{-2},它所用钢丝绳的最小直径是多少? (1.95cm)

2-10 一根钢棒长为 4m,横截面积为 0.5cm^2,在 12 000N 的张力作用下,伸长了 0.2cm。问此钢材的杨氏模量是多少? (4.8×10^{11}N·m^{-2})

2-11 登山运动员所用的尼龙绳的杨氏模量为 $4.1×10^8$N·m^{-2},如果绳原长为 50m,直径为 9mm,问当爬山者的体重为多少千克时,绳伸长 1.5m。 (80kg)

(罗明艳)

第三章

流体的运动

一、本章内容提要

1. **理想流体** 绝对不可压缩、且完全没有黏性的流体。

在一些实际问题中,决定流体运动的主要因素是其流动性时,可忽略流体的可压缩性和黏性,从而采用理想流体模型来分析问题。

可压缩性:流体的体积随压强不同而改变的性质,实际液体和流动中的气体都可近似看作是不可压缩的。

黏性:当流体各层之间有相对运动时,相邻两层间存在内摩擦力的性质。许多液体(如水和酒精)的黏性很小,气体的黏性则更小。

2. **稳定流动** 将流速在空间的分布 $v=v(x,y,z,t)$ 称为流体速度场(流场)。流场中各点的流速不随时间变化的流动就是稳定流动,即 $v=v(x,y,z)$。

引入流线可以形象地描述流场,流线上每一点的切线方向与流经该点流体质元的速度方向一致。稳定流动时,流线的形状将保持不变。在流体内做一微小的闭合曲线,通过该曲线上各点的流线所围成的细管称为流管。流线不会相交,流管内外的流体都不会穿越管壁。

3. **连续性方程** 流体做稳定流动时,同一流管中任一截面处的流体密度 ρ、流速 v 和该截面面积 S 的乘积为一常量

$$\rho Sv = 常量$$

上式就是稳定流动时的连续性方程。ρSv 是单位时间内通过截面 S 的流体质量,常称为质量流量,因此连续性方程又可称为质量流量守恒定律。

在不可压缩的流体中,ρ 为常量,因此连续性方程可写成

$$Sv = 常量$$

Sv 是单位时间内通过截面 S 的流体体积,常称为体积流量,此式又可称为体积流量守恒定律。对于不可压缩的且做稳定流动的流体来说,不仅质量流量守恒,体积流量也是守恒的。

4. **理想流体的伯努利方程** 理想流体在流管中作稳定流动时,同一流管中任一截面的压强、流速和高度满足伯努利方程

$$p+\frac{1}{2}\rho v^2+\rho gh = 常量$$

该截面处压强、单位体积的动能以及单位体积的重力势能之和为一常量,且这三项都具有压强的量纲,其中$\frac{1}{2}\rho v^2$项与流速有关,常称之为动压。

5. 伯努利方程的应用

(1)空吸作用:在水平流管中,伯努利方程简化为$p+\frac{1}{2}\rho v^2=$常量。可以看出,流管截面积小的地方流速大,压强小,甚至出现小于大气压(即负压)的情形。若在负压处开一小孔,则外部的空气或液体会被吸进来。

(2)流量计:它是一段两端截面积为S_1、中间截面积逐渐缩小至S_2的水平管,在S_1和S_2处分别接有竖直细管来显示该处压强,当液体流过时,若粗、细两处的竖直管内液面高度差为h,则通过水平管的流量可根据下式计算得出

$$Q=S_1 v_1=S_1 S_2\sqrt{\frac{2gh}{S_1^2-S_2^2}}$$

(3)流速计:在一段均匀水平管上竖直放置两根不同细管,一根是直管,下端管口截面与水平管内流动方向平行,压强为p_1;另一根是直角弯管,下端管口截面与水平管内流动方向相垂直,压强为p_2,水平管内流体在该处受阻,形成流速为零的"滞止区"。根据伯努利方程可知,p_2比p_1大了$\frac{1}{2}\rho v^2$,这也说明水平管内流体的动压在滞止区全部转化为静压。再由两细管的液面高度差h,得到

$$p_2-p_1=\rho gh=\frac{1}{2}\rho v^2$$

因此,水平管内的流速$v=\sqrt{2gh}$。

6. 层流与湍流 流体的分层流动状态即层流。流体做层流时,相邻两层流体之间只做相对滑动,流层间没有横向混杂。流速较大时,流体的分层流动状态被破坏,在垂直于流层的方向有分速度,各流体层混淆起来,并有可能形成旋涡,整个流动显得杂乱而不稳定。流体作湍流时所消耗的能量比层流多,湍流区别于层流的特点之一是它能发出声音。

7. 牛顿黏滞定律 将相邻两流层之间、阻碍相对滑动的切向相互作用力,称为内摩擦力或黏性力。黏性力与两流层的接触面积S和接触处的速度梯度dv/dx成正比,即:

$$f=\eta S\frac{dv}{dx}$$

上式即牛顿黏滞定律,式中比例系数η称为流体的黏度。η值的大小取决于流体的性质,并和温度有关。

8. 雷诺数 雷诺数Re是由流体的密度ρ、黏度η、流动速度v,以及流动管道半径r共同决定的无量纲数,是决定流体流动状态的判据

$$Re=\frac{\rho vr}{\eta}$$

当$Re<1000$,流体为层流状态;当$Re>1500$,为湍流状态;当$1000<Re<1500$时,流动状态不稳定。流体在管道中流动时,凡有急弯或分支的地方,就容易发生湍流。人的心脏、主动脉以及支气管中的某些部位,结构变化迅速,都是容易出现湍流的地方,湍流声谱也是临床医生辨别血流和呼吸是否正常的重要依据。

9. 黏性流体的伯努利方程 黏性流体在流动时,单位体积流体因黏性力的存在而引起的能量

损耗 ΔE,满足下式

$$p_1 + \frac{1}{2}\rho v_1^2 + \rho g h_1 = p_2 + \frac{1}{2}\rho v_2^2 + \rho g h_2 + \Delta E$$

此式即为黏性流体做稳定流动时的伯努利方程。因此,在水平均匀细管的两端,必须维持一定的压强差,才能使黏性流体做稳定运动。

10. 泊肃叶定律 在水平的均匀细圆管内做层流的黏性流体,其体积流量 Q 与管子两端的压强差 ΔP 成正比

$$Q = \frac{\pi R^4 \Delta p}{8\eta L}$$

此式称为泊肃叶定律,式中 R、L 分别为圆管的半径和长度,η 是流体的黏度。

泊肃叶定律又可写为 $Q = \dfrac{\Delta p}{R_f}$,其中 $R_f = \dfrac{8\eta L}{\pi R^4}$ 称为流阻,在循环系统中常把流阻称为外周阻力,流动管道半径的微小变化就会对流阻造成很大影响。流管串联时,总流阻等于各流管流阻之和。流管并联时,则总流阻与各流管流阻的关系与电阻并联的情形相同。

11. 超流动性 流体在极低温度下,黏度随温度降低而迅速减到很小的现象称为超流动性。具有超流动性的流体称为超流体。

12. 流动相似性 人们常建立流动模型来研究流体流动规律或物体在流体中的运动规律。对流动模型的各种相似要求以及与原型之间的各种比例关系称为流动相似性,主要有几何相似、运动相似、动力相似以及初始条件与边界条件相似等。

13. 血液的特性 血液是由多种物质组成的复杂黏性流体,是一种非牛顿型流体。血液在循环系统中的流动是比较复杂的,血液的黏度不是常数,常用表观黏度、相对黏度和还原黏度等描述血液的黏性。

14. 血液循环过程中血流速度及血压的变化规律

(1)心脏做功:心脏对单位体积血液做的功为 $A = p_L + \frac{1}{2}\rho v_L^2 + p_R + \frac{1}{2}\rho v_R^2$,式中 p_L 和 p_R 分别表示血液离开左、右心室时的平均压强(即主、肺动脉平均血压),v_L 和 v_R 分别表示离开左、右心室时的血流速度。

(2)血流速度分布:将血液在循环系统中的流动近似为不可压缩液体在管中做稳定流动,血流速度从动脉到毛细血管逐渐减慢,而从毛细血管到静脉又逐渐加快。

(3)血流过程中的血压分布:作为黏性流体的血液,从心室射出后,它的血压在流动过程中不断下降。血压是血管内流动的血液对血管壁的侧压强,平常所说的血压是指动脉血压。当左心室收缩向主动脉射血时,主动脉中的血压达到最高值,称为收缩压;在左心室舒张期,主动脉回缩,将血液逐渐注入分支血管,血压随之下降并达到最低值,称为舒张压。

二、解题指导——典型例题

[例 3-1] 静止的正常人其主动脉(从心脏出来的主血管)横截面积 A_0 是 $3cm^2$,通过它的血液流速是 $30cm \cdot s^{-1}$。典型的毛细血管(直径 $\approx 6\mu m$)的横截面积 A 是 $3 \times 10^{-7}cm^2$,流速 v 是 $0.05cm \cdot s^{-1}$。试估算一个人有多少毛细血管?

解:根据连续性方程,主动脉的体积流量等于所有毛细血管的体积流量之和,假定所有毛细血

管具有相同的横截面积和流速,有

$$A_0 v_0 = nAv$$

于是毛细血管的数量为

$$n = \frac{A_0 v_0}{Av} = \frac{3\times10^{-4}\times30\times10^{-2}}{3\times10^{-7}\times10^{-4}\times0.05\times10^{-2}}$$
$$= 6\times10^9(根) = 60(亿根)$$

[例3-2]　为什么从水龙头流出来的水流是不断收缩下去的?假设水龙头出口处的截面积是 1.2cm^2,下降45mm后的水流截面积收缩为 0.35cm^2,从该水龙头流出的体积流量是多少?

解:根据连续性方程,体积流量(Sv)在水流的所有截面处都相同。水从龙头流下来时,其速率在不断增加,因此水流截面积必定是收缩下去。

由于水以加速度 g 自由下落,$v^2 = v_0^2 + 2gh$,将其代入连续性方程 $S_0 v_0 = Sv$ 可得,水流在水龙头出口处的流速为

$$v_0 = \sqrt{\frac{2ghS^2}{S_0^2 - S^2}} = \sqrt{\frac{2\times9.8\times0.045\times0.35^2}{1.2^2 - 0.35^2}} = 28.6(\text{cm}\cdot\text{s}^{-1})$$

因此,从该水龙头流出的体积流量为

$$Q = S_0 v_0 = 1.2\times28.6 = 34.3(\text{cm}^3\cdot\text{s}^{-1})$$

[例3-3]　注射器的活塞面积为 S_1,出口孔面积为 S_2,且 $S_2 \ll S_1$,将注射器水平放置,活塞在恒定力 F 的作用下匀速前行了距离 L,求水从注射器射出的速度和所需时间。

解:设活塞和出口孔处水的流速分别为 v_1、v_2,由题意 $S_2 \ll S_1$,根据连续性方程可作 $v_1 = 0$ 的近似。

将 $p_1 = p_0 + \dfrac{F}{S_1}$、$p_2 = p_0$ 代入伯努利方程

$$p_1 + \frac{1}{2}\rho v_1^2 = p_2 + \frac{1}{2}\rho v_2^2$$

可得,水从注射器射出的速度为
$$v_2 = \sqrt{\frac{2F}{\rho S_1}}$$

水从注射器射出所需的时间为
$$t = \frac{V}{Q} = \frac{S_1 L}{S_2 v_2} = \frac{S_1 L}{S_2}\sqrt{\frac{\rho S_1}{2F}}$$

[例3-4]　如图3-1所示虹吸管,b、c 段的截面积相等,是右侧 d、e 段的两倍。左侧管子插入一敞口大容器中,容器盛有黏度很小的液体,右侧管子在空气中。图中 a、b、d 三点高度相同,h_1、h_2 已知,液体密度为 ρ,求虹吸管中 b、c 和 d 三点的压强。

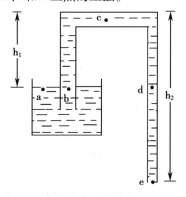

图3-1　例3-4

解:容器内液体可看作理想流体,且 $p_a=p_e=p_0$;根据连续性方程有 $v_a \approx 0, v_d=v_e=2v_b=2v_c$。

对于 d、e 两处截面运用伯努利方程有

$$p_d+\rho gh_d=p_e+\rho gh_e$$

可得,d 点压强为 $p_d=p_e-\rho g(h_d-h_e)=p_0-\rho g(h_2-h_1)$

对于 a、e 两处截面运用伯努利方程有

$$\rho gh_a=\frac{1}{2}\rho v_e^2+\rho gh_e$$

可得 $\frac{1}{2}\rho v_e^2=\rho g(h_a-h_e)=\rho g(h_2-h_1), \frac{1}{2}\rho v_b^2=\frac{1}{4}\rho g(h_2-h_1)$

对于 a、b 两处截面运用伯努利方程有

$$p_a=p_b+\frac{1}{2}\rho v_b^2$$

可得,b 点压强为 $p_b=p_a-\frac{1}{2}\rho v_b^2=p_0-\frac{1}{4}\rho g(h_2-h_1)$

对于 b、c 两处截面运用伯努利方程有

$$p_b+\rho gh_b=p_c+\rho gh_c$$

可得,c 点压强为 $p_c=p_b-\rho g(h_c-h_b)=p_b-\rho gh_1=p_0-\frac{1}{4}\rho g(h_2+3h_1)$

[例 3-5]   一敞口圆柱形容器内水深为 H,在容器的一侧水面下深度为 h 处开一小孔,问在容器同一侧何处再开一小孔,可使得两孔射出的水流有相同的射程。

解:考察容器的水面处截面 a 和小孔处截面 b,$S_a \gg S_b$,故 $v_a=0$。由题意,$p_a=p_b=p_0$。对截面 a 和截面 b 运用伯努利方程

$$\rho gH=\frac{1}{2}\rho v_b^2+\rho gh_b$$

可得小孔处流速为 $v_b=\sqrt{2g(H-h_b)}=\sqrt{2gh}$

小孔射出水流的射程为 $s=v_b t$,且 $H-h=\frac{1}{2}gt^2$,因此 $s=2\sqrt{h(H-h)}$。

设另一小孔开在水面下深 h_1 处,由题意可知两孔射出水流的射程相同

$$2\sqrt{h_1(H-h_1)}=2\sqrt{h(H-h)}$$

因此,另一小孔的深度为 $h_1=H-h$。

[例 3-6]   如果空气流过飞机机翼下表面的速率是 $110\text{m} \cdot \text{s}^{-1}$,能提供机翼上下两表面压强差是 900Pa 时,空气在上表面处的流速应是多少?(空气的密度取 $1.3 \times 10^{-3}\text{g} \cdot \text{cm}^{-3}$)

解:假设机翼上下两表面的高度差可以忽略,应用伯努利方程有

$$p_1+\frac{1}{2}\rho v_1^2=p_2+\frac{1}{2}\rho v_2^2$$

可见,正是上下表面空气流的速度差提供了对机翼向上的升力。

将题中 $p_2-p_1=900\text{Pa}, v_2=110\text{m} \cdot \text{s}^{-1}$ 代入上式,可得空气在上表面的流速为

$$v_1=\sqrt{\frac{2(p_2-p_1)}{\rho}+v_2^2}=\sqrt{\frac{2 \times 900}{1.3}+110^2}=116(\text{m} \cdot \text{s}^{-1})$$

[例 3-7]   如图 3-2 所示,一宽大的玻璃容器底部连有一根水平细玻璃管,内直径 $d=0.1\text{cm}$,

长 $l=10\text{cm}$,容器内盛有深 $h=5\text{cm}$ 的硫酸,其密度为 $\rho=1.9\times10^3\text{kg}\cdot\text{m}^{-3}$,测得一分钟内由细管流出的硫酸质量为 $m=0.66\times10^{-3}\text{kg}$,求硫酸的黏度。

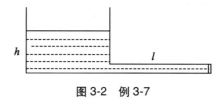

图 3-2　例 3-7

解:将泊肃叶定律应用于水平细管两端,

$$Q=\frac{\pi R^4\Delta p}{8\eta L}$$

于是有

$$\eta=\frac{1}{Q}\cdot\frac{\pi r^4}{8l}\Delta p$$

将 $Q=\dfrac{m}{\rho\Delta t}$,$\Delta p=\rho gh$ 代入上式,可得硫酸的黏度为

$$\eta=\frac{\rho\Delta t}{m}\cdot\frac{\pi r^4}{8l}\cdot\rho gh=0.04(\text{Pa}\cdot\text{s})$$

三、思考题和习题解答

3-1　现代家庭生活中,经常用到各种用途的喷雾器,试说明喷雾原理。

答:家用喷雾器都是利用了空吸作用。喷雾器主要由 T 型管和活塞组成,T 型管的长管伸入瓶中液体,短管在和长管的交叉处截面积迅速减小,短管一端连接活塞,一端作为喷口。推压活塞时,短管中空气流动,和长管的交叉处流速大而压强小,达到一定负压时,瓶中液体即在大气压作用下沿长管上升,在通过交叉口时,低速液体被高速流动的空气撕成一小滴一小滴,这些小液滴喷出来后就成了雾。利用喷雾器可以喷香水、喷清洁剂、喷杀虫药等。

3-2　两只船在水中平行前进时要保持一定的距离,不能离得太近,否则极易发生碰撞,试说明其原因。

答:以船作为参考系,河道中的水可看作是稳定流动,在两船之间截面积减小,则流速增加,从而压强减小。因此,两船之间水的压强小于两船外侧水的压强,就使得两船容易相互靠拢而碰撞。

3-3　为什么自来水沿一竖直管道向下流动时,能形成一连续不断的水流,而当水从高处的水龙头自由下落时,则断裂成水滴,试说明之。

答:水沿一竖直管道向下流时,由于水分子与管壁材料分子之间的相互作用力,使得管壁处流速为零(水润湿管壁材料),管轴处流速最大,沿半径方向流速呈一定梯度形式分布,因而可形成连续不断的水流。水自由下落时,由于水在不同高度处速度不同,因此难以形成连续的流管,易断裂成水滴。

3-4　有人认为从连续性方程来看,管子愈粗流速愈小,而从泊肃叶定律来看,管子愈粗流速愈大,两者似有矛盾,你认为如何? 为什么?

答:这两种情形的前提条件不同,因此结果也不相同。连续性方程是针对一根截面积不均匀的管子而言,在流量一定的情况下,管子中愈粗的地方流速愈小。泊肃叶定律是针对长度相同、半径不同的两根均匀管子而言,在管子两端压强差一定的情况下,每根管子里的流速是不变的,但愈粗的管子流速愈大。

3-5 在水平管的某一点，水的流速为2m·s^{-1}，高出大气压的计示压强为10^{4}Pa，设水管的另一点的高度比第一点降低了1m，如果在第二点处水管的横截面积是第一点处的1/2，求第二点处的计示压强。（忽略水的黏性）

解：由连续性方程$S_1v_1=S_2v_2$，得第二点处水的流速为$v_2=4$m·s^{-1}，再由伯努利方程求得第二点处的压强为

$$p_2=p_1+\frac{1}{2}\rho v_1^2+\rho gh-\frac{1}{2}\rho v_2^2$$

因此第二点处的计示压强为

$$p_2-p_0=p_1-\frac{1}{2}\rho(v_2^2-v_1^2)+\rho gh-p_0$$

代入数据得
$$p_2-p_0=10^4-0.5\times10^3\times(4^2-2^2)+10^3\times9.8\times1$$
$$=1.38\times10^4(\text{Pa})=13.8(\text{kPa})$$

3-6 水在截面不同的水平管中作稳定流动，出口处的截面积为管的最细处的3倍，若出口处的流速为2m·s^{-1}，问最细处的压强为多少？若在此最细处开一小孔，水会不会流出来。

解：由连续性方程$S_1v_1=S_2v_2$，得最细处的流速$v_2=6$m·s^{-1}。

由水平管中的伯努利方程有$p_1+\frac{1}{2}\rho v_1^2=p_2+\frac{1}{2}\rho v_2^2$，最细处的压强为

$$p_2=p_0+\frac{1}{2}\rho v_1^2-\frac{1}{2}\rho v_2^2=1.01\times10^5+\frac{1}{2}\times1.0\times10^3\times2^2-\frac{1}{2}\times1.0\times10^3\times6^2$$
$$=85(\text{kPa})$$

因为$p_2<p_0$，所以小孔内水不会流出来。

3-7 一直立圆柱形容器，高为0.2m，直径为0.1m，顶部开启，底部有一面积为1×10^{-4}m^{2}的小孔，水以每秒1.4×10^{-4}m^{3}的快慢由水管自上面放入容器中。问容器内水面可上升的高度为多少？若达到该高度时不再放水，求容器内的水流尽需要多少时间？

解：（1）设容器内水面可上升的最大高度为H，此时放入容器的水和从小孔流出水的体积流量相等

$$Q=S_2v_2=1.4\times10^{-4}(\text{m}^3\cdot\text{s}^{-1})$$

因为$S_1\gg S_2$，由连续性方程可将容器中水面处的流速v_1近似为零。

对容器中水面和小孔处运用伯努利方程

$$p_0+\frac{1}{2}\rho v_2^2=p_0+\rho gH$$

可得，小孔处水的流速$v_2=\sqrt{2gH}$，因此小孔处的流量为

$$Q=S_2v_2=S_2\sqrt{2gH}$$

容器内水面可上升的高度则为$H=\frac{1}{2g}\left(\frac{Q}{S_2}\right)^2=\frac{1}{2\times9.8}\left(\frac{1.4\times10^{-4}}{10^{-4}}\right)^2=0.1(\text{m})$。

（2）设t时刻容器内水的高度降为h，液面继续下降dh高度所需要的时间为dt。此时小孔处水的流速为$v_2=\sqrt{2gh}$，则有

$$dt=\frac{dV}{Q}=\frac{S_1\cdot dh}{S_2v_2}=\frac{S_1\cdot dh}{S_2\sqrt{2gh}}$$

因此,容器内水流尽需要的时间为 $T = \int_0^T dt = \int_H^0 \dfrac{S_1 \cdot dh}{S_2 \sqrt{2gh}} = \dfrac{S_1}{S_2}\sqrt{\dfrac{2H}{g}}$

$$= \frac{3.14 \times 0.05^2}{10^{-4}}\sqrt{\frac{2 \times 0.1}{9.8}} = 11.2(\text{s})$$

3-8　一种测流速的装置如图 3-3 所示。设 U 型管内装有密度为 ρ' 的液体,在水平管中有密度为 $\rho(\rho < \rho')$ 的液体做稳定流动,已知水平管中粗、细两处的横截面积分别为 S_A 和 S_B,测得 U 形管两液面的高度差为 h,求液体在管子较粗处的流速 v。

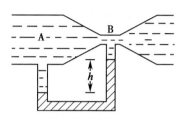

图 3-3　习题解答 3-8

解:由连续性方程 $S_A v_A = S_B v_B$,得 $v_B = (S_A/S_B)v_A$。由题意,$p_A - p_B = (\rho' - \rho)gh$。
将上两式代入伯努利方程

$$p_A + \frac{1}{2}\rho v_A^2 = p_B + \frac{1}{2}\rho v_B^2$$

$$(\rho' - \rho)gh = \frac{1}{2}\rho(v_B^2 - v_A^2) = \frac{1}{2}\rho v_A^2\left[\left(\frac{S_A}{S_B}\right)^2 - 1\right]$$

解得,液体在管子较粗处的流速为 $v_A = S_B\sqrt{\dfrac{2(\rho' - \rho)gh}{\rho(S_A^2 - S_B^2)}}$。

3-9　用如教材图 3-6 所示的流速计插入流水中测水流速度,设两管中的水柱高度分别为 5×10^{-3} m 和 5.4×10^{-2} m,求水流速度。

解:如教材中图 3-6 所示,由皮托管原理

$$\frac{1}{2}\rho v^2 = \rho g \Delta h$$

可得,水流速度为

$$v = \sqrt{2g\Delta h}$$

$$= \sqrt{2\times9.8\times4.9\times10^{-2}} = 0.98(\text{m} \cdot \text{s}^{-1})$$

3-10　一条半径为 3mm 的小动脉被一硬斑部分阻塞,此狭窄段的有效半径为 2mm,血流平均速度为 50cm $\cdot$ s^{-1},设血液黏度为 3.0×10^{-3} Pa $\cdot$ s,密度为 1.05×10^3 kg $\cdot$ m^{-3},试求:

(1)未变窄处的血流平均速度。

(2)会不会发生湍流。

(3)狭窄处的血流动压强。

解:(1)由连续性方程 $S_1 v_1 = S_2 v_2$,可得未变窄处的血流平均速度为

$$v_1 = \frac{S_2}{S_1}v_2 = \frac{\pi\times0.002^2}{\pi\times0.003^2} \cdot 0.5 = 0.22(\text{m} \cdot \text{s}^{-1})$$

(2)狭窄处小动脉中血流的雷诺数为

$$\text{Re} = \frac{\rho v r}{\eta} = \frac{1.05\times10^3\times0.5\times2\times10^3}{3.0\times10^3} = 350 < 1000$$

因此,在该动脉狭窄处不会发生湍流。

(3)狭窄处血流动压强为

$$p_{动} = \frac{1}{2}\rho v^2 = 0.5 \times 1.05 \times 10^3 \times 0.5^2 = 131.2(\text{Pa})$$

3-11 20℃的水在半径为 1×10^{-2}m 的水平均匀圆管内流动,如果在管轴处的流速为 $0.1\text{m} \cdot \text{s}^{-1}$,则由于黏滞性,水沿管子流动 10m 后,压强降落了多少?

解:流体在水平细圆管中稳定流动时,流速随半径的变化关系为

$$v = \frac{\Delta p}{4\eta L}(R^2 - r^2)$$

管轴处($r=0$)流速则为 $v = \frac{R^2 \Delta p}{4\eta L}$,变换公式可得 $\Delta p = \frac{4\eta L v}{R^2}$,因此水沿管子流动 10m 后的压强降落为

$$\Delta p = \frac{4\eta L v}{R^2} = \frac{4 \times 1.0 \times 10^{-3} \times 10 \times 0.1}{(1 \times 10^{-2})^2} = 40(\text{Pa})$$

3-12 设某人的心排出量为 $0.83 \times 10^{-4}\text{m}^3 \cdot \text{s}^{-1}$,体循环的总压强差为 12.0kPa,试求此人体循环的总流阻(即总外周阻力)是多少 $\text{N} \cdot \text{S} \cdot \text{m}^{-5}$。

解:此人体循环的总流阻为

$$R_f = \frac{\Delta p}{Q} = \frac{12.0 \times 10^3}{0.83 \times 10^{-4}} = 1.44 \times 10^8(\text{N} \cdot \text{S} \cdot \text{m}^{-5})$$

3-13 为维持血液循环,心脏需不停的做功,以克服血液流动时的内摩擦力等。已知主动脉中的平均血压为 100mmHg,平均血流速度为 $0.4\text{m} \cdot \text{s}^{-1}$,若心脏每分钟输出的血量为 5000ml,血液循环到右心房时的流速和血压近似为零,求心脏每分钟所做的功。(假设血液密度 $\rho = 1.05 \times 10^3 \text{kg} \cdot \text{m}^{-3}$)

解:根据黏性流体的伯努利方程可知,单位体积的血液从左心室流到右心房的过程中因黏性力而消耗的机械能为

$$\Delta E = (p_{左室} + \frac{1}{2}\rho v_{左室}^2 + \rho g h_{左室}) - (p_{右房} + \frac{1}{2}\rho v_{右房}^2 + \rho g h_{右房})$$

考虑左心室与右心房近似等高,血液循环到右心房时的流速和血压近似为零,则心脏对单位体积血液所做的功等于其消耗的机械能 ΔE,近似为

$$\Delta E = \frac{1}{2}\rho v_{左室}^2 + p_{左室}$$

因此,心脏每分钟所做的功为

$$A = \left(\frac{1}{2}\rho v_{左室}^2 + p_{左室}\right)V$$

$$= \left(\frac{1}{2} \times 1.05 \times 10^3 \times 0.4^2 + 100 \times 133\right) \times 5000 \times 10^{-6} = 67(\text{J})$$

四、自我评估题

3-1 理想流体在粗细不均匀,位置高低不同的管中作稳定流动时_____。(C)

    A. 位置低处的压强一定比较大

    B. 位置低处的流速一定比较大

C. 压强较小处,单位体积流体的动能和重力势能之和一定较大

D. 压强较小处,单位体积流体的动能一定比较小

E. 位置高处的单位体积流体的动能总是比较小

3-2 如图 3-4 所示,一容量很大的水箱置于水平地面,箱壁上不同高度处开有 A、B、C 三个小孔,其中 B 孔恰在水深一半处,

(1) 从三个孔中射出的水落到地面时的速率_____。（D）

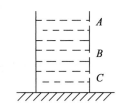

图 3-4 自我评估题 3-2

A. A 孔的最大　　　　　B. B 孔的最大　　　　　C. C 孔的最大

D. 一样大　　　　　　　E. 难以确定

(2) 各孔射出的水的水平射程_____。（B）

A. A 孔的最大　　　　　B. B 孔的最大　　　　　C. C 孔的最大

D. 一样大　　　　　　　E. 难以确定

3-3 水管的某一点 A,水的流速为 $1.0\text{m}\cdot\text{s}^{-1}$,计示压强为 $3.0\times10^5\text{Pa}$。沿水管的另一点 B,比 A 点低 20 米,A 点面积是 B 点面积的三倍。则 B 点的流速和计示压强分别为_____。（A）

A. $3.0\text{m}\cdot\text{s}^{-1}$,$4.92\times10^5\text{Pa}$　　　　　B. $0.33\text{m}\cdot\text{s}^{-1}$,$4.92\times10^5\text{Pa}$

C. $3.0\text{m}\cdot\text{s}^{-1}$,$5.93\times10^5\text{Pa}$　　　　　D. $1.0\text{m}\cdot\text{s}^{-1}$,$5.93\times10^5\text{Pa}$

E. $1.0\text{m}\cdot\text{s}^{-1}$,$4.92\times10^5\text{Pa}$

3-4 某段微血管的直径受神经控制而缩小了一半,如果其他条件不变,通过它的血流量将变为原来的_____。（D）

A. 1/2　　　　　　　　　B. 1/4　　　　　　　　　C. 1/8

D. 1/16　　　　　　　　E. 1/32

3-5 用皮托管测量密度为 $1.3\text{kg}\cdot\text{m}^{-3}$ 的气体流速时,分别将管口与流线平行和垂直的两根管子连接在 U 形管压强计上,此时计示压强为 $6.5\times10^3\text{Pa}$,则气体的流速为_____。 （$100\text{m}\cdot\text{s}^{-1}$）

3-6 黏度为 $3.0\times10^{-3}\text{Pa}\cdot\text{s}$ 的液体沿水平方向做平面分层流动,流速沿着垂直方向的变化率为 0.6s^{-1},则面积为 10cm^2 的相邻两流层之间的摩擦力大小为_____。 （$1.8\times10^{-6}\text{N}$）

3-7 在一截面积恒定的水平油管中,相隔 300m 的两点压强下降 $1.5\times10^4\text{Pa}$,则每立方米的油流过长度为 1m 时的能量损失为_____。 （50J）

3-8 雷诺数是判断生物体系内液体是做层流还是湍流的重要依据,许多藤本植物内水分流动雷诺数约为 3.33,说明一般植物组织中水分的流动是_____。 （层流）

3-9 一流量为 $3000\text{cm}^3\cdot\text{s}^{-1}$ 的排水管水平放置,在截面积为 40cm^2 及 10cm^2 的粗细两处接一 U 形管,内装水银,求:

(1) 粗细两处的流速。 （$v_{粗}=0.75\text{m}\cdot\text{s}^{-1}$;$v_{细}=3\text{m}\cdot\text{s}^{-1}$）

(2) 粗细两处的压强差。 （$\Delta p=4219\text{Pa}$）

(3) U 形管中水银柱的高度差。 （$\Delta h=3.17\text{cm}$）

3-10 四个直径相同的小管并联后与一大管串联,两种管子的直径比为 $2:1$,若水在大管的流速为 $1m \cdot s^{-1}$,那么在小管中的流速是多少? $\qquad\qquad (v_小 = 1m \cdot s^{-1})$

3-11 从一水平放置的管截面不均匀的管中排出的水流量是 $4 \times 10^{-3} m^3 \cdot s^{-1}$,已知管截面积为 $0.001m^2$ 处的压强是 $1.2 \times 10^5 Pa$,问管截面积为多大时压强减少为 $1.0 \times 10^5 Pa$? $\qquad (S_2 = 5.35 \times 10^{-4} m^2)$

3-12 一截面均匀的虹吸管,一端插入大水盆中,出口端比水面低 $40cm$,求虹吸管中水的流速。 $\qquad\qquad (v = 2.8m \cdot s^{-1})$

3-13 从容器底部的小孔流出的水流形成水柱垂直下落,小孔处水流的横截面积为 S_0,速度为 v_0,问水柱的横截面积随着高度如何变化? 计算时不考虑表面张力和空气的影响。

$$\left(S = S_0 \Big/ \sqrt{\left(1 + \dfrac{2gh}{v_0^2}\right)} \right)$$

3-14 欲用内径为 $1cm$ 的细水管将地面上内径为 $2cm$ 的粗水管中的水引到 $5m$ 高的楼上。已知粗水管中的水压为 $4 \times 10^5 Pa$,流速为 $4m \cdot s^{-1}$。若忽略水的黏滞性,问楼上细水管出口处的流速和压强分别为多少? $\qquad (16m \cdot s^{-1}; 2.3 \times 10^5 Pa)$

3-15 如图 3-5 所示,水从大圆筒容器底部的小孔中喷出,喷出的速度为 $12m \cdot s^{-1}$,容器的直径为 $2m$,喷口的直径为 $2cm$。求:

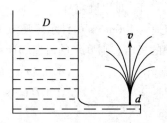

图 3-5 自我评估题 3-15

(1)水在大容器中的下降速度。 $\qquad\qquad (0.0012m \cdot s^{-1})$
(2)大容器 $4m$ 深处的压强。 $\qquad\qquad (1.41 \times 10^5 Pa)$
(3)圆筒内的水位和喷泉水柱的高度。 $\qquad\qquad (7.35m; 7.35m)$

3-16 下面是一个测定农药、叶肥等液体黏滞系数的简易方法。在一个宽大玻璃容器底部连接一根水平的细玻璃管,测定单位时间内由细管流出的液体质量即可知 η。若已知细管内直径 $d = 0.1cm$,细管长 $l = 10cm$,容器内液面高 $h = 5cm$,液体密度为 $1.9 \times 10^3 kg \cdot m^{-3}$,测得 $1min$ 内自细管流出的液体质量 $m = 0.66 \times 10^{-3} kg$,问该液体的 η 为多少? $\qquad (0.04Pa \cdot s)$

3-17 连续性原理和伯努利方程是根据什么原理推出的? 它们的使用条件是什么? 如果液体有黏滞性,伯努利方程还能使用吗?

3-18 黏性流体在流动过程中,为什么会有能量损失? 其能量损失与哪些因素有关?

3-19 血液循环过程中,血液流动速度和血压是如何变化的? 体位对血压有何影响?

（符维娟）

第四章

振　动

一、本章内容提要

1. 简谐振动　一种最简单、最基本的振动,以下三个定义是等效的。

(1)物体在弹性力 $F=-kx$ 作用下的振动,称为简谐振动。

(2)如果物体运动的位移 x 满足微分方程 $m\dfrac{\mathrm{d}^2x}{\mathrm{d}t^2}=-kx$ 时,则该物体的运动为简谐振动。

(3)物体往复运动,其位移可表示为时间的余弦函数 $x=A\cos(\omega t+\varphi)$(或正弦函数)时,该物体的振动为简谐振动。

2. 简谐振动的特征量

(1)振幅 A——振动物体离开平衡位置的最大位移。它的数值由简谐振动系统的固有角频率和初始条件(初始位移和初始速度)决定。

$$A=\sqrt{x_0^2+\frac{v_0^2}{\omega^2}}$$

(2)周期 T 和频率 ν 及角频率 ω——表征物体振动快慢的物理量,三者的关系为

$$\omega=2\pi\nu=\frac{2\pi}{T}$$

角频率的大小只取决于振动系统本身,与外界因素无关,因此这种角频率也叫固有角频率。弹簧振子的角频率为

$$\omega=\sqrt{\frac{k}{m}}$$

(3)相位 $(\omega t+\varphi)$ 和初相位 (φ)——决定简谐振动状态,其中初相位由简谐振动系统的角频率和初始条件决定,即

$$\varphi=\arctan\frac{-v_0}{\omega x_0}$$

3. 简谐振动的能量　以弹簧振子为例,在任意时刻,振动系统的动能、弹性势能和总机械能分别为:

$$E_k = \frac{1}{2}mv^2 = \frac{1}{2}m\omega^2 A^2 \sin^2(\omega t + \varphi)$$

$$E_p = \frac{1}{2}kx^2 = \frac{1}{2}kA^2 \cos^2(\omega t + \varphi)$$

$$E = E_k + E_p = \frac{1}{2}m\omega^2 A^2 = \frac{1}{2}kA^2$$

4. 阻尼振动　振幅随时间减小的振动,称为阻尼振动。它遵从的振动方程为 $\dfrac{d^2 x}{dt^2} + 2\beta \dfrac{dx}{dt} + \omega_0^2 x = 0$ (ω_0 为振动系统的固有频率,β 为阻尼常量)

在阻尼作用较小(即 $\beta < \omega_0$)时,此方程的解为

$$x = A_0 e^{-\beta t} \cos(\omega t + \varphi) \ (\text{其中 } \omega = \sqrt{\omega_0^2 - \beta^2})$$

它的周期可表示为

$$T = \frac{2\pi}{\omega} = \frac{2\pi}{\sqrt{\omega_0^2 - \beta^2}}$$

5. 受迫振动　在周期性外力作用下发生的振动,称为受迫振动,此周期性外力称为驱动力。振动系统的能量一方面由于阻尼的存在而减小,振动也随着衰减;另一方面通过驱动力对振动系统做功所提供的能量恰好补偿因阻尼所损失的能量,振动就得以维持并会达到稳定状态。

6. 共振　当驱动力的角频率接近系统的固有角频率时,受迫振动振幅急剧增大的现象,称为共振。

7. 两个同振动方向、同频率简谐振动的合成　合振动是一简谐振动,频率与分振动频率相同。合振动的振幅 A 和初位相 φ 分别为

$$A = \sqrt{A_1^2 + A_2^2 + 2A_1 A_2 \cos(\varphi_2 - \varphi_1)}$$

$$\varphi = \arctan \frac{A_1 \sin\varphi_1 + A_2 \sin\varphi_2}{A_1 \cos\varphi_1 + A_2 \cos\varphi_2}$$

当相位差

(1) $\varphi_2 - \varphi_1 = \pm 2k\pi \ (k = 0, 1, 2, \cdots)$ 时,$A = A_1 + A_2$,合振幅最大。

(2) $\varphi_2 - \varphi_1 = \pm(2k+1)\pi \ (k = 0, 1, 2, \cdots)$ 时,$A = |A_1 - A_2|$,合振幅最小。

(3) 当相位差取其他值时,$|A_1 - A_2| < A < (A_1 + A_2)$。

8. 同振动方向、不同频率的简谐振动的合成　合振动不再是简谐振动,但仍然是周期性振动。由于两个分振动频率的微小差异而产生的合振动振幅时强时弱的现象,称为拍。

9. 两个同频率、互相垂直的简谐振动的合成　其合振动的轨迹为一椭圆,而椭圆的形状决定于分振动的相位差

(1) $\varphi_2 - \varphi_1 = 0$,即两振动同相时,合振动的轨迹是通过坐标原点而斜率为 $\dfrac{A_2}{A_1}$ 的一条直线。

(2) $\varphi_2 - \varphi_1 = \pi$,即两振动反相时,合振动的轨迹是通过坐标原点而斜率为 $-\dfrac{A_2}{A_1}$ 的一条直线。

(3) $\varphi_2 - \varphi_1 = \pm\dfrac{\pi}{2}$,合振动的轨迹是以坐标轴为主轴的椭圆或圆。

(4) $\varphi_2 - \varphi_1$ 等于其他值时,合振动的轨迹一般是椭圆,其形状和运动方向由分振动振幅的大小和相位差决定。

二、解题指导——典型例题

[**例 4-1**] 如图 4-1 所示,一个沿 x 轴做简谐振动的弹簧振子,已知振幅为 A,周期为 T,其振动用余弦函数表示。如果 $t=0$ 时,振子的运动状态为:位移 $x=\dfrac{A}{2}$,且向正方向运动。试求它的初相位并写出振动表达式。

解法一:用周期 T 表示的振动表达式的标准形式为

$$x=A\cos\left(\frac{2\pi}{T}t+\varphi\right)$$

由题意可知,特征量 A 和 T 已知,待确定的是初相位 φ,现用旋转矢量法来确定 φ。取水平轴为 x,矢量以角速度 ω 沿逆时针方向匀速旋转,则旋转矢量在 x 轴上的投影就是振子做简谐振动的位移。

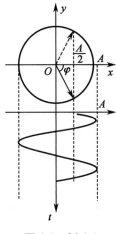

图 4-1 例 4-1

根据初相位定义,当 $t=0$ 时,x 轴正方向与旋转矢量之间的夹角(从 x 轴沿逆时针方向转过的角为正)即为初相位。由题意,当 $t=0$ 时:满足 $x=+\dfrac{A}{2}$ 的位置有两点,分布于 x 轴上下两个位置,而同时满足向正方向运动的位置只有一个,即在 x 轴下方。设从 x 轴沿顺时针方向转至该旋转矢量处的角为 θ,由几何关系得

$$\cos\theta=\frac{A/2}{A}=\frac{1}{2}\text{ 即 }\theta=\frac{\pi}{3}$$

所以初相位为

$$\varphi=-\theta=-\frac{\pi}{3}$$

得振动表达式为:

$$x=A\cos\left(\frac{2\pi}{T}t-\frac{\pi}{3}\right)$$

解法二:用表达式确定初相 φ。将 $t=0$ 时,$x=\dfrac{A}{2}$ 代入简谐振动的运动表达式

$$x=A\cos\left(\frac{2\pi}{T}t+\varphi\right)$$

可得
$$\frac{A}{2}=A\cos\left(\frac{2\pi}{T}\times0+\varphi\right)$$

即
$$\cos\varphi=\frac{1}{2}$$

则 $\varphi=\dfrac{\pi}{3}$ 或者 $\varphi=-\dfrac{\pi}{3}$

将 $t=0, v_0>0$ 代入速度表达式
$$v=-A\frac{2\pi}{T}\sin\left(\frac{2\pi}{T}\times t+\varphi\right)$$

即
$$v_0=-A\frac{2\pi}{T}\sin\varphi>0$$

因 A 和 T 均为正值,所以只有 $\sin\varphi<0$
即
$$\varphi<0$$

可见,同时满足条件: $x=\dfrac{A}{2}$; $v_0>0$ 得角为 $\varphi=-\dfrac{\pi}{3}$

初相位为 $\varphi=-\dfrac{\pi}{3}$,振动表达式为 $x=A\cos\left(\dfrac{2\pi}{T}t-\dfrac{\pi}{3}\right)$。两种解法结果相同,显然用旋转矢量法确定初相 φ 较为直观简洁。

[例 4-2] 已知某简谐振动的振动曲线如图 4-2 所示,试写出该振动的位移与时间的关系。

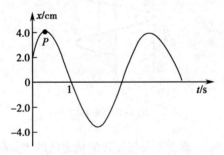

图 4-2 例 4-2

解:由图知 $A=4.0\times10^{-2}$m。当 $t=0$ 时, $x_0=\dfrac{A}{2}$, $v_0>0$

由式 $x_0=A\cos\varphi$,所以 $\cos\varphi=\dfrac{1}{2}$ 则 $\varphi=\dfrac{\pi}{3}$ 或者 $\varphi=-\dfrac{\pi}{3}$

因为 $v_0=-A\omega\sin\varphi>0$,所以 $\sin\varphi<0$

解得
$$\varphi=-\frac{\pi}{3}$$

所以
$$x=4.0\times10^{-2}\cos\left(\omega t-\frac{\pi}{3}\right)\text{m}$$

又由曲线知,当 $t=1$s 时, $x=0$。代入上式得
$$0=4.0\times10^{-2}\cos\left(\omega-\frac{\pi}{3}\right)$$

因 $\omega > 0$ 且取最小值,所以 $\omega - \dfrac{\pi}{3} = \dfrac{\pi}{2}$

即

$$\omega = \left(\frac{\pi}{2} + \frac{\pi}{3}\right) \text{rad} \cdot \text{s}^{-1} = \frac{5\pi}{6} \text{rad} \cdot \text{s}^{-1}$$

简谐振动的表达式为 $x = 4.0 \times 10^{-2} \cos\left(\dfrac{5\pi}{6}t - \dfrac{\pi}{3}\right) \text{m}$。

[**例 4-3**]　如图 4-3 所示,底面积为 S 的长方形木块,浮于水面下 a,用手按下 x 后释放,证明木块运动为简谐振动,其周期为 $T = 2\pi\sqrt{\dfrac{a}{g}}$。

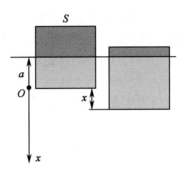

图 4-3　例 4-3

证明:平衡时

$$mg = F_{\text{浮}} = aS\rho g$$

任意位置 x 处,合力 $F = mg - F_{\text{浮}}$,即

$F = aS\rho g - (a+x)S\rho g = -S\rho g x = -kx$ 为回复力,

其中

$$k = S\rho g$$

根据牛顿第二定律,物体的运动方程表示为

$$m\frac{\mathrm{d}^2 x}{\mathrm{d}t^2} = -kx$$

式中 k 和 m 均为正量,令 $k/m = \omega^2$,上式可写为

$$\frac{\mathrm{d}^2 x}{\mathrm{d}t^2} + \omega^2 x = 0$$

其解为简谐振动方程 $x = A\cos(\omega t + \varphi)$

可得

$$\omega = \sqrt{\frac{k}{m}} = \sqrt{\frac{S\rho g}{aS\rho}} = \sqrt{\frac{g}{a}}$$

周期为

$$T = \frac{2\pi}{\omega} = 2\pi\sqrt{\frac{a}{g}}$$

三、思考题和习题解答

4-1　什么是简谐振动? 说明下列振动是否为简谐振动:

(1)拍皮球时球的上下运动;

(2)一小球在半径很大的光滑凹球面底部的小幅度摆动。

答:简谐振动是最基本、最重要的一种振动。可以从不同方面给出简谐振动的定义。

(1)物体在弹性力 $F=-kx$ 作用下的振动,称为简谐振动。

(2)如果物体运动的位移 x 满足微分方程 $m\dfrac{\mathrm{d}^2x}{\mathrm{d}t^2}=-kx$ 时,则该物体的运动为简谐振动。

(3)物体往复运动,其位移可表示为时间的正弦或余弦函数,即 $x=A\cos(\omega t+\varphi)$ 时,该物体的振动为简谐振动。

以上三个定义是等效的。

在拍皮球时球的上下运动过程中,因为皮球所受外力不符合 $F=-kx$ 这一规律,所以皮球的运动不是简谐振动。小球在半径很大的光滑凹球面底部的小幅度摆动,类似单摆的运动,在角位移很小的情况下其受力符合 $F=-kx$ 这一规律,且振动可用简谐振动的表达式表示,所以其振动为简谐振动。

4-2　简谐振动的速度与加速度的表达式中都有个负号,这是否意味着速度和加速度总是负值? 是否意味着两者总是同方向?

答:这不意味着两者总是负值,也不意味着两者的方向总相同,要比较的话,应将它们都化成同一余弦函数形式,即

$$x=A\cos(\omega t+\varphi)$$

$$v=-A\omega\sin(\omega t+\varphi)=A\omega\cos\left[(\omega t+\varphi)+\frac{\pi}{2}\right]$$

$$a=-A\omega^2\cos(\omega t+\varphi)=A\omega^2\cos\left[(\omega t+\varphi)+\pi\right]$$

由此看出速度的相位比位移超前 $\dfrac{\pi}{2}$,而加速度的相位比位移相位差 π,即恒相反。

4-3　当一个弹簧振子的振幅增大到两倍时,试分析它的下列物理量将受到什么影响:振动的周期、最大速度、最大加速度和振动的能量。

答:由于 $\omega=\sqrt{\dfrac{k}{m}}$,所以弹簧振子的振幅增大到两倍时,其周期不变。

因为最大速度、最大加速度和能量分别为

$$v=A\omega$$

$$a=A\omega^2$$

$$E=\frac{1}{2}m\omega^2A^2=\frac{1}{2}kA^2$$

所以最大速度和最大加速度都要变为原来的 2 倍,能量变为原来的 4 倍。

4-4　轻弹簧的一端相接的小球沿 x 轴作简谐振动,振幅为 A,位移与时间的关系可以用余弦函数表示。若在 $t=0$ 时,小球的运动状态分别为

(1)$x=-A$。

(2)过平衡位置,向 x 轴正方向运动。

(3)过 $x=A/2$ 处,向 x 轴负方向运动。

(4)过 $x=A/\sqrt{2}$ 处,向 x 轴正方向运动。

试确定上述各种状态的初相位。

解：

（1）将 $t=0,x=-A$ 代入 $x=A\cos(\omega t+\varphi)$，得

$$\cos\varphi=-1,\varphi=\pi$$

（2）将 $t=0,x=0,v>0$ 代入，得

$$A\cos\varphi=0,-\omega A\sin\varphi>0$$

由以上两式可解得

$$\varphi=-\frac{\pi}{2}$$

（3）由 $t=0,x=A/2$ 和 $v<0$ 可以得到

$$A\cos\varphi=\frac{A}{2},-\omega A\sin\varphi<0$$

因此可以解得

$$\varphi=\frac{\pi}{3}$$

（4）由 $t=0,x=A/\sqrt{2},v>0$ 可以得到

$$A\cos\varphi=\frac{A}{\sqrt{2}},-\omega A\sin\varphi>0$$

可以解得

$$\varphi=-\frac{\pi}{4}$$

4-5 任何一个实际的弹簧都是有质量的,如果考虑弹簧的质量,弹簧振子的振动周期将如何变化?

答：由于 $\omega=\sqrt{\dfrac{k}{m}}$，所以如果考虑弹簧的质量,弹簧振子的振动周期将变长。

4-6 一个弹簧振子沿 x 轴作简谐振动,已知弹簧的劲度系数为 $k=15.8\text{N}\cdot\text{m}^{-1}$,物体质量为 $m=0.1\text{kg}$,在 $t=0$ 时物体对平衡位置的位移 $x_0=0.05\text{m}$,速度 $v_0=-0.628\text{m}\cdot\text{s}^{-1}$。写出此简谐振动的表达式。

解：此题意为已知各量求方程。先求出描述简谐振动的特征量 A、ω 和 φ。设振动表达式为 $x=A\cos(\omega t+\varphi)$，则

$$\omega=\sqrt{\frac{k}{m}}=\sqrt{\frac{15.8}{0.1}}=12.56(\text{rad}\cdot\text{s}^{-1})$$

$$A=\sqrt{x_0^2+\frac{v_0^2}{\omega^2}}=\sqrt{0.05^2+\frac{0.628^2}{12.56^2}}=0.0707(\text{m})$$

而

$$v=\frac{\mathrm{d}x}{\mathrm{d}t}=-A\omega\sin(\omega t+\varphi)=A\omega\cos\left[(\omega t+\varphi)+\frac{\pi}{2}\right]$$

将 $t=0,x_0=0.05\text{m}$ 代入表达式 $x=0.0707\cos(\omega t+\varphi)$，并利用 $v_0<0$，得

$$0.0707\cos\varphi=0.05,-\omega A\sin\varphi<0$$

因此

$$\cos\varphi=\frac{0.05}{0.0707}\approx\frac{1}{\sqrt{2}}=\frac{\sqrt{2}}{2},\sin\varphi>0$$

即
$$\varphi = \frac{\pi}{4}$$

所以此简谐振动的表达式为:$x = 0.0707\cos\left(12.56t + \frac{\pi}{4}\right)$ (m)。

4-7　一沿 x 轴作简谐振动的物体,振幅为 5.0×10^{-2} m,频率 2.0Hz,在时间 $t = 0$ 时,振动物体经平衡位置处向 x 轴正方向运动,求振动表达式。如该物体在 $t = 0$ 时,经平衡位置处向 x 轴负方向运动,求振动表达式。

解:此题意为已知各量求方程。先求出描述简谐振动的三个特征量 A、ω 和 φ;然后将特征量代入振动表达式的标准形式,化简求得振动表达式。

特征量:$A = 5.0 \times 10^{-2}$ m;$\omega = 2\pi\nu = 4\pi$;向 x 轴正方向运动时,$\varphi = -\frac{\pi}{2}$;向 x 轴负方向运动时 $\varphi = \frac{\pi}{2}$。代入表达式的标准形式分别得

$$x = 5.0 \times 10^{-2}\cos\left(4\pi t - \frac{\pi}{2}\right) \text{ (m)}$$

$$x = 5.0 \times 10^{-2}\cos\left(4\pi t + \frac{\pi}{2}\right) \text{ (m)}$$

向 x 轴正方向运动时的振动表达式为 $x = 5.0 \times 10^{-2}\cos\left(4\pi t - \frac{\pi}{2}\right)$ m,向 x 轴负方向运动时的振动表达式为 $x = 5.0 \times 10^{-2}\cos\left(4\pi t + \frac{\pi}{2}\right)$ m。

4-8　一个运动物体的位移与时间的关系为 $x = 0.10\cos(2.5\pi t + \pi/3)$ m,试求:

(1)周期、角频率、频率、振幅和初相位。

(2)$t = 2$s 时物体的位移、速度和加速度。

解:(1)此题为已知振动表达式求各量。解题的基本方法是将已知的振动表达式与标准表达式相比较,直接写出三个特征量。由表达式

$$x = 0.10\cos(2.5\pi t + \pi/3) \text{ (m)}$$

振幅 $A = 0.10$ m,角频率 $\omega = 2.5\pi$ rad·s^{-1};周期 $T = \frac{2\pi}{\omega} = 0.80$s;频率 $\nu = \frac{1}{T} = 1.25$Hz;初相位 $\varphi = \pi/3$。

(2)$t = 2$s 时,物体的位移 $x = 0.10\cos(5\pi + \pi/3) = -5 \times 10^{-2}$ (m)

速度
$$v = -0.10 \times 2.5\pi\sin\left(5\pi + \frac{\pi}{3}\right) = 0.68 \text{ (m·s}^{-1})$$

加速度
$$a = -0.10 \times (2.5\pi)^2\cos\left(5\pi + \frac{\pi}{3}\right) = 3.1 \text{ (m·s}^{-2})$$

4-9　一质量为 10g 的物体做简谐振动,其振幅为 24cm,周期为 4.0s,当 $t = 0$ 时,位移为 +24cm。求:

(1)$t = 0.5$s 时,物体所在位置。

(2)$t = 0.5$s 时,物体所受力的大小和方向。

(3)由起始位置运动到 $x = 12$cm 处,物体的速度、动能以及系统的势能和总能量。

解:用周期 T 表示的振动表达式的标准形式为 $x = A\cos\left(\frac{2\pi}{T}t + \varphi\right)$

由于 $A=0.24\text{m}$，$T=4.0\text{s}$，当 $t=0$ 时，位移处于 $+24\text{cm}$ 处，代入得

$$0.24=0.24\cos\left(\frac{2\pi}{T}\times0+\varphi\right)$$

即

$$\cos\varphi=1$$

得到

$$\varphi=0$$

所以该物体的简谐振动表达式为 $x=0.24\cos\left(\frac{2\pi}{4}t\right)=0.24\cos\left(\frac{\pi}{2}t\right)$

（1）$t=0.5\text{s}$ 时，物体所在位置

将 $t=0.5\text{s}$ 代入简谐振动表达式得 $x=0.24\cos\left(\frac{\pi}{2}\times0.5\right)=0.24\cos\frac{\pi}{4}=0.17(\text{m})$；

（2）由于

$$\omega=\sqrt{\frac{k}{m}}$$

所以

$$k=m\omega^2=m\left(\frac{2\pi}{T}\right)^2=0.010\times\left(\frac{\pi}{2}\right)^2=0.025(\text{N}\cdot\text{m}^{-1})$$

当 $t=0.5\text{s}$ 时，物体所在位置 $x=0.17(\text{m})$

简谐振动是物体在弹性力 $F=-kx$ 作用下的振动，所以其受力为

$$F=-kx=-0.025\times0.17=-4.19\times10^{-3}(\text{N})$$

其方向指向平衡位置。

（3）当物体由起始位置运动到 $x=12\text{cm}$ 处时，即

$$x=0.24\cos\left(\frac{\pi}{2}t\right)\text{m}=0.12(\text{m})$$

得到

$$\cos\left(\frac{\pi}{2}t\right)=\frac{1}{2}$$

又由于物体是由起始位置运动到 $x=12\text{cm}$ 处，其速度为负值，即

$$v=-A\omega\sin(\omega t)=-0.24\times\frac{\pi}{2}\times\sin\left(\frac{\pi}{2}t\right)<0$$

所以

$$\sin\left(\frac{\pi}{2}t\right)>0$$

由以上各式可以得到

$$\frac{\pi}{2}t=\frac{\pi}{3}$$

所以 $t=\frac{2}{3}\text{s}$，将其代入速度表达式得

$$v=-A\omega\sin(\omega t)=-0.24\times\frac{\pi}{2}\times\sin\left(\frac{\pi}{2}t\right)=-0.326(\text{m}\cdot\text{s}^{-1})$$

其动能 $E_\text{k}=\frac{1}{2}mv^2=\frac{1}{2}m\omega^2A^2\sin^2(\omega t)=\frac{1}{2}\times0.01\times\left(\frac{\pi}{2}\right)^2\times0.24^2\times\sin^2\frac{\pi}{3}=5.32\times10^{-4}(\text{J})$

系统势能 $E_\text{p}=\frac{1}{2}kx^2=\frac{1}{2}kA^2\cos^2(\omega t+\varphi)=\frac{1}{2}\times0.01\times\left(\frac{\pi}{2}\right)^2\times0.24^2\times\cos^2\frac{\pi}{3}=1.78\times10^{-4}(\text{J})$

系统总能量 $E=E_\text{k}+E_\text{p}=\frac{1}{2}m\omega^2A^2=\frac{1}{2}kA^2=\frac{1}{2}\times0.01\times\left(\frac{\pi}{2}\right)^2\times0.24^2=7.10\times10^{-4}(\text{J})$

4-10　两个同方向、同频率的简谐振动表达式为 $x_1=4\cos\left(3\pi t+\frac{\pi}{3}\right)\text{m}$ 和 $x_2=3\cos\left(3\pi t-\frac{\pi}{6}\right)\text{m}$，

试求它们的合振动表达式。

解：先由公式求出合振动的振幅、初相，代入标准表达式可得到合振动表达式。

$$A = \sqrt{4^2 + 3^2 + 2 \times 4 \times 3\cos\left(-\frac{\pi}{6} - \frac{\pi}{3}\right)} = 5$$

$$\varphi = \arctan \frac{4\sin\frac{\pi}{3} + 3\sin\left(-\frac{\pi}{6}\right)}{4\cos\frac{\pi}{3} + 3\cos\left(-\frac{\pi}{6}\right)} = 0.128\pi$$

合振动表达式为

$$x = 5\cos(3\pi t + 0.128\pi)\,(\text{m})$$

四、自我评估题

4-1　将一弹簧振子中的物体分别拉离平衡位置1cm和2cm（形变在弹性限度内）后，由静止释放，则在这两种情况下物体做简谐振动的：（A）

　　A. 周期相同　　　　　　B. 振幅相同　　　　　　C. 最大速度相同

　　D. 最大加速度相同　　　E. 弹性势能相同

4-2　物体振动时，如果具有以下特点，则必定为简谐振动：（ABC）

　　A. 物体受力大小与位移成正比，方向与位移方向相反

　　B. 物体的加速度大小与位移成正比，方向与位移方向相反

　　C. 物体运动的位移随时间按正弦（或余弦）规律变化

　　D. 物体在平衡位置附近来回运动

　　E. 物体受力大小与位移成反比，方向与位移方向相反

4-3　一个质点做上下方向的简谐振动，设向上方向为正方向，t＝0时，质点在平衡位置且开始向下振动，则初相位为：（B）

　　A. 0　　　　　　　　　　B. $\frac{\pi}{2}$　　　　　　　　　　C. $-\frac{\pi}{2}$

　　D. $\frac{\pi}{3}$　　　　　　　　　　E. π

4-4　假设有一弹簧振子，其质量为2.5kg，劲度系数为100N/m。当 $t=0$ 时，$x_0 = 0.1$m，$v=0$，则该振动的简谐振动表达式为＿＿＿＿。　　　　　　　　　　　　　　　　　　（$x = 0.1\cos 2\pi t$）

4-5　一氢原子在一分子中作简谐振动。已知氢原子的质量为 1.68×10^{-27}kg，振动的频率为 10^4Hz，振幅为 10^{-11}m。此氢原子的最大速度为＿＿＿＿，此振动的能量为＿＿＿＿。

　　　　　　　　　　　　　　　　　　　　　（6.28×10^{-7}m·s^{-1}；3.31×10^{-40}J）

4-6　设弹簧的质量不计，一水平放置的弹簧振子，已知物体经过平衡位置向右运动时速度 $v = 1.0$m·s^{-1}，周期 $T = 1.0$s。求经过 $\frac{1}{3}$s 的时间，物体的动能是原来的＿＿＿＿倍。　　　　（$\frac{1}{4}$）

4-7　有两个同方向、同频率的简谐振动，其合成振动的振幅为0.09m，第一分振动的振幅为0.05m，第二分振动的振幅为0.07m，求两个分振动的相位差。　　　　　　　　（84°16′）

4-8　一弹簧振子的质量为0.5kg，劲度系数为50N·m^{-1}，振幅为0.04m，求其振动的角频率、

最大速度和最大加速度。 $(10\text{rad} \cdot \text{s}^{-1}, 0.4\text{m} \cdot \text{s}^{-1}, 4\text{m} \cdot \text{s}^{-2})$

4-9 某质点参与 $x_1 = 10\cos(\pi t - \pi/2)$ cm 及 $x_2 = 20\cos(\pi t - \pi/3)$ cm 两个同方向的简谐振动,求其合成振动的振动表达式。 $(29.1\cos[\pi t - \arctan(1+\sqrt{3})]$ cm$)$

4-10 有一劲度系数为 $32\text{N} \cdot \text{m}^{-1}$ 的轻弹簧,放置在光滑的水平面上,其一端被固定,另一端系一质量为 500g 的物体。将物体沿弹簧长度方向拉伸至距平衡位置 10cm 处,然后将物体由静止释放,物体将在水平面上沿一条直线作简谐振动。分别写出振动的位移、速度和加速度与时间的关系。

$(x = 0.100\cos(8.00t)\,\text{m}; v = -0.800\sin(8.00t)\,\text{m} \cdot \text{s}^{-1}; a = -6.40\cos(8.00t)\,\text{m} \cdot \text{s}^{-2})$

4-11 一沿 x 轴作简谐振动的物体,振幅为 0.01m,振动周期为 0.5 秒,该物体在 t=0 时,位移为 $\frac{0.01}{2}$m,且向 x 轴正方向运动,求

(1)振动方程。

(2)t=3s 时物体的位移、速度、加速度。

$$(x = 0.01\cos\left(4\pi t - \frac{\pi}{3}\right) m; \quad x = 0.01\cos(4\pi \times 3 - \frac{\pi}{3}) = 0.005m;$$

$$v = \frac{dx}{dt} = -A\omega\sin(\omega t + \varphi) = -0.01 \times 4\pi\sin(4\pi \times 3 - \frac{\pi}{3}) = 0.11\text{m} \cdot \text{s}^{-1};$$

$$a = -A\omega^2\cos(\omega t + \varphi) = -0.01 \times (4\pi)^2\cos(4\pi \times 3 - \frac{\pi}{3}) = -0.79\text{m} \cdot \text{s}^{-2})$$

(盖志刚)

第五章

机　械　波

一、本章内容提要

1. 机械波　机械振动在弹性介质中的传播过程称为机械波。波动(或行波)是振动状态的传播,是能量的传播,而不是质点的传播。

(1)产生条件:波源及弹性介质。只有在弹性介质中,某个质点的振动才能带动与其相邻质点的振动。

(2)分类:按传播方向和振动方向间的关系可以分为横波和纵波。

横波——参与波动的质点的振动方向与波的传播方向相垂直的波。

纵波——参与波动的质点的振动方向与波的传播方向相平行的波。

(3)几何描述

波线:表示波传播方向的线。

波面:某一时刻振动相位相同的点连成的面。

波前:最前面的波面。

2. 描述波动的基本物理量

波速 u:单位时间内振动传播的距离,也就是波面向前推进的速率。

波长 λ:在波动中,同一波线上两个相位差为 2π 的点之间的距离称为波长。横波的波长等于两相邻波峰之间或相邻波谷之间的距离;纵波的波长等于两相邻密部之间或相邻疏部之间的距离。

周期 T:一个完整的波(即一个波长的波)通过波线上某点所需的时间。

频率 ν:单位时间内通过波线上某点完整波的数目,是周期的倒数。

它们之间的关系为:

$$u = \frac{\lambda}{T} = \lambda \nu$$

3. 平面简谐波的波函数

$$y = A\cos\left[\omega\left(t - \frac{x}{u}\right) + \varphi\right] = A\cos\left[2\pi\left(\frac{t}{T} - \frac{x}{\lambda}\right) + \varphi\right] = A\cos\left[(\omega t - kx) + \varphi\right]$$

$$= A\cos\left[2\pi\left(\nu t - \frac{x}{\lambda}\right) + \varphi\right]$$

其中波数 $k=\dfrac{2\pi}{\lambda}$;波速 $u=\dfrac{\omega}{k}$

4. 波的能量　体积为 ΔV 的介质具有动能和弹性势能

$$E=E_k+E_p=\rho\Delta VA^2\omega^2\sin^2\left[\omega\left(t-\dfrac{x}{u}\right)+\varphi\right]$$

介质中单位体积波的能量,称为波的能量密度。能量密度在一个周期内的平均值,称为平均能量密度:

$$\overline{w}=\dfrac{1}{2}\rho A^2\omega^2$$

5. 波的强度(平均能流密度)　通过与波线垂直的单位面积的平均能量

$$I=\dfrac{\overline{P}}{S}=\overline{w}u=\dfrac{1}{2}\rho uA^2\omega^2$$

即波的强度与振幅的平方、频率的平方成正比。

6. 波的衰减　机械波在介质中传播时,它的强度将随着传播距离的增加而衰减,振幅也随之减小的现象。平面波的强度在传播过程中按指数规律衰减,即

$$I=I_0e^{-\mu x}$$

式中 μ 称为介质的吸收系数,它与介质的性质和波的频率有关。

7. 惠更斯原理　介质中波前上的每一点都可以看作新子波源,向各个方向发射子波;在其后的任一时刻,这些子波的公切线就是该时刻的新波前。

8. 波的叠加原理　几列波可以互不影响地同时通过某一区域;在相遇处,任一质点的位移是各列波单独在该点所引起的振动位移的矢量和。

9. 波的干涉

(1)干涉条件:频率相同、振动方向相同、初相位相同或相位差恒定。

(2)相干波加强和减弱条件:

$\Delta\varphi=\varphi_2-\varphi_1-2\pi\dfrac{r_2-r_1}{\lambda}=\pm2k\pi,(k=0,1,2,\cdots)$ 干涉加强;

$\Delta\varphi=\varphi_2-\varphi_1-2\pi\dfrac{r_2-r_1}{\lambda}=\pm(2k+1)\pi,(k=0,1,2,\cdots)$ 干涉减弱。

10. 调幅波　两个振幅相等、初相位均为零的简谐波以接近的频率和波长在同一空间区域叠加,合成波振幅本身(合成波的包络面)形成一个波,这个波相对合成波而言是缓慢变化的,称为调幅波。

11. 驻波　两列频率、振动方向和振幅都相同而传播方向相反的简谐波叠加形成的一种波形不随时间变化的波,称为驻波。其表达式为

$$y=\left(2A\cos2\pi\dfrac{x}{\lambda}\right)\cos2\pi\dfrac{t}{T}$$

它实际上是稳定的分段振动,没有振动状态或相位的传播。始终静止不动的点称为波节,振幅始终最大的点称为波腹。两相邻波节之间各点的振动方向相同、相位相同,故各点必定同时达到最大位移,又同时通过平衡位置。在驻波中,波腹附近的动能与波节附近的势能之间不断进行着互相转换和转移,却没有能量的定向传播。驻波的能量禁锢在两波节之间。

12. 声波　频率在 20~20 000Hz 的机械纵波。

(1)声压(瞬时声压):在某一时刻,介质中某一点的压强与无声波通过时的压强之差,用 P 表示。对于平面简谐波而言,

$$P = \rho u \omega A \cos\left[\omega\left(t - \frac{x}{u}\right) + \varphi + \frac{\pi}{2}\right]$$

(2)声阻抗:用来表征介质传播声波能力特性的一个重要物理量,其大小取决于介质密度与声速,即

$$Z = \rho u$$

(3)声强:单位时间内通过垂直于声波传播方向的单位面积的声波能量,用 I 表示。

$$I = \frac{1}{2}\rho u \omega^2 A^2$$

(4)声强级:通常取 1000Hz 声音的听阈值 $I_0 = 10^{-12}\mathrm{W \cdot m^{-2}}$ 作为标准。

定义　　　　　　　　$L = \lg\dfrac{I}{I_0}(\mathrm{B}) = 10\lg\dfrac{I}{I_0}(\mathrm{dB})$ 　　为声强级

13. 多普勒效应　当波源和观察者两者之一,或两者以不同速度同时相对于介质运动时,观察者所观测到的波的频率将高于或低于波源的振动频率,这种现象称为多普勒效应。频率改变的原因:在观察者运动的情况下,频率改变是由于观察者观测到的波数增加或减少;在波源运动的情况下,频率改变是由于波长的缩短或伸长。

二、解题指导——典型例题

[例 5-1] 　一横波沿绳子传播时的波函数为 $y = 0.05\cos(10\pi t - 4\pi x)$,式中 y、x 以 m 计,t 以 s 计。求:

(1)此波的振幅、波速、频率和波长。

(2)绳子上各质点振动时的最大速度和最大加速度。

(3)$x = 0.2\mathrm{m}$ 处的质点,在 $t = 1\mathrm{s}$ 时的相位,它是原点处质点在哪一时刻的相位? 这一相位所代表的运动状态在 $t = 1.5\mathrm{s}$ 时刻到达哪一点?

(4)绳上距原点为 $x_1 = 0.500\mathrm{m}$ 和 $x_2 = 0.625\mathrm{m}$ 两点的相位差。

解:

(1)平面简谐波的波函数的标准形式为:

$$y = A\cos\left[2\pi\nu\left(t - \frac{x}{u}\right)\right] = A\cos\left(2\pi\nu t - \frac{2\pi}{\lambda}x\right)$$

将上式与已知的波函数

$$y = 0.05\cos(10\pi t - 4\pi x)$$

比较得　　　　　　　　　　　　$A = 0.05\mathrm{m}$

$$2\pi\nu = 10\pi$$

$$\frac{2\pi}{\lambda} = 4\pi$$

解得　　　　　　　　　　　　　$\nu = 5\mathrm{Hz}$

$$\lambda = 0.5\mathrm{m}$$

波速为　　　　　　　　　$u = \lambda\nu = 0.5 \times 5 = 2.5\,(\mathrm{m \cdot s^{-1}})$

（2）因为正弦、余弦函数的最大值为1，所以绳子上质点振动时的最大速度、最大加速度的值分别为

$$v_{\max} = 2\pi\nu A = 2\times3.14\times5\times0.05 \approx 1.57(\text{m}\cdot\text{s}^{-1})$$

$$a_{\max} = 4\pi^2\nu^2 A = 4\times3.14^2\times5^2\times0.05 \approx 49.3(\text{m}\cdot\text{s}^{-2})$$

（3）由题意可知，$x=0.2\text{m}$ 处的质点的振动比原点处质点的振动落后，其落后时间为

$$\frac{x}{u} = \frac{0.2}{2.5} = 0.08(\text{s})$$

因此，当 $t=1\text{s}$ 时，$x=0.2\text{m}$ 处的质点的相位就是原点 $x=0$ 在 $t_0 = t-\dfrac{x}{u} = 1-0.08 = 0.92(\text{s})$ 时的相位。

$x=0.2\text{m}$、$t=1\text{s}$ 时的运动状态（相位），在 $t=1.5\text{s}$ 时传播的距离为

$$\Delta x = u\Delta t = 2.5\times(1.5-1) = 1.25(\text{m})$$

则它到原点的距离为

$$x+\Delta x = 0.2+1.25 = 1.45(\text{m})$$

（4）由题意可知，x_1、x_2 两点在同一波线上，则其相位差为

$$\Delta\varphi = 2\pi\frac{x_2-x_1}{\lambda} = 2\pi\times\frac{0.625-0.500}{0.5} = \frac{\pi}{2}$$

[**例 5-2**]　如图 5-1 所示，在同一介质中有两个相干波源分别处于点 P 和点 Q，假设由它们发出的平面简谐波沿从 P 到 Q 连线的延长线方向传播。两相干波源的频率 $\nu = 100\text{Hz}$，波速 $u = 400\text{m}\cdot\text{s}^{-1}$，P 点的振动比 Q 点的振动超前 $\dfrac{\pi}{2}$。已知 PQ $= 3.0\text{m}$，在 P、Q 连线延长线上 Q 一侧有一点 S，S 到 Q 的距离为 r，试写出两波源在 S 点产生的分振动，并求它们的合成。

解：可以取点 P 为坐标原点，取过 P、Q 和 S 的直线为 x 轴，方向向右，如图 5-1 所示，与波线的方向一致。根据题意，P 点的振动比 Q 点的振动超前 $\dfrac{\pi}{2}$，即 $\varphi_\text{P}-\varphi_\text{Q} = \dfrac{\pi}{2}$。适当选择计时零点，可使 $\varphi_\text{Q} = 0$，则 $\varphi_\text{P} = \dfrac{\pi}{2}$，同时根据已知条件可以求得

$$\omega = 2\pi\nu = 200\pi\text{rad}\cdot\text{s}^{-1}$$

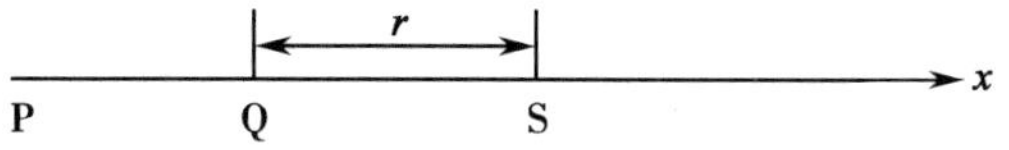

图 5-1　例 5-2

设两波的振幅为 A，于是可以写出 P 波源在 S 点的分振动

$$y_\text{P} = A\cos\left[\omega\left(t-\frac{\overline{PS}}{u}\right)+\varphi_\text{P}\right] = A\cos\left[200\pi\left(t-\frac{r+3}{400}\right)+\frac{\pi}{2}\right]$$

Q 波源在 S 点的分振动为

$$y_\text{Q} = A\cos\left[\omega\left(t-\frac{\overline{QS}}{u}\right)+\varphi_\text{Q}\right] = A\cos\left[200\pi\left(t-\frac{r}{400}\right)\right]$$

下面让我们来分析这两个分振动的合成。显然，在波线上任何一点，这两个振动的合成都满足在同一条直线上的两个同频率的简谐振动的合成的条件。合振动的振幅决定于两个分振动在

该点的相位差。在点 S 两个分振动的相位差为

$$\Delta\varphi = \left[200\pi\left(t - \frac{r+3}{400} \right) + \frac{\pi}{2} \right] - \left[200\pi\left(t - \frac{r}{400} \right) \right] = -\frac{3\pi}{2} + \frac{\pi}{2} = -\pi$$

正好满足 $\Delta\varphi = \pm(2k+1)\pi$ 的条件,点 S 振动应是干涉相消,即静止不动。从 $\Delta\varphi$ 的表示式中我们可以看到,$\Delta\varphi$ 与 r 无关,即无论 S 处于 Q 右侧什么位置上,$\Delta\varphi$ 总是满足干涉相消条件的。所以说,在 x 轴上 Q 以右的整个区域都满足干涉相消的条件,处于这个区域的所有介质质点实际上都是静止不动的。

[例 5-3] 如图 5-2 所示,静止不动的超声波探测器能发射频率为 100kHz 的超声波。有一车辆迎面驶来,探测器接收到从车辆反射回的超声波频率为 112kHz。如果空气中的声速为 340m·s⁻¹,试求车辆的行驶速度。

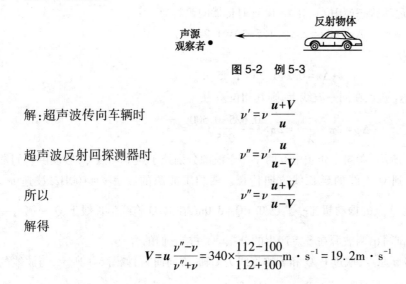

图 5-2 例 5-3

解:超声波传向车辆时 $\qquad\qquad \nu' = \nu\,\dfrac{u+V}{u}$

超声波反射回探测器时 $\qquad \nu'' = \nu'\,\dfrac{u}{u-V}$

所以 $\qquad\qquad\qquad\qquad\qquad \nu'' = \nu\,\dfrac{u+V}{u-V}$

解得

$$V = u\,\frac{\nu''-\nu}{\nu''+\nu} = 340 \times \frac{112-100}{112+100}\,\mathrm{m\cdot s^{-1}} = 19.2\,\mathrm{m\cdot s^{-1}}$$

三、思考题和习题解答

5-1 机械波在通过不同介质时,它的波长、频率和速度中哪些会发生变化? 哪些不会改变?

答:机械波的频率只与波源的性质有关,而与传播的介质无关。所以,机械波通过不同介质时,它的频率不会改变。

机械波在介质中传播的速度与介质的性质有关。所以,在不同的介质中波速 u 是变化的。

根据波长 $\lambda = u/\nu$,因在不同介质中频率 ν 不变,但波速 u 是变化的,故对同一频率的波来说,在不同介质中波长 λ 也会发生变化,在波速大的介质中的波长比在波速小的介质中的波长长。

5-2 振动和波动有何区别和联系?

答:振动是产生波动的根源,波动是振动的传播,它们是密切联系着的,但又是两种不同的运动形式。振动是指单个物体(质点)或大块物体的一部分(质点组中的一个质点)在其平衡位置附近做周期性运动。物体振动时,其速度、加速度、振动系统的动能和势能都随时间作周期性变化,而振动系统的总机械能在振动过程中守恒。波动是指大块物体中(或许多由介质相联系的质点组),波源处质点的振动通过弹性介质中的弹性力从波源向外传播开去的周期性运动。波动(或行波)是振动状态的传播,是能量的传播,而不是质点的传播。介质中所有参与波动的质点都在不断地接收来自波源的能量,又不断把能量释放出去。波源的能量随着波传播到波所到达的各处。在波

动传播过程中,介质中某一体元的动能、势能同时增加,同时减少,因而其总能量不守恒。这与质点振动时的能量关系完全不同。

5-3　波动表达式 $y = A\cos\left[\omega\left(t - \dfrac{x}{u}\right) + \varphi\right]$ 中, $\dfrac{x}{u}$ 表示什么? φ 表示什么? 若把上式改写成 $y = A\cos\left[\left(\omega t - \dfrac{\omega x}{u}\right) + \varphi\right]$,则 $\dfrac{\omega x}{u}$ 表示什么?

答:式中 $\dfrac{x}{u}$ 表示距离坐标原点为 x 的质点比原点上的质点的振动在步调上落后的时间,即原点的振动状态(相位)传到 x 处所需要的时间。 φ 表示坐标原点处质点简谐振动在零时刻的初相位。而 $\dfrac{\omega x}{u}$ 表示离坐标原点为 x 的质点振动比原点落后的相位。

5-4　已知波函数为 $y = A\cos(bt - cx)$,试求波的振幅、波速、频率和波长。

解:解这类习题的基本方法是比较法,将已知波函数 $y = A\cos(bt - cx)$ 变成波函数的标准形式 $y = A\cos 2\pi\left(\dfrac{b}{2\pi}t - \dfrac{x}{\frac{2\pi}{c}}\right)$,并进行比较即可得出答案。

波的振幅为 A,频率为 $\nu = \dfrac{b}{2\pi}$,波长为 $\lambda = \dfrac{2\pi}{c}$,波速为 $u = \lambda\nu = \dfrac{2\pi}{c} \times \dfrac{b}{2\pi} = \dfrac{b}{c}$ 。

5-5　有一简谐波,坐标原点按 $y = A\cos(\omega t + \varphi)$ 的规律振动。已知 $A = 0.10\text{m}$, $T = 0.50\text{s}$, $\lambda = 10\text{m}$,试求:

(1)此平面简谐波的波函数。

(2)波线上相距 2.5m 的两点的相位差。

(3)假如 $t = 0$ 时处于坐标原点的质点的振动位移为 $y_0 = +0.05\text{m}$,且向平衡位置运动,求初相位,并写出波函数。

解:(1)波函数为

$$y = A\cos\left[\omega\left(t - \dfrac{x}{u}\right) + \varphi\right] = A\cos\left[2\pi\left(\dfrac{t}{T} - \dfrac{x}{\lambda}\right) + \varphi\right]$$

由题意知:
$$A = 0.10\text{m}, \lambda = 10\text{m}, T = 0.50\text{s}$$

所以
$$y = 0.10\cos\left[2\pi\left(2.0t - \dfrac{x}{10}\right) + \varphi\right]\text{m}$$

(2)两点间相位差

$$\Delta\varphi = 2\pi\left(\dfrac{x + 2.5}{\lambda} - \dfrac{x}{\lambda}\right) = 2\pi\dfrac{2.5}{10} = \dfrac{\pi}{2}$$

(3)将 $t = 0$ 和 $y = 0.05\text{m}$ 代入振动表达式得

$$0.05 = 0.10\cos\varphi$$

于是
$$\cos\varphi = 0.50, \varphi = \pm\dfrac{\pi}{3}$$

由题意知,初时刻位移为正值,向平衡位置运动,所以与这个质点的振动相应的旋转矢量在初始时刻处于第一象限,所以应取

$$\varphi = +\dfrac{\pi}{3}$$

波函数应写为

$$y = 0.10\cos\left[2\pi\left(2.0t - \frac{x}{10}\right) + \frac{\pi}{3}\right]\text{m}$$

5-6 P 和 Q 是两个同方向、同频率、同相位、同振幅的波源所在处。设它们在介质中产生的波的波长为 λ，PQ 之间的距离为 1.5λ。R 是 PQ 连线上 Q 点外侧的任意一点。试求：

（1）PQ 两点发出的波到达 R 时的相位差。

（2）R 点的振幅。

解：（1）由题意，$\varphi_1 = \varphi_2$，则 R 处两波的相位差为

$$\Delta\varphi = 2\pi\frac{r_2 - r_1}{\lambda} = 2\pi\frac{1.5\lambda}{\lambda} = 3\pi$$

（2）相位差为 π 的奇数倍，R 点处于干涉相消的位置，即 $A_R = 0$

5-7 沿绳子行进的横波波函数为 $y = 0.10\cos(0.01\pi x - 2\pi t)\,\text{m}$。试求：

（1）波的振幅、频率、传播速度和波长。

（2）绳上某质点的最大横向振动速度。

解：

（1）$A = 0.10\text{m}$；$\nu = \frac{\omega}{2\pi} = \frac{2\pi}{2\pi} = 1.0\text{Hz}$；$u = \frac{\omega}{k} = \frac{2\pi}{0.01\pi} = 200(\text{m}\cdot\text{s}^{-1})$；$\lambda = \frac{2\pi}{k} = \frac{2\pi}{0.01\pi} = 200(\text{m})$

（2）$v_{\max} = \omega A = 2\pi\times0.10 = 0.63(\text{m}\cdot\text{s}^{-1})$

5-8 设 y 为球面波各质点振动的位移，r 为离开波源的距离，A_0 为距波源单位距离处波的振幅。试利用波的强度的概念求出球面波的波函数表达式。

解：当波在均匀的各向同性介质传播时，若介质不吸收能量，在平面波的情况下，各处的强度相同（振幅相同）。对于球面波的情况，设在距波源 r_1 和 r_2 处取两个球面，在单位时间内通过两球面的平均能量必然相等，即

$$I_1 4\pi r_1^2 = I_2 4\pi r_2^2 \text{ 或 } \frac{I_1}{I_2} = \frac{\frac{1}{2}\rho u A_1^2 \omega^2}{\frac{1}{2}\rho u A_2^2 \omega^2} = \frac{A_1^2}{A_2^2} = \frac{r_2^2}{r_1^2}$$

即：

$$\frac{A_1}{A_2} = \frac{r_2}{r_1}$$

由此可知，对于球面简谐波，振幅 A 和离开波源的距离 r 成反比。设距离波源为一个单位处某质点的振幅为 A_0，则球面波的波函数为 $y = \frac{A_0}{r}\cos\left[\omega\left(t - \frac{r}{u}\right) + \varphi\right]$

5-9 弦线上驻波相邻波节的距离为 65cm，弦的振动频率为 $2.3\times10^2\text{Hz}$，求波的波长 λ 和传播速度 u。

解：驻波相邻波节之间的距离为半波长，得

$$0.65 = \frac{\lambda}{2}, \text{即 } \lambda = 0.65\times2 = 1.3(\text{m})$$

$$u = \lambda\nu = 1.3\times2.3\times10^2 = 3.0\times10^2(\text{m}\cdot\text{s}^{-1})$$

5-10 人耳对 1000Hz 的声波产生听觉的最小声强约为 $1\times10^{-12}\text{W}\cdot\text{m}^{-2}$，试求 20℃时空气分子相应的振幅。

解:由式 $I=\dfrac{1}{2}\rho u\omega^2 A^2=\dfrac{1}{2}Z\omega^2 A^2$ 得

$$A=\frac{1}{\omega}\sqrt{\frac{2I}{Z}}=\frac{1}{2\times3.14\times1000}\sqrt{\frac{2\times1\times10^{-12}}{4.16\times10^2}}=1\times10^{-11}(\text{m})$$

5-11 两种声音的声强级相差 1dB,求它们的强度之比。

解:根据题意 $\qquad L_1-L_2=10\lg\dfrac{I_1}{I_0}-10\lg\dfrac{I_2}{I_0}=10\lg\dfrac{I_1}{I_2}=1$

则

$$\frac{I_1}{I_2}=10^{0.1}=1.26$$

5-12 用多普勒效应来测量心脏壁运动时,以 5MHz 的超声波直射心脏壁(即入射角为 0°),测出接收与发出的波频差为 500Hz。已知声波在软组织中的速度为 1500m·s^{-1},求此时心壁的运动速度。

解:已知 $\nu=5\times10^6\text{Hz};\theta=0°;\Delta\nu=500\text{Hz};u=1500(\text{m}\cdot\text{s}^{-1})$

心壁运动速度 $\quad v_{心}=\dfrac{u}{2\nu\cos\theta}\Delta\nu=\dfrac{1500}{2\times5\times10^6\times1}\times500=7.5\times10^{-2}(\text{m}\cdot\text{s}^{-1})$

四、自我评估题

5-1 已知平面余弦波波源的振动周期 $T=\dfrac{1}{2}$ 秒,所激起的波的波长为 10m,振幅为 0.1m。当 $t=0$ 时,波源处的振动位移为零,且向正方向运动。取波源处为原点,并设波沿 x 轴正方向传播,求波函数。

$$\left(y=0.1\cos\left[2\pi\left(\frac{t}{0.5}-\frac{x}{10}\right)-\frac{\pi}{2}\right]\text{m}\right)$$

5-2 设平面波 1 沿 BP 方向传播,它在 B 点的振动方程为 $y_1=2\times10^{-3}\cos2\pi t\,\text{m}$,平面波 2 沿 CP 方向传播,它在 C 点的振动方程为 $y_2=2\times10^{-3}\cos(2\pi t+\pi)\,\text{m}$,已知两波的振动方向相同,P 处与 B 处相距为 0.4m,与 C 处相距 0.5m,波速为 0.2m·s^{-1}。求

(1)两波在 P 处的相位差。

(2)P 处的合振幅。 $\qquad\qquad (0;4\times10^{-3}\text{m})$

5-3 一平面简谐波的频率为 500Hz,在空气中以 340m·s^{-1} 的速度传播。已知空气的密度为 1.3×10^{-3}g·cm^{-3},此波到达人耳时的振幅为 10^{-4}cm,求耳中的平均能量密度和波的强度。

$\qquad\qquad (6.41\times10^{-6}\text{J}\cdot\text{m}^{-3};2.18\times10^{-3}\text{W}\cdot\text{m}^{-2})$

5-4 设有一平面简谐波 $y=0.02\cos2\pi\left(\dfrac{t}{0.01}-\dfrac{x}{0.3}\right)$,式中 x、y 以米为单位,t 以秒为单位。求:

(1)振幅、波长、频率和波速。

(2)$x=0.1$m 处质点振动的初相位。

$\qquad\qquad \left(A=0.02\text{m},\lambda=0.3\text{m},\nu=100\text{Hz},u=30\text{m}\cdot\text{s}^{-1};-\dfrac{2\pi}{3}\right)$

5-5 同一介质中,两声波的声强级相差 20dB,则它们的声强之比为:(B)

A. 20：1　　　　　　　B. 100：1　　　　　　C. 2：1　　　　　　D. 40：1

5-6　设某列波的波函数为 $s = 10\sin\left(10\pi t - \dfrac{x}{100}\right)$ cm，在波线上，x 等于一个波长的点的位移表达式为：（A）

　　　A. $s = 10\sin(10\pi t - 2\pi)$ cm　　　　　　B. $s = 10\sin 10\pi t$ cm

　　　C. $s = 20\sin 5\pi t$ cm　　　　　　　　　D. $s = 10\cos(10\pi t - 2\pi)$ cm

5-7　一声源振动的频率为 2kHz，向反射面传播，若波源不动，反射面以速度 $v = 0.20$ m·s^{-1} 向观察者接近，观察者在 A 处接收到从静止的波源来的声波和经相向运动的反射面反射后的声波，它们的频率差为 4Hz，求声波的传播速度？　　　　　　　　　　　　　　　　　　（200m·s^{-1}）

（辛学刚）

第六章

分子动理论

一、本章内容提要

1. **物质的微观结构** 一切物体都是由大量的分子组成;所有分子都处在不停的、无规则的运动之中;分子间存在力的相互作用。

2. **理想气体的状态方程**

$$pV = \frac{M}{\mu}RT$$

3. **理想气体的微观模型**

(1)分子本身的大小与分子之间的平均距离比较起来,可以忽略不计。

(2)除了碰撞的瞬间外,气体分子之间及气体分子与容器壁之间的作用力可忽略不计。

(3)气体分子之间的碰撞和气体分子与容器壁的碰撞都是完全弹性的。

4. **理想气体的压强公式**

$$p = \frac{2}{3}n \cdot \left(\frac{1}{2}m\overline{v^2}\right) = \frac{2}{3}n \cdot \overline{\varepsilon}$$

压强公式表明,气体对容器的压强,其微观本质是大量气体分子持续不断与器壁碰撞的结果,揭示了宏观量 p 和微观量的平均值 $\overline{\varepsilon}$ 间的联系。

5. **理想气体的能量公式**

$$\overline{\varepsilon} = \frac{1}{2}m\overline{v^2} = \frac{3}{2}kT$$

该公式表明,温度是大量分子无规则运动的集体表现,揭示了宏观量 T 和微观量平均值 $\overline{\varepsilon}$ 间的联系。

6. **能量按自由度均分原理** 在平衡状态下,分子热运动的每个自由度上都具有相同的平均动能 $\frac{1}{2}kT$。1摩尔自由度为 i 的气体的总动能为 $E = \frac{i}{2}RT$。

7. **阿伏伽德罗定律**

$$p = nkT$$

在相同的温度和压强下,各气体在相同的体积内所含的分子数相等。

8. 道尔顿定律

$$p = p_1 + p_2 + \cdots$$

在相同温度条件下,混合气体压强等于组成该混合气体各成分的分压强的和,称为道尔顿分压定律或称道尔顿定律。

9. 麦克斯韦速率分布定律

速率分布函数 $f(v)$ 表示气体分子速率在 v 附近单位速率间隔内的分子数 dN 占总分子数 N 的百分比,即

$$f(v) = \frac{dN}{N \cdot dv}$$

麦克斯韦速率分布函数:

$$f(v) = 4\pi \left(\frac{m}{2\pi kT} \right)^{3/2} \cdot e^{-\frac{mv^2}{2kT}} \cdot v^2$$

归一化条件

$$\int_0^\infty f(v) \, dv = 1$$

三种速率:

最概然速率

$$v_P = \sqrt{\frac{2kT}{m}} = \sqrt{\frac{2RT}{\mu}} \approx 1.41 \sqrt{\frac{RT}{\mu}}$$

平均速率

$$\bar{v} = \sqrt{\frac{8kT}{\pi m}} = \sqrt{\frac{8RT}{\pi \mu}} \approx 1.60 \sqrt{\frac{RT}{\mu}}$$

方均根速率

$$\sqrt{\bar{v^2}} = \sqrt{\frac{3kT}{m}} = \sqrt{\frac{3RT}{\mu}} \approx 1.73 \sqrt{\frac{RT}{\mu}}$$

10. 平均自由程和平均碰撞频率

$$\bar{\lambda} = \frac{1}{\sqrt{2}\pi d^2 n} = \frac{kT}{\sqrt{2}\pi d^2 p}$$

$$\bar{z} = \frac{\bar{v}}{\bar{\lambda}}$$

11. 玻耳兹曼能量分布定律 $\quad n = n_0 e^{-E_p/kT}$

大气分子在重力场中的分布: $n = n_0 e^{-mgh/kT} = n_0 e^{-\mu gh/RT}$

大气压与海拔高度的关系: $P = P_0 e^{-mgh/kT} = P_0 e^{-\mu gh/RT}$

12. 输运过程

热传导

$$dQ = -K \left(\frac{dT}{dz} \right) \cdot ds \cdot dt$$

气体的导热系数为

$$K = \frac{1}{3} \rho \bar{v} \bar{\lambda} C_v$$

扩散

$$dm = -D \left(\frac{d\rho}{dz} \right) \cdot ds \cdot dt$$

气体的扩散系数为

$$D = \frac{1}{3} \bar{v} \cdot \bar{\lambda}$$

液体的扩散系数为

$$D = \frac{kT}{6\pi r \eta}$$

13. 表面张力与表面能

表面张力:促使液体表面收缩的力称为表面张力,即 $F = \alpha L$。

表面能:表面层中所有分子高出液体内部分子的那部分势能的总和称为液体的表面能,其值为:$\Delta E = \alpha \cdot \Delta S$。

14. **球形液面与球形液膜的附加压强**

球形液面的附加压强:$\Delta p = \dfrac{2\alpha}{R}$,凸液面取正值,凹液面取负值;$R$ 为曲率半径。

球形液膜的附加压强: $\Delta p = \dfrac{4\alpha}{R}$

15. **毛细现象** 将毛细管的一端插入液体中,若液体润湿管壁,管内液面上升;若液体不润湿管壁,管内液面下降,这种现象称为毛细现象。

毛细管内外液面的高度差为: $h = \dfrac{2\alpha}{rg\rho}\cos\theta$

16. **表面活性物质与表面吸附**

表面活性物质:有的溶质使溶液的表面张力系数减小,有的溶质则使其增大,前者称为该溶剂的表面活性物质,后者称为表面非活性物质。

表面吸附:表面活性物质在溶液的表面层聚集并伸展成薄膜的现象称为表面吸附。

二、解题指导——典型例题

[**例 6-1**] 试计算在温度为 27℃时,1 摩尔氧分子的平均平动动能、平均转动动能和内能各是多少(把氧气当作理想气体)?

解:氧是双原子分子,将其视为刚性的,决定其轴线方位有 2 个自由度,决定其质心位置有 3 个自由度,根据能量按自由度均分原理,平均平动动能为:

$$E_1 = N_A \times 3 \times \frac{1}{2}kT = \frac{3}{2} \times 8.31 \times (273+27) = 3.74 \times 10^3 (J)$$

平均转动动能为:$E_2 = N_A \times 2 \times \dfrac{1}{2}kT = \dfrac{2}{2} \times 8.31 \times (273+27) = 2.49 \times 10^3 (J)$

理想气体分子的内能就是全体分子各种形式动能的总和,所以

内能为:$E = E_1 + E_2 = 3.74 \times 10^3 + 2.49 \times 10^3 = 6.23 \times 10^3 (J)$

[**例 6-2**] 一气体的温度 $T = 273K$,压强 $p = 1.013 \times 10^3 Pa$,密度 $\rho = 1.24 \times 10^{-2} kg \cdot m^{-3}$,求:

(1)该气体分子的方均根速率。

(2)求气体分子的分子量,并确定它是什么气体。

解:(1)从压强公式 $p = \dfrac{1}{3}nm\overline{v^2} = \dfrac{1}{3}\rho\overline{v^2}$ 可得,

$$\sqrt{\overline{v^2}} = \sqrt{\frac{3p}{\rho}} = \left(\frac{3 \times 1.013 \times 10^3}{1.24 \times 10^{-2}}\right)^{\frac{1}{2}} = 4.95 \times 10^2 (m \cdot s^{-1})$$

(2)又从理想气体状态方程 $p = \dfrac{\rho}{\mu}RT$ 可知

$$\mu = \frac{\rho RT}{p} = \frac{1.24 \times 10^{-2} \times 8.31 \times 273}{1.013 \times 10^3} = 2.8 \times 10^{-2} (kg \cdot mol^{-1})$$

气体分子的分子量为 $2.8 \times 10^{-2} kg \cdot mol^{-1}$,这种气体可能是氮气,也可能是一氧化碳。

[例 6-3] 水沸腾时形成半径为 10^{-3}m 的蒸汽泡,求在水表面下该蒸汽泡内的压强比大气压高多少?(水的表面张力系数为 $5.9×10^{-2}$N · m^{-1})

解:蒸汽泡的附加压强为

$$\Delta p = -\frac{2\alpha}{R}$$

设蒸汽泡内、外压强分别为 p、p_0,则蒸汽泡内、外的压强差为

$$p - p_0 = -\Delta p = \frac{2\alpha}{R} = \frac{2×5.9×10^{-2}}{10^{-3}} = 1.18×10^2 (Pa)$$

[例 6-4] 两个内径不同的毛细管置入水中,两管液面的高度差是 $2.6×10^{-2}$m,置入酒精中,两管液面的高度差只有 $1×10^{-2}$m。已知水的表面张力系数为 0.073N · m^{-1},酒精的密度为 $0.79×10^3$kg · m^{-3},求酒精的表面张力系数。

解:液体润湿毛细管管壁,液面上升高度为

$$h = \frac{2\alpha}{rg\rho}\cos\theta$$

设两个毛细管内半径分别为 r_1、r_2,则两管液面的高度差可表示为

$$\Delta h = \frac{2\alpha\cos\theta}{g\rho}\left(\frac{1}{r_1} - \frac{1}{r_2}\right)$$

为简单起见,水和酒精的接触角 θ 均取零,则 $\cos\theta = 1$

置入水中时:

$$\Delta h_1 = \frac{2\alpha_1}{g\rho_1}\left(\frac{1}{r_1} - \frac{1}{r_2}\right) \tag{1}$$

置入酒精中时:

$$\Delta h_2 = \frac{2\alpha_2}{g\rho_2}\left(\frac{1}{r_1} - \frac{1}{r_2}\right) \tag{2}$$

式(1)和式(2)之比为:

$$\frac{\Delta h_1}{\Delta h_2} = \frac{\alpha_1\rho_2}{\alpha_2\rho_1}$$

可得:

$$\alpha_2 = \frac{\alpha_1\Delta h_2\rho_2}{\Delta h_1\rho_1} = \frac{0.073×1×10^{-2}×0.79×10^3}{2.6×10^{-2}×1×10^3} = 0.022 (N · m^{-1})$$

三、思考题和习题解答

6-1 对一定质量的气体来说,当温度不变时,气体的压强随体积减小而增大;当体积不变时,压强随温度升高而增大。从宏观来看,这两种变化同样使压强增大,从微观看,它们是否有区别?

答:温度 T 不变,体积 V 减小,分子数密度 n 增大,单位时间内分子对器壁的碰撞次数增多,使压强增大。V 不变,T 升高,分子方均根速率增大,平均平动动能增大,单位时间内分子对器壁的碰撞次数增多,且每次碰撞交换的动量增大,使压强增大。由 $P = \frac{1}{3}nm\overline{v^2} = \frac{2}{3}n\overline{\varepsilon}$ 可知,当温度不变时,气体的压强随体积的减小而增大是增加了单位体积内的分子数;而当体积不变时,压强随温度升高而增大是增加了气体分子的平均平动动能。

6-2 一个分子的平均平动动能为 $\frac{3}{2}kT$ 应如何理解?对于某一个分子能否根据此式计算它的动能?

答:1 个分子的平均平动动能为 $\frac{3}{2}kT$ 是一个统计平均值,表示在一定条件下,大量分子做无规则运动时,在任意一段微观很长而宏观很短的时间内,每个分子的平均平动动能都是 $\frac{3}{2}kT$,但其中任意一个分子在任意时刻的动能无确定的值。也可以说,每个分子在任一时刻的动能虽各不相同,但所有分子的平均平动动能总是 $\frac{3}{2}kT$。对于某一个分子,将不遵循大量分子无规则运动的统计规律,这时温度没有意义,因而不能用此公式计算它的动能。

6-3　两种不同种类的气体的平均平动动能相同,但气体的分子数密度不同,问它们的温度是否相同? 压强是否相同?

答:由 $\bar{\varepsilon}=\frac{3}{2}kT$ 可知,若平均平动动能相同,则两种气体的温度相同;又由 $P=nkT$ 可知,T 相同,n 不同,则两种气体的压强不同。

6-4　最概然速率的物理意义是什么? 方均根速率、最概然速率和平均速率,它们各有何用处?

答:最概然速率的物理意义是:若将整个速率范围分成许多相等的小区间,则 v_p 所在的区间内分子数占总分子数的百分比最大。讨论速率分布时要用最概然速率;计算分子的平均平动动能时要用方均根速率;讨论分子的碰撞次数时要用平均速率。

6-5　容器内有一定量的气体,若保持容积不变而使温度升高,则分子的平均碰撞频率和平均自由程将如何变化?

答:m 一定,V 不变,则 n 不变,由 $\bar{\lambda}=\dfrac{1}{\sqrt{2}\pi d^2 n}$ 可知,平均自由程 $\bar{\lambda}$ 不变;而 T 升高,则 $\bar{v}$ 增大,由 $\bar{z}=\dfrac{\bar{v}}{\bar{\lambda}}$ 可知,平均碰撞频率增大。

6-6　试区分并说明下列各量的物理意义。

$\quad$ (1) $\frac{1}{2}kT$ $\qquad$ (2) $\frac{3}{2}kT$ $\qquad$ (3) $\frac{i}{2}kT$ $\qquad$ (4) $\frac{i}{2}RT$

答:(1) $\frac{1}{2}kT$:在平衡状态下,每一个分子在每一个自由度上所具有的平均平动动能。

(2) $\frac{3}{2}kT$:在平衡状态下,每一个分子所具有的平均平动动能。

(3) $\frac{i}{2}kT$:在平衡状态下,自由度为 i 的每一个分子所具有的总动能。

(4) $\frac{i}{2}RT$:在平衡状态下,自由度为 i 的 1 摩尔分子所具有的总动能。

6-7　速率分布函数的物理意义是什么? 试说明下列各式的物理意义:

$\quad$ (1) $f(v)\mathrm{d}v$ $\qquad$ (2) $Nf(v)\mathrm{d}v$ $\qquad$ (3) $\int_{v_1}^{v_2} f(v)\mathrm{d}v$ $\qquad$ (4) $\int_{v_1}^{v_2} Nf(v)\mathrm{d}v$

答:速率分布函数的物理意义:在温度为 T 的平衡状态下,分子速率分布在 v 附近,单位速率间隔内的分子数占总分子数的百分比。

(1) $f(v)\mathrm{d}v$:在温度为 T 的平衡状态下,速率在 $v\sim v+\mathrm{d}v$ 间隔内的分子数占总分子数的百分比。

(2) $Nf(v)\mathrm{d}v$:在温度为 T 的平衡状态下,速率在 $v\sim v+\mathrm{d}v$ 间隔内的分子数。

(3) $\int_{v_1}^{v_2} f(v)\mathrm{d}v$：在温度为 T 的平衡状态下，速率在 $v_1 \sim v_2$ 间隔内的分子数占总分子数的百分比。

(4) $\int_{v_1}^{v_2} Nf(v)\mathrm{d}v$：在温度为 T 的平衡状态下，速率在 $v_1 \sim v_2$ 间隔内的分子数。

6-8　在下述几种情况里，毛细管中的水面高度会有什么变化？

(1)使水温升高。

(2)加入肥皂水。

(3)减小毛细管的直径。

(4)降低毛细管伸出水面的高度。

答：由公式 $h = \dfrac{2\alpha}{rg\rho}\cos\theta$ 可知：

(1)使水温升高，α 减小，h 减小。

(2)加入肥皂，α 减小，h 减小。

(3)减小毛细管的直径，r 减小，h 增大。

(4)降低毛细管伸出水面的高度，h 不变。

6-9　若室内因生起炉子后，温度从 15℃ 升高到 27℃，而室内气压不变，问此时室内的气体减少了百分之几？

解：设室内气体体积为 V，压强为 P

开始生炉子时室温 $T_1 = 288℃$，设此时室内空气的质量为 M_1，则

$$M_1 = \frac{PV\mu}{T_1 R}$$

设室温升高到 $T_2 = 300℃$ 时，室内空气的质量为 M_2，则

$$M_2 = \frac{PV\mu}{T_2 R}$$

设漏出的空气与原有空气的百分比为 x，则

$$x = \frac{M_1 - M_2}{M_1} = \frac{T_2 - T_1}{T_2} = \frac{300 - 288}{300} = 4\%$$

6-10　湖面下 50m 深处，温度为 4℃，有一体积为 $10\mathrm{cm}^3$ 的气泡，若湖面的温度为 17℃，求此气泡升到湖面时的体积。

解：在湖底：

$$p_1 = p_0 + \rho g h = 1.013 \times 10^5 + 10^3 \times 9.8 \times 50 = 5.913 \times 10^5 (\mathrm{Pa})$$

$$V_1 = 10\mathrm{cm}^3$$

$$T_1 = 273 + 4 = 277\mathrm{K}$$

在湖面：
$$p_2 = p_0 = 1.013 \times 10^5 (\mathrm{Pa})$$

$$T_2 = 273 + 17 = 290\mathrm{K}$$

根据理想气体状态方程 $\dfrac{p_1 V_1}{T_1} = \dfrac{p_2 V_2}{T_2}$ 得

$$V_2 = \frac{p_1 V_1 T_2}{T_1 p_2} = \frac{5.913 \times 10^5 \times 290 \times 10}{1.013 \times 10^5 \times 277} = 61.6(\mathrm{cm}^3)$$

6-11　一容器内贮有气体，压强为 1.33Pa，温度为 300K。问在单位容积内有多少分子？这些分子的总平动动能是多少？

解：由 $p=nkT$ 得：单位体积内的分子数

$$n=\frac{p}{kT}=\frac{1.33}{1.38\times10^{-23}\times300}=3.21\times10^{20}(\text{m}^{-3})$$

一个分子的平均平动动能为　　　　　　　　$\bar{\varepsilon}=\frac{3}{2}kT$

单位体积内分子的总平均平动动能为

$$E_K=n\bar{\varepsilon}=\frac{P}{kT}\times\frac{3}{2}kT=\frac{3}{2}p=1.99(\text{J}\cdot\text{m}^{-3})$$

6-12　2g 氢气装在 20L 的容器内，当容器内的压强为 4.0×10^4Pa 时，氢气分子的平均平动动能是多少？

解：由 $PV=\frac{M}{\mu}RT$、$\bar{\varepsilon}=\frac{3}{2}kT$、$R=N_Ak$，得

$$\bar{\varepsilon}=\frac{3}{2}kT=\frac{3}{2}\times\frac{PV}{N_A}=\frac{3}{2}\times\frac{4\times10^4\times20\times10^{-3}}{6.022\times10^{23}}=1.99\times10^{-21}(\text{J})$$

6-13　容积为 2500cm³ 的烧瓶内有 1.0×10^{15} 个氧分子，有 4.0×10^{15} 个氮分子和 3.3×10^{-7}g 的氩气。设混合气体的温度为 150℃，求混合气体的压强。

解：由分子数密度公式 $n=\dfrac{N}{V}$ 可知，混合气体各成分的分子数密度分别为：

$$n_O=\frac{N_O}{V}=\frac{1.0\times10^{15}}{2500\times10^{-6}}=0.4\times10^{18}(\text{m}^{-3})$$

$$n_N=\frac{N_N}{V}=\frac{4.0\times10^{15}}{2500\times10^{-6}}=1.6\times10^{18}(\text{m}^{-3})$$

$$n_{Ar}=\frac{N_{Ar}}{V}=\frac{(3.3\times10^{-7}\div40)\times6.022\times10^{23}}{2500\times10^{-6}}=1.99\times10^{18}(\text{m}^{-3})$$

由压强公式 $p=nkT$ 可得混合气体各成分的分压强分别为：

$$p_O=n_OkT=0.4\times10^{18}\times1.38\times10^{-23}\times(150+273)=2.33\times10^{-3}(\text{Pa})$$

$$p_N=n_NkT=1.6\times10^{18}\times1.38\times10^{-23}\times(150+273)=9.33\times10^{-3}(\text{Pa})$$

$$p_{Ar}=n_{Ar}kT=1.99\times10^{18}\times1.38\times10^{-23}\times(150+273)=11.6\times10^{-3}(\text{Pa})$$

由道尔顿分：

$$p=p_O+p_N+p_{Ar}=2.33\times10^{-3}+9.33\times10^{-3}+11.6\times10^{-3}=23.3\times10^{-3}(\text{Pa})$$

6-14　一真空管的真空度约为 1.38×10^{-3}Pa（即 1.0×10^{-5}mmHg），试求在 27℃时单位体积中的分子数及分子的平均自由程（设分子的有效直径 $d=3\times10^{-10}$m）。

解：单位体积中的分子数：

$$n=\frac{N}{V}=\frac{p}{kT}=\frac{1.38\times10^{-3}}{1.38\times10^{-23}\times(27+273)}=3.33\times10^{17}(\text{m}^{-3})$$

分子的平均自由程：

$$\bar{\lambda}=\frac{1}{\sqrt{2}\pi d^2n}=\frac{1}{\sqrt{2}\times3.14\times(3\times10^{-10})^2\times3.33\times10^{17}}=7.5(\text{m})$$

6-15　吹一个直径为 10cm 的肥皂泡，设肥皂液的表面张力系数 $\alpha=40\times10^{-3}$N·m^{-1}。试求吹此肥皂泡所做的功，以及泡内外的压强差。

解:肥皂泡增加的表面积为:$\Delta S = 2 \times 4\pi R^2$

吹此肥皂泡所做的功为:

$$\Delta A = \alpha \cdot \Delta S = 40 \times 10^{-3} \times 2 \times 4\pi \times (5 \times 10^{-2})^2 = 8\pi \times 10^{-4}(J)$$

泡内外的压强差为:

$$\Delta p = \frac{4\alpha}{R} = \frac{4 \times 40 \times 10^{-3}}{5 \times 10^{-2}} = 3.2(Pa)$$

6-16 一 U 形玻璃管的两竖直管的直径分别为 1mm 和 3mm。试求两管内水面的高度差。（水的表面张力系数 $\alpha = 73 \times 10^{-3} N \cdot m^{-1}$）。

解:设 U 形玻璃管的两竖直管的半径分别为 r_1、r_2。在毛细管中靠近两管弯曲液面处的压强分别为:

$$p_1 = p_0 - \frac{2\alpha}{r_1} \tag{1}$$

$$p_2 = p_0 - \frac{2\alpha}{r_2} \tag{2}$$

并且:

$$p_2 - p_1 = \rho gh \tag{3}$$

由上面三式可得:

$$h = \frac{2\alpha}{\rho g}\left(\frac{1}{r_1} - \frac{1}{r_2}\right) = \frac{2 \times 73 \times 10^{-3}}{10^3 \times 9.8} \times \frac{1}{10^{-3}} \times \left(\frac{1}{0.5} - \frac{1}{1.5}\right) = 19.86 \times 10^{-3}(m) \approx 2(cm)$$

6-17 在内半径 $r = 0.30$mm 的毛细管中注入水,在管的下端形成一半径为 $R = 3.0$mm 的水滴,求管中水柱的高度。

解:在毛细管中靠近弯曲液面处的水中一点的压强为

$$p_1 = p_0 - \frac{2\alpha}{r}$$

在管的下端的水滴中一点的压强为

$$p_2 = p_0 + \frac{2\alpha}{R}$$

并且

$$p_2 - p_1 = \rho gh$$

所以

$$h = \frac{2\alpha}{\rho g}\left(\frac{1}{r} + \frac{1}{R}\right) = \frac{2 \times 73 \times 10^{-3}}{10^3 \times 9.8} \times \frac{1}{10^{-3}} \times \left(\frac{1}{0.3} + \frac{1}{3}\right) = 5.46 \times 10^{-2}(m) \approx 5.5(cm)$$

6-18 有一毛细管长 $L = 20$cm,内直径 $d = 1.5$mm,水平地浸在水银中,其中空气全部留在管中,如果管子浸在深度 $h = 10$cm 处,问管中空气柱的长度 L_1 是多少?（设大气压强 $P_0 = 76$cmHg,已知水银表面张力系数 $\alpha = 0.49N \cdot m^{-1}$,与玻璃的接触角 $\theta = \pi$。）

答:因接触角 $\theta = \pi$,水平浸在深度 $h = 10$cm 处的玻璃毛细管内气体压强为

$$p = p_0 + \rho gh - \frac{2\alpha}{d} \times 2$$

按玻马定律有:

$$p_0 \cdot L = \left(p_0 + \rho gh - \frac{2\alpha}{d} \times 2\right) \cdot L_1$$

所以:

$$L_1 = \frac{p_0 L}{p_0 + \rho gh - \frac{2\alpha}{d} \times 2}$$

$$= \frac{(13.6 \times 10^3 \times 9.8 \times 76 \times 10^{-2}) \times 0.2}{13.6 \times 10^3 \times 9.8 \times 76 \times 10^{-2} + 13.6 \times 10^3 \times 9.8 \times 0.1 - \frac{4 \times 0.49}{1.5 \times 10^{-3}}}$$

$$= 0.179(m)$$

四、自我评估题

6-1 温度为 T 的平衡状态下,同种气体的方均根速率与最概然速率的比值是(C)

A. 2   B. 1/2   C. $\sqrt{3/2}$

D. $\sqrt{2/3}$ E. $\sqrt{3\pi/8}$

6-2 两毛细管半径之比为 1:3,都插入水中,设水完全润湿管壁,水在两管中上升高度之比为（A）

A. 3:1   B. 1:3   C. 1:1

D. 3:2   E. 3:4

6-3 以下的哪些现象说明液体的表面具有表面张力(ABCD)

A. 小水银滴在玻璃上呈球状   B. 液体与固体接触处形成弯曲液面

C. 肥皂泡   D. 荷叶上的露水珠

E. 沉到水底的石子

6-4 单原子气体分子的自由度数为_____,刚性双原子气体分子的自由度数为_____,刚性三原子气体分子的自由度数为_____。 (3;5;6)

6-5 球形液膜的附加压强为_____,球形液面的附加压强为_____。 $\left(\dfrac{4\alpha}{R};\dfrac{2\alpha}{R}\right)$

6-6 表面活性物质聚集于液体的_____,使表面张力系数_____。 (表面层;减小)

6-7 有一个带有活塞的容器盛有一定量的气体,如果压缩气体并对它加热,使它的温度从 27℃ 升到 177℃,体积减少一半,求气体压强是原压强的几倍? (3)

6-8 γ mol 的水蒸气分解成同温度的氢气和氧气时,其内能(不计振动自由度)可增加百分之多少? (25%)

6-9 计算空气分子在标准状态下的平均速率、平均自由程和碰撞频率。已知空气分子的平均分子量为 29,分子的有效直径为 3.5×10^{-10} m。 (446 m·s^{-1};6.9×10^{-8} m;6.5×10^{9} s^{-1})

6-10 在压强为 1.0136×10^{5} Pa 的大气中吹成一个半径为 10^{-2} m 的球形泡,如泡膜的表面张力系数为 5.0×10^{-2} N·m^{-1},问:将此泡等温地移到多大的大气压强下可使泡再胀大到半径为 2×10^{-2} m

(1.27×10^{4} Pa)

6-11 将一毛细管竖直插入水中,其末端在水面下 10 cm 处,设在完全润湿条件下,水在管中可上升到比周围水面高 4 cm。试求当其下端吹成一半球形气泡时,泡内压强应比大气压高多少?

(1372 Pa)

（王昌军）

第七章

热力学基础

一、本章内容提要

1. **准静态过程** 热力学过程进行中的每一时刻,系统的状态都可以视为平衡态。准静态过程是无限缓慢过程的理想极限,每个准静态过程都可以用状态图(p-V 图或 p-T 或 V-T 图)上的曲线表示。

2. **准静态过程系统对外所做的功**

$$\mathrm{d}A = p\mathrm{d}V, A = \int_{V_1}^{V_2} p\mathrm{d}V$$

功是过程量。

3. **热量** 系统和外界之间或两个物体之间由于温度不同而交换的热运动能量。热量也是过程量。

对于一无限小过程,系统吸热可表示成

$$\mathrm{d}Q = \frac{M}{\mu}C_\mathrm{m}\mathrm{d}T$$

其定义是 1 摩尔物质温度升高 1K 所吸收的热量。其中 C_m 为物质的摩尔热容,等体摩尔热容 C_V 和等压摩尔热容 C_p 的关系由迈耶公式给出:

$$C_p = C_V + R$$

其中,$C_V = \frac{i}{2}R$,i 为气体分子的自由度。

4. **内能** 物体微观粒子一切形式的动能和势能的总和。内能是状态量,是状态的单值函数。

对于理想气体,内能是所有分子热运动的动能之和,内能 U 只是温度 T 的函数。对于理想气体的任何热力学过程,其内能的增量均可表达成

$$\Delta U = \frac{M}{\mu}C_V\Delta T$$

其中 $C_V = \frac{i}{2}R$。

5. **热力学第一定律**

$$Q = \Delta U + A, \quad \mathrm{d}Q = \mathrm{d}U + \mathrm{d}A$$

系统的内能增加时 ΔU 为正,反之为负;系统对外做功时 A 为正,外界对系统做功时 A 为负;系统从外界吸取热量时 Q 为正,系统向外界放热时 Q 为负。

6. 循环过程

(1)正循环:工作物质从高温热源吸收热量,对外做功,向低温热源放热。热机的工作循环就是正循环。热机的效率为

$$\eta = \frac{A}{Q_1} = 1 - \frac{Q_2}{Q_1}$$

A 为整个循环中工作物质对外所做的净功,Q_1 为整个过程中吸收的总热量,Q_2 为放出的总热量绝对值。

(2)卡诺循环:工作物质只和两个恒温热源进行热交换的准静态循环过程。卡诺热机的效率为

$$\eta = \frac{A}{Q_1} = 1 - \frac{T_2}{T_1}$$

T_1、T_2 分别是高、低温热源的温度。

7. 可逆过程与不可逆过程

(1)可逆过程:一个系统经过一定过程,从某一状态到达另一状态,又可以经过和原来完全一样的中间状态重新回到原来的状态,而不引起外界任何变化,则这种过程称为可逆过程。理想气体所进行的几个无摩擦的准静态等值过程均可视为可逆过程。

(2)不可逆过程:各种自然界的自发过程都是不可逆的,而且它们的不可逆又是相互沟通的。

8. 热力学第二定律

(1)克劳修斯表述:热量不可能自发地从低温物体传到高温物体。

(2)开尔文表述:自然界没有这样一种循环过程,它进行的结果是从单一热源吸收热量,将其全部转化为功,并且在外界不遗留任何其他变化。

(3)微观表述(统计意义):一孤立的热力学系统内部发生的过程,总是从高度有序、概率较小的状态向高度无序、概率较大的状态进行。

9. 卡诺定理

(1)在相同的高温热源 T_1 和低温热源 T_2 之间工作的一切可逆热机,其效率都等于卡诺热机的效率,而与工作物质无关。其效率为

$$\eta = 1 - \frac{T_2}{T_1}$$

(2)在相同的高温热源 T_1 和低温热源 T_2 之间工作的一切不可逆热机,其效率不可能大于可逆热机的效率。其效率为

$$\eta' < 1 - \frac{T_2}{T_1}$$

10. 熵变的计算公式

$$\mathrm{d}S = \frac{\mathrm{d}Q}{T}, \quad S_2 - S_1 = \int_1^2 \frac{\mathrm{d}Q}{T}$$

上述计算公式适用于系统的任一可逆过程,熵是状态量。如果系统由初态实际是经历一个不可逆过程到达终态,就要设计一个连接同样初、终两态的可逆过程求积分来计算熵变。

11. **熵增加原理** 对于可逆绝热过程,系统的熵不变;对于不可逆绝热过程,系统的熵总是增加的。一个孤立系统中进行的任何过程都是绝热过程,其熵永不减少。

12. 热力学量与热力学过程的关系表(表7-1)。

表7-1　热力学量与热力学过程的关系表(设气体的摩尔数为 n)

量 过程	内能增量 ΔU	吸收热量 Q	系统做功 A	熵变 ΔS
等体:$\dfrac{p}{T}$=恒量	$nC_V(T_2-T_1)$	$nC_V(T_2-T_1)$	0	$nC_V\ln(T_2/T_1)$
等压:$\dfrac{V}{T}$=恒量	$nC_V(T_2-T_1)$	$nC_p(T_2-T_1)$	$nR(T_2-T_1)$ 或 $p(V_2-V_1)$	$nC_p\ln(T_2/T_1)$
等温:pV=恒量	0	$nRT\ln(V_2/V_1)$	$nRT\ln(V_2/V_1)$	$nR\ln(V_2/V_1)$
绝热:pV^γ=恒量	$nC_V(T_2-T_1)$	0	$-nC_V(T_2-T_1)$	0

二、解题指导——典型例题

[例7-1] 能否说:"系统含有热量"？能否说"系统含有功"？

答:"功"和"热量"都不是态函数。通过做功或传热可以使系统的状态发生改变(其数值与过程有关)。如果系统的状态保持不变,那么它既不吸收(或放出)热量,也不对外做功。因此不能说"系统含有热量",也不能说"系统含有功"。

[例7-2] 摩尔数相同的三种气体 He、N_2、CO_2 都可视为理想气体,它们从相同的初态出发,都经过等体吸热过程。如果吸收的热量相同,试问:

(1)温度升高是否相同？

(2)压强的增加是否相同？

解:(1)三种气体从同一初态出发,经过等体吸热过程,因系统均不做功 $A=0$。根据热力学第一定律 $Q=\Delta U$,因吸收热量相等,所以内能的变化 ΔU 也相同。

根据内能增量公式

$$\Delta U=\frac{M}{\mu}C_V\Delta T \tag{1}$$

因 $C_V=\dfrac{i}{2}R$,He 为单原子分子气体 $C_{VHe}=\dfrac{3}{2}R$,N_2 为双原子分子气体 $C_{VN_2}=\dfrac{5}{2}R$,CO_2 为多原子分子气体 $C_{VCO_2}=\dfrac{6}{2}R$,他们的摩尔数相同,分别将 C_{VHe}、C_{VN_2} 和 C_{VCO_2} 代入(1)式得 $\Delta T_{He}>\Delta T_{N_2}>\Delta T_{CO_2}$

(2)三种气体初态相同,摩尔数相同,依状态方程 $p=nkT$,所以数密度 n 也相同。在等体过程中 n 保持不变,又依状态方程 $p=nkT$ 则得 $\Delta p=nk\Delta T$

因为 $\Delta T_{He}>\Delta T_{N_2}>\Delta T_{CO_2}$,所以 $\Delta p_{He}>\Delta p_{N_2}>\Delta p_{CO_2}$

[例7-3] 将400J的热量传给标准状态下的2mol氢。

(1)若温度不变,氢的压强、体积各变为多少？

(2)若压强不变,氢的温度、体积各变为多少？

(3)若体积不变,氢的温度、压强各变为多少？哪一个过程做功最多？哪一个过程内能增加最多? 为什么?

解:已知氢的初态为标准状态:$V_0 = 22.4 \times 10^{-3} \times 2 = 4.48 \times 10^{-2} \text{m}^3$,$p_0 = 1.013 \times 10^5 \text{ Pa}$,$T_0 = 273 \text{K}$。设末态:压强 p,体积 V,温度 T。

(1)在等温过程中,$\Delta U = 0$,根据热力学第一定律 $Q = \Delta U + A$,有 $Q = A = \dfrac{M}{\mu} R T_0 \ln \dfrac{V}{V_0} = 2 \times 8.31 \times$

$273 \ln \dfrac{V}{V_0} = 4537 \ln \dfrac{V}{V_0}$ 由上式得 $V = 4.89 \times 10^{-2} (\text{m}^3)$

由等温过程方程 $pV = p_0 V_0$ 得

$$p = \frac{V_0 p_0}{V} = \frac{4.48 \times 10^{-2}}{4.89 \times 10^{-2}} \times 1.013 \times 10^5 = 9.28 \times 10^4 (\text{Pa})$$

(2)在等压过程中,$Q = \dfrac{M}{\mu} C_{pH_2}(T - T_0)$,$C_{pH_2} = C_{VH_2} + R = \dfrac{7}{2} R$,由上式得 $T = \dfrac{Q}{\dfrac{M}{\mu} C_{pH_2}} + T_0 = \dfrac{400}{7 \times 8.31} +$

$273 = 279.9 (\text{K})$

由等压过程方程 $\dfrac{V}{T} = \dfrac{V_0}{T_0}$ 得

$$V = \frac{T}{T_0} V_0 = \frac{279.9}{273} \times 4.48 \times 10^{-2} = 4.59 \times 10^{-2} (\text{m}^3)$$

$$\Delta U = \frac{M}{\mu} C_{VH_2} \Delta T = 2 \times \frac{5}{2} \times 8.31 \times (279.9 - 273) = 287 (\text{J})$$

$$A = Q - \Delta U = 400 - 287 = 113 (\text{J})$$

(3)在等体过程中,$A = 0$,根据热力学第一定律 $Q = \Delta U + A$,有 $Q = \Delta U = 400\text{J}$

由 $Q = \dfrac{M}{\mu} C_V (T - T_0)$,得

$$T = \frac{Q}{\dfrac{M}{\mu} C_{VH_2}} + T_0 = \frac{400}{5 \times 8.31} + 273 = 282.6 (\text{K})$$

由等体过程方程 $\dfrac{p}{T} = \dfrac{p_0}{T_0}$,得

$$p = \frac{T}{T_0} p_0 = \frac{282.6}{273} \times 1.013 \times 10^5 = 1.048 \times 10^5 (\text{Pa})$$

由上述结果可知,等温过程系统对外做功最多,等体过程系统内能增加最多。这是因为等温过程系统的内能不变,吸收的热量全部用来对外做功,而等体过程,系统不对外做功,吸收的热量完全用来增加其自身的内能。

题涉及三种等值过程的计算,是典型的等值过程的计算题。解题中用到两种方法计算系统的状态参量。一种是从热力学第一定律的表达式和由此得出的等值过程 Q、A、ΔU 的计算公式,另一种是利用理想气体状态方程或等值方程求解。

[**例 7-4**] 1mol 某双原子分子理想气体作图 7-1 所

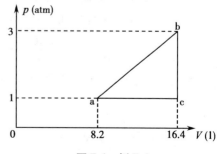

图 7-1 例 7-4

示的循环。求：

（1）整个循环过程中,系统对外所做的功。

（2）循环效率。

解：

（1）由理想气体状态方程 $pV=nRT$ 得

$$T_a = \frac{p_a V_a}{nR} = \frac{1.013 \times 10^5 \times 8.2 \times 10^{-3}}{8.31} = 100K$$ 同理可得： $T_c = 2T_a$， $T_b = 6T_a$ 一个循环的功是 △abc

的面积

$$A = \frac{1}{2}(p_b - p_a)(V_b - V_a)$$

$$= \frac{1}{2} \times 2p_a \times V_a = RT_a = 831J$$

（2）a-b 过程中气体内能变化

$$\Delta U = U_b - U_a = C_V(T_b - T_a) = \frac{5}{2}R(T_b - T_a) = \frac{5}{2}R \times 5T_a = \frac{25}{2}RT_a$$

a-b 过程中气体所做的功

$$A_{ab} = \frac{1}{2}(p_a + p_b)(V_b - V_a) = \frac{1}{2} \times 4p_a \times V_a = 2RT_a$$

由热力学第一定律 $Q = \Delta U + A$ 得 a-b 过程中气体吸收的热量

$$Q_{ab} = \Delta U + A_{ab} = \frac{29}{2}RT_a$$

循环过程中,b-c 为放热、c-a 为放热、a-b 为吸热,故

$$Q_{吸} = Q_{ab} = \frac{29}{2}RT_a$$

又因上面已计算出循环过程中系统对外做的功 $A = RT_a$,所以有

$$\mu = \frac{A}{Q_{吸}} = \frac{RT_a}{\frac{29}{2}RT_a} = 6.90\%$$

[例 7-5] 把 0℃、1kg 的冰块加热到全部融化为止（冰的熔解热为 $3.34 \times 10^5 J \cdot kg^{-1}$）。

（1）求冰块的熵变。

（2）若热源是温度为 20℃ 的庞大物体,求热源的熵变。

（3）冰块和热源的总熵变有多大？增加还是减少？

解：（1）0℃ 的冰融化为 0℃ 的水时,温度保持不变,即 $T=273K$,吸收热量为 ΔQ,因此冰块的熵变为

$$\Delta S_1 = \frac{\Delta Q}{T} = \frac{3.34 \times 10^5 \times 1}{273} = 1223(J \cdot K^{-1})$$

（2）此热源可看成是恒温热源,放出热量为 ΔQ,因此热源的熵变为

$$\Delta S_2 = \frac{-\Delta Q}{T} = \frac{-3.34 \times 10^5 \times 1}{293} = -1140(J \cdot K^{-1})$$

（3）冰块和热源的总熵变

$$\Delta S = \Delta S_1 + \Delta S_2 = 1223 - 1140 = 83(J \cdot K^{-1})$$

熵增加。

三、思考题和习题解答

7-1　解释下列术语：①系统；②环境；③参量；④过程；⑤外界；⑥准静态。

答：①系统：热力学的研究对象；②环境：系统以外能够影响系统的所有物体，亦称为外界；③参量：描述系统状态的宏观物理量；④过程：热力学系统的态随时间的变化；⑤外界：系统以外能够影响系统的所有物体；⑥准静态：过程进行的每一时刻，系统都处于平衡态。

7-2　做功和传递热量是等效的，但又有本质的不同。试解释之。

答：做功和传递热量都是能量的传递，因而等效。做功是由物体宏观位移完成的，它的作用之一是将物体的有规则的运动转化为系统内部的无规则运动，机械能转化为内能；传热是在微观分子的相互作用时完成的，它的作用是将分子的无规则运动自一个物体转移到另一个物体。

7-3　试证明在同一 p-V 图上一定量理想气体的一条绝热线与一条等温线不能相交于两点。

证明：方法一　设 $a(p_a, V_a)$ 点为 p-V 图上绝热线和等温线的一个交点，它分别满足

$$p_a V_a = C_1 \qquad p_a V_a^{\gamma} = C_2$$

由此得

$$V_a^{\gamma-1} = \frac{C_2}{C_1}$$

若在 p-V 图上两条曲线还有另外的交点 (p_b, V_b)，则必有

$$p_b V_b = C_1 \qquad p_b V_b^{\gamma} = C_2$$

$$V_b^{\gamma-1} = \frac{C_2}{C_1}$$

于是

$$V_a = V_b$$

因为无论在等温线上，还是在绝热线上都不可能有两个体积相同的点，所以 b 点就只能是 a 点。

方法二　假设绝热线 S 和等温线 T 有两个交点 a、b，如图 7-2 所示。假定气体从 a 状态出发，经绝热膨胀过程到达 b 状态，对外做功（$A>0$），由于 a、b 两点在同一条等温线上，初态和末态的温度相同，内能相等，这就使得理想气体在该过程中既不吸热，又不减少内能，却对外能做功，这违背了热力学第一定律。所以，绝热线和等温线只有一个交点。

方法三　如图 7-2 所示，假设绝热线 S 和等温线 T 有两个交点 a、b，则它们可以构成一个正循环 aTbSa，以此循环工作的热机是从单一热源吸收热量，完全变成有用的功，而没有引起其他变化。这显然违反了热力学第二定律的开尔文表述。所以，绝热线与等温线不能相交于两点。

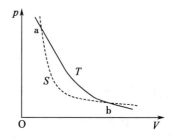

图 7-2　习题解答 7-3

7-4　分析下述说法正确与否？

（1）功可以完全变成热，但热不能完全变成功。

（2）热量只能从高温物体传到低温物体，不能从低温物体传到高温物体。

（3）可逆过程就是能沿反方向进行的过程，不可逆过程就是不能沿反方向进行的过程。

答：（1）不正确。有外界的帮助热能够完全变成功；功可以完全变成热，但热不能自动地变成功。

（2）不正确。热量能够自动地从高温物体传到低温物体，不能自动地由低温物体传到高温物

体。但在外界的帮助下,热量能从低温物体传到高温物体。

(3)不正确。一个系统由某一状态出发,经历某一过程达另一状态,如果存在另一过程,它能够消除原过程对外界的一切影响而使系统和外界同时都能回到原来的状态,这样的过程就是可逆过程。用任何方法都不能使系统和外界同时恢复原状态的过程是不可逆过程。有些过程虽能沿反方向进行,系统能够回到原来的状态,但外界没有同时恢复原状态,还是不可逆过程。

7-5 为什么说内能和熵都是态函数,而功和热量不是态函数。

答:内能和熵的变化只与初末状态有关,而与路径无关,所以是态函数;功和热量不仅与初末状态有关,还与过程有关,所以不是态函数。

7-6 把一块0℃的冰投入大湖中,设大湖中水的温度比冰高一微小量,于是冰逐渐融解。问:

(1)冰的熵有无变化?

(2)大湖的熵有无变化?

答:冰吸热,所以冰的熵增加。大湖中水放热,所以大湖的熵减少。

7-7 1mol 单原子理想气体,从300K 加热到350K。试求在等体过程和等压过程中各吸取多少热量? 内能各增加多少? 对外做了多少功?

解:在等体过程中:$A = 0, Q = nC_V\Delta T = 1 \times \dfrac{3}{2}R \times (350 - 300) \approx 623(\text{J})$

由热力学第一定律 $Q = \Delta U + A$ 得

$$\Delta U = Q = nC_V\Delta T = 1 \times \frac{3}{2}R \times (350 - 300) \approx 623(\text{J})$$

在等压过程中:$Q = nC_P\Delta T = 1 \times \dfrac{5}{2}R \times (350 - 300) \approx 1039(\text{J})$

又有 $\Delta U = 623\text{J}$(与路径无关),由根据热力学第一定律 $Q = \Delta U + A$ 得

$$A = Q - \Delta U = 1039 - 623 = 416(\text{J})$$

7-8 一卡诺机在1000K 和300K 的两热源之间工作,试计算:

(1)热机效率。

(2)若低温热源不变,要使热机效率提高到80%,则高温热源温度需提高多少?

(3)若高温热源不变,要使热机效率提高到80%,则低温热源温度需要降低多少?

解:(1)由卡诺定理知此卡诺热机的效率

$$\eta = 1 - \frac{T_2}{T_1} = 1 - \frac{300}{1000} = 70\%$$

(2)低温热源温度 T_2 不变时,要使 $\eta = 1 - \dfrac{300}{T_1'} = 80\%$,求出高温热源温度 $T_1' = 1500\text{K}$,则高温热源温度需要提高 $T_1' - T_1 = 500\text{K}$

(3)高温热源温度 T_1 不变时,要使 $\eta = 1 - \dfrac{T_2'}{1000} = 80\%$,求出低温热源温度 $T_2' = 200\text{K}$,则低温热源温度需要降低 $T_2 - T_2' = 100\text{K}$。

7-9 2mol 的理想气体,经历一可逆等温过程,体积从 0.02m³ 膨胀到 0.04m³,温度为 300K。求其熵变为多少?

解:在等温过程中:$\Delta U = 0$,由热力学第一定律 $Q = \Delta U + A$ 得

$$Q = A = \int_{V_1}^{V_2} p \cdot \mathrm{d}V = nRT\ln\frac{V_2}{V_1}$$

$$\Delta S = \frac{Q}{T} = nR\ln\frac{V_2}{V_1} = 2 \times 8.31 \times \ln\frac{0.04}{0.02} = 11.5(\text{J} \cdot \text{K}^{-1})$$

7-10　把 2mol 的氧气从 40℃ 冷却到 0℃,若①等体冷却;②等压冷却,分别求其熵变为多少?

解:①等体过程:$dQ = nC_V \cdot dT$

$$\Delta S = \int\frac{dQ}{T} = \int_{T_1}^{T_2}\frac{nC_V \cdot dT}{T} = nC_V\ln\frac{T_2}{T_1} = 2 \times \frac{5}{2}R\ln\frac{273}{313} = -5.68(\text{J} \cdot \text{K}^{-1})$$

②等压过程:$dQ = nC_p \cdot dT$

$$\Delta S = \int\frac{dQ}{T} = \int_{T_1}^{T_2}\frac{nC_p \cdot dT}{T} = nC_p\ln\frac{T_2}{T_1} = 2 \times \frac{7}{2}R\ln\frac{273}{313} = -7.95(\text{J} \cdot \text{K}^{-1})$$

四、自我评估题

7-1　关于热量和功的概念,下列说法正确的是:(B)

　　A. 气体温度越高,则它做功和传递的热量越多

　　B. 做功和传递热量都可以改变系统的内能,从这点来说,它们是等效的

　　C. 做功和传递热量没有本质的区别

　　D. 理想气体处于不同的状态,所含的热量和能做的功都不同

　　E. 以上说法都对

7-2　一摩尔的理想气体从同一状态出发,分别经历绝热、等压、等温三种过程,从体积 V1 增大到体积 V2,则内能增加的过程是:(B)

　　A. 绝热过程　　　　　　B. 等压过程　　　　　　C. 等温过程

　　D. 三种过程都不是　　　E. 三种过程都是

7-3　理想气体绝热地向真空膨胀,其温度和熵变为:(C)

　　A. 两者均减少　　　　　　　　　B. 两者均不变

　　C. 温度不变,熵增加　　　　　　D. 温度降低,熵增加

　　E. 两者均增加

7-4　若理想气体依照 $p = a/V^2$ 的规律变化,其中 a 为常数,则气体体积由 V_1 膨胀到 V_2 所做的功为_____;膨胀时气体的温度是升高还是降低?_____　　　$\left(a\left(\frac{1}{V_1}-\frac{1}{V_2}\right);\text{降低}\right)$

7-5　图 7-3 为 1 摩尔的理想气体的 T-V 图,ab 为直线,其延长线通过 O 点,ab 过程是_____过程,气体对外做功为_____。　　　$\left(\text{等压};\frac{1}{2}RT_0\right)$

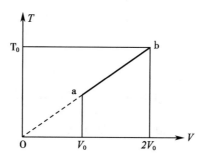

图 7-3　自我评估题 7-5

7-6　一卡诺热机的低温热源温度为 7℃,效率为 40%,则高温热源的温度 $T_1 =$ _____ K;若保持高温热源的温度不变,将热机的效率提高到 50%,则低温热源的温度要降低到 $T_2 =$ _____ K。

　　　　　　　　　　　　　　　　　　　　　　　　　　　　　　　　　　　　　(467K;234K)

7-7　把 2 摩尔的氮气等压地从 20℃ 加热,使温度升高到 100℃。问需要吸收多少热量? 氮气的内能增加了多少? 对外做了多少功?　　　　　　　　　　　　　　(4654J;3324J;1330J)

7-8　一用理想气体为工作物质的热机,按照卡诺循环工作于 227℃ 与 127℃ 之间。它从高温热源吸取 2.51×10^5 J 的热量。试问:

(1)此热机在每次循环中所做的功为多少?

(2)此热机的效率为多少?　　　　　　　　　　　　　　　　　　　(5.02×10^4 J;20%)

7-9　3mol 的温度为 $T_0 = 273$K 的理想气体,先经等温过程体积膨胀到原来的 5 倍,然后等体加热,使其末态的压强刚好等于初始压强,整个过程传给气体的热量为 8×10^4 J。试画出此过程的 p-V 图,并求出这种气体的比热容比 $\gamma = C_p/C_V$ 值。(摩尔气体常量 R = 8.31 J·mol⁻¹·K⁻¹)

　　　　　　　　　　　　　　　　　　　　　　　　　　　　　　　　　　　　($\gamma = 1.39$)

7-10　2 摩尔双原子理想气体,起始温度为 27℃,先做等压膨胀至原体积的 2 倍,然后做绝热膨胀至起始温度。求:

(1)吸收的总热量。

(2)做的总功。

(3)内能的总改变量。

(4)末状态与起始状态的熵差。　　　　　　　(1.475×10^4 J;1.475×10^4 J;0;40J·K⁻¹)

7-11　在一绝热容器中,温度为 T_1,质量为 m 的液体与质量为 m、温度为 T_2 的同类液体等压地混合,达到平衡态。求系统从初态到终态的熵变。设液体的等压摩尔热容 C_p 为常数。

$$\left(mC_p\ln\frac{(T_1+T_2)^2}{4T_1T_2}\right)$$

7-12　如图 7-4 所示为一摩尔某理想气体的循环过程。其中 AB 为等温过程,CA 为绝热过程,BC 为等体过程。设 C_V、T_A、T_C 为已知;求:

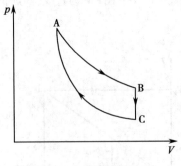

图 7-4　自我评估题 7-12

（1）整个过程中系统对外所做的功和循环过程的效率。

（2）系统从 A 态变化到 B 态时熵的变化和系统从 A 态变化到 C 态时熵的变化。

$$(A = C_V T_A \ln(T_A/T_C) - C_V(T_A - T_C), \eta = (C_V T_A \ln(T_A/T_C) - C_V(T_A - T_C))/(C_V T_A \ln(T_A/T_C);$$

$$S_B - S_A = C_V \ln(T_A/T_C), S_C - S_A = 0)$$

（李晓春）

第八章

静 电 场

一、本章内容提要

1. 库仑定律 $F = k\dfrac{q_1 q_2}{r^2}r_0$ $\quad$ $k = \dfrac{1}{4\pi\varepsilon_0}$（提示：本章中所有 k 都是指这个）

$$k \approx 9.0\times 10^9 \text{N} \cdot \text{m}^2 \cdot \text{C}^{-2} \qquad \varepsilon_0 = 8.85\times 10^{-12}\text{C}^2 \cdot \text{N}^{-1} \cdot \text{m}^{-2}$$

2. 电场强度、电势能、电势

定义： $\quad$ $\boldsymbol{E} = \boldsymbol{F}/q_0$ $\quad$ $W_a = A_{a\infty} = \displaystyle\int_a^\infty q_0 \boldsymbol{E} \cdot \mathrm{d}\boldsymbol{l}$ $\quad$ $V_a = \dfrac{W_a}{q_0} = \displaystyle\int_a^\infty \boldsymbol{E} \cdot \mathrm{d}\boldsymbol{l}$

点电荷电场中电场强度和电势的计算：$\boldsymbol{E} = \dfrac{\boldsymbol{F}}{q_0} = k\dfrac{q_0 q}{q_0 r^2}\boldsymbol{r}_0 = k\dfrac{q}{r^2}\boldsymbol{r}_0$ $\quad$ $V_a = k\dfrac{q}{r_a}$

点电荷系电场中电场强度和电势的计算：$\boldsymbol{E} = \displaystyle\sum_i k\dfrac{q_i}{r_i^2}\boldsymbol{r}_{0i}$ $\quad$ $V_a = \displaystyle\sum_i k\dfrac{q_i}{r_{ai}}$

连续分布电荷电场中电场强度和电势的计算：$\boldsymbol{E} = \displaystyle\int \mathrm{d}\boldsymbol{E}$ $\quad$ $V = \displaystyle\int \mathrm{d}V = k\displaystyle\int \dfrac{\mathrm{d}q}{r}$

电势差（电压）： $\quad$ $U_{ab} = V_a - V_b = \displaystyle\int_a^b \boldsymbol{E} \cdot \mathrm{d}\boldsymbol{l}$

电场线与等势面：

电场线（其密度 $\dfrac{\Delta \Phi_E}{\Delta S_\perp} = E$）与等势面相互垂直。

3. 电通量及其计算 $\quad$ $\varPhi_E = \displaystyle\iint_S E\cos\theta \mathrm{d}S = \iint_S \boldsymbol{E} \cdot \mathrm{d}\boldsymbol{S}$

4. 静电场的叠加原理

$$\boldsymbol{E} = \sum_{i=1}^n \boldsymbol{E}_i \qquad V_a = \sum_i V_{ai} = \sum_i \int_a^\infty \boldsymbol{E}_i \cdot \mathrm{d}\boldsymbol{l}$$

$$A_{ab} = \sum_i A_{abi} = \sum_i \int_a^b q_0 \boldsymbol{E}_i \cdot \mathrm{d}\boldsymbol{l} = \sum_{i=1}^n \mathrm{k}q_0 q_i \left(\dfrac{1}{r_{ai}} - \dfrac{1}{r_{bi}}\right)$$

$$A_{ab} = q_0(V_a - V_b) = q_0 U_{ab}$$

5. 真空中的高斯定理 $\Phi_E = \oiint_S E\cos\theta\mathrm{d}S = \dfrac{1}{\varepsilon_0}\sum_i q_i$

应用高斯定理求解特殊静电场的电场强度

无限大均匀带电平面的场强：$E = \dfrac{\sigma}{2\varepsilon_0}$ 或 $E = 2\pi k\sigma$

均匀带电球面的场强：$E = \dfrac{1}{4\pi\varepsilon_0 r^2}\sum_{i=1}^n q_i = k\dfrac{Q}{r^2}$，$(r > R)$；$E = 0$，$(r < R)$.

6. 静电场的环路定理 $\oint_L \boldsymbol{E}\cdot\mathrm{d}\boldsymbol{l} = 0$

7. 电势梯度 $\mathrm{grad}V = \dfrac{\mathrm{d}V}{\mathrm{d}n}\boldsymbol{n}_0$

8. 电场强度与电势梯度的关系 $\boldsymbol{E} = -\mathrm{grad}V$

9. 电偶极子、电偶层的空间电势

$$\boldsymbol{p} = q\boldsymbol{l} \qquad V = k\dfrac{\boldsymbol{p}\cdot\boldsymbol{r}_0}{r^2} = k\dfrac{p}{r^2}\cos\theta$$

$$\tau = \sigma\delta \qquad V = \int_S \mathrm{d}V = \int k\tau\mathrm{d}\Omega$$

10. 电介质的极化与电容率

$$\boldsymbol{P} = \sum_i \boldsymbol{p}_i/\Delta V = \chi_e\varepsilon_0\boldsymbol{E} \quad \varepsilon = \varepsilon_0\varepsilon_r \quad \varepsilon_r = 1 + \chi_e$$

11. 电位移矢量、有电介质时的高斯定理

$$\boldsymbol{D} = \varepsilon_0\boldsymbol{E} + \boldsymbol{P} = \varepsilon_0\boldsymbol{E}_0 = \varepsilon\boldsymbol{E} \qquad \oiint_S \boldsymbol{D}\cdot\mathrm{d}\boldsymbol{S} = \sum_{i=1}^n q_{0i}$$

12. 均匀电介质中的静电场 $\boldsymbol{E} = \boldsymbol{E}_0 + \boldsymbol{E}_p \quad E = E_0 - E_p \quad \boldsymbol{E} = \dfrac{1}{\varepsilon_r}\boldsymbol{E}_0$

13. 电容器的电容与能量

电容： $C = \dfrac{Q}{U_{AB}} \qquad C = \varepsilon_r C_0$

真空平行板电容器的电容：$C_0 = \dfrac{\varepsilon_0 S}{d}$ 有介质时的电容：$C = \dfrac{\varepsilon S}{d}$

球形电容器的电容： $C = 4\pi\varepsilon\dfrac{R_1 R_2}{R_2 - R_1}$

带电电容器的能量： $W = \dfrac{1}{2}\dfrac{Q^2}{C} = \dfrac{1}{2}CU_{AB}^2 = \dfrac{1}{2}QU_{AB}$

14. 静电场的能量密度与能量

$$\omega_e = \dfrac{W}{V} = \dfrac{1}{2}\varepsilon E^2 \qquad W = \int_V \omega_e\mathrm{d}V = \int_V \dfrac{1}{2}\varepsilon E^2\mathrm{d}V$$

15. 心肌细胞的电偶极矩,极化,除极,复极。

心电偶的电性质及其描述:心电偶瞬时心电向量,心场,空间心电向量环,平面心电向量环,心电图。

心电图导联:三种标准导联,三种加压单极肢体导联,六种单极胸前导联等。

二、解题指导——典型例题

[例8-1] 如图8-1所示,电量 q 均匀分布在 $2L$ 的直线上,求此直线的中垂线上距离带电直线中心 O 为 r 远处的电场强度。

已知:长为 $2L$ 的直线上均匀带电量 q,P 点为直线中垂线上任一点,且 $OP=r$。

求:P 点之场强 E

解:今以带电直线中点 O 为坐标原点,该直线为坐标纵轴。将直线分割为若干段,取任意一元段 dl,带电量 dq,则有 $dq = \dfrac{q}{2L}dl$ 可视其为点电荷,dq 在 P 点之场强为

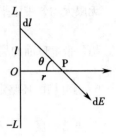

图 8-1 例 8-1

$$dE = k\frac{dq}{(l^2 + r^2)} = k\frac{q}{2L}\frac{1}{(l^2 + r^2)}dl$$

dE 在与 OP 垂直、平行的两个方向有分量

$$dE_\perp = dE\sin\theta \quad dE_{/\!/} = dE\cos\theta$$
$$\text{且 } \cos\theta = r/(l^2+r^2)^{1/2}$$

由于带电直线对于 O 的对称分布,可知:

$$E_\perp = \int dE_\perp = \int dE\sin\theta = 0$$

故有

$$E = E_{/\!/} = \int dE_{/\!/} = \int dE\cos\theta = \int_{-L}^{L} k\frac{q}{2L}\frac{r}{(l^2 + r^2)^{3/2}}dl$$

$$= k\frac{q}{2L}r\left[\frac{l}{r^2(l^2 + r^2)^{1/2}}\right]\Bigg|_{-L}^{L} = kq/r(L^2 + r^2)^{1/2}$$

讨论:(1)若以线电荷密度 $\lambda = \dfrac{q}{2L}$ 代入上式可得结果:

$$E = k\lambda\frac{2L}{r(L^2 + r^2)^{1/2}}$$

(2)若此带电直线为无限长,其电荷线密度为 λ,则应有:

$$E = \int_{-\infty}^{\infty} k\lambda\frac{r}{(l^2 + r^2)^{3/2}}dl = 2k\frac{\lambda}{r} = \frac{1}{2\pi\varepsilon_0}\frac{\lambda}{r}$$

此结果与高斯定理得到的结果是一致的。

因此带电直线的中垂线上距离直线中心 O 为 r 远处之场强为 $kq/r(L^2+r^2)^{1/2}$。方向沿中垂线,若 $q>0$ 则由 O 点指向外;若 $q<0$ 则指向 O 点。

[例8-2] 如图8-2所示,试求无限长均匀带电圆柱面内、外的场强。圆柱的直径为 D,电荷面密度为 σ。

已知:均匀带电圆柱面无限长,σ、D。

求:E。

解:设场中任一点 P 到圆柱面轴线的距离为 r。今以 r 为半径,h 为高,与带电圆柱面同轴作封闭形圆柱面,其上、下底面为 S_1、S_2,侧面为 S_3,根据高斯定理,有

$$\oiint_{S} \boldsymbol{E} \cdot \mathrm{d}\boldsymbol{S} = \iint_{S_1} E\cos\theta_1 \mathrm{d}S + \iint_{S_2} E\cos\theta_2 \mathrm{d}S + \iint_{S_3} E\cos\theta_3 \mathrm{d}S = \frac{1}{\varepsilon_0} \sum_i q_i$$

但　　　　　　　$\theta_1 = \theta_2 = \pi/2 ; \theta_3 = 0 ; S_3 = 2\pi rh$

$$\therefore \oiint_{S} \boldsymbol{E} \cdot \mathrm{d}\boldsymbol{S} = \iint_{S_3} E\cos\theta_3 \mathrm{d}S = E \cdot 2\pi rh = \frac{1}{\varepsilon_0} \sum_i q_i$$

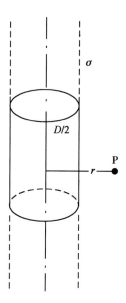

若 $r<D/2$，则 $\sum_i q_i = 0$　　　　　　$\therefore E_{内} = 0$

若 $r>D/2$，则 $\sum_i q_i = \pi Dh\sigma$　　　　$\therefore E_{外} = \frac{D\sigma}{2\varepsilon_0 r}$

在无限长均匀带电圆柱面外的场强方向沿 r 方向，若 $\sigma>0$，方向沿 r 背离圆柱面指向外；若 $\sigma<0$，则方向沿 r 指向圆柱面轴线。

[例 8-3]　电荷 q 均匀分布在半径为 R 的球体内。

(1)求证：离球心 $r(r<R)$ 远处的电势为 $V = \dfrac{q(3R^2 - r^2)}{8\varepsilon_0 R^3}$

(2)按此表达式，在球心处 $V \neq 0$ 是否合理？为什么？

已知：球体半径 R、电荷 q。

求证：$V = \dfrac{q(3R^2 - r^2)}{8\pi\varepsilon_0 R^3}$　　　$(r < R)$

图 8-2　例 8-2

证明：今做与带电球体同心、半径为 r 的高斯球面，则有

$$\oiint_{S} E\cos\theta \mathrm{d}S = \frac{1}{\varepsilon_0} \sum_{i=1}^{n} q_i \qquad \therefore E4\pi r^2 = \frac{1}{\varepsilon_0}\rho V \qquad \rho = q \bigg/ \left(\frac{4}{3}\pi R^3\right)$$

若 $r<R$　则 $V = \dfrac{4}{3}\pi r^3$　$\therefore E_{内} = \dfrac{qr}{4\pi\varepsilon_0 R^3}$

若 $r>R$　则 $V = \dfrac{4}{3}\pi R^3$　$\therefore E_{外} = \dfrac{q}{4\pi\varepsilon_0 r^2} = k\dfrac{q}{r^2}$

$$V = \int_{r}^{R} \frac{qr}{4\pi\varepsilon_0 R^3}\mathrm{d}r + \int_{R}^{\infty} \frac{q}{4\pi\varepsilon_0 r^2}\mathrm{d}r = \frac{q}{4\pi\varepsilon_0}\left(\frac{R^2 - r^2}{2R^3} + \frac{1}{R}\right) = \frac{q(3R^2 - r^2)}{8\pi\varepsilon_0 R^3}$$

[证毕]

答：对于均匀带电球体中心处 $V = \dfrac{q(3R^2 - r^2)}{8\varepsilon_0 R^3} = \dfrac{3q}{8\pi\varepsilon_0 R} = k\dfrac{3q}{3R} \neq 0$，此结果合理。因为球心处的电势取决于由此至无限远处电场力对单位正试探电荷做的功。带电球体内、外的场强均不为零，且方向一致，所以此功不为零，亦即 $V \neq 0$。

[例 8-4]　如图 8-3 所示，在描记某一肢体的单极导联心电图时，将该肢体与中心电端 T 相连接的高电阻 R 断开，这种导联方式称为加压单极肢体导联，也称加压导联，分别以 aVR、aVL、aVF 表示。试证明加压导联将使心电波形的幅值增加 50%。

已知：$V_R + V_L + V_F = 0$

求证：$aVR = \dfrac{3}{2}V_R$　$aVL = \dfrac{3}{2}V_L$　$aVF = \dfrac{3}{2}V_F$

证明：$aVR = V_R - V_T$

$\because K_R$ 已断开，中心电端 T 只与肢体 L、F 相接

$\therefore V_T = \dfrac{V_L + V_F}{2}$

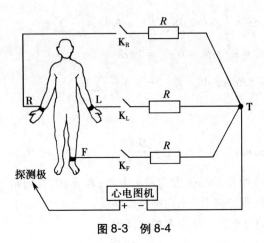

图 8-3 例 8-4

$$\therefore \mathrm{aVR} = V_\mathrm{R} - V_\mathrm{T} = V_\mathrm{R} - \frac{V_\mathrm{L} + V_\mathrm{F}}{2} = \frac{3}{2}V_\mathrm{R} - \frac{V_\mathrm{R} + V_\mathrm{L} + V_\mathrm{F}}{2} = \frac{3}{2}\left[V_\mathrm{R} - \frac{V_\mathrm{R} + V_\mathrm{L} + V_\mathrm{F}}{3}\right]$$

又∵ $V_\mathrm{R} + V_\mathrm{L} + V_\mathrm{F} = 0$(在电偶极子中心等距离对称三点上其电势的代数和为零;心电场就是变化的等效电偶极子于心脏处在空间所产生的电场,此式表示中心电端 T 的电位为零)

$$\therefore \ \mathrm{aVR} = \frac{3}{2}V_\mathrm{R}$$

同理 $\mathrm{aVL} = \frac{3}{2}V_\mathrm{L}$ $\mathrm{aVF} = \frac{3}{2}V_\mathrm{F}$

加压前单极导联心电波形幅值应为 $\left[V_\mathrm{R} - \dfrac{V_\mathrm{R} + V_\mathrm{L} + V_\mathrm{F}}{3}\right] = V_\mathrm{R}$

故加压导联将使探查电极测得的电位值,即心电波形的幅值为加压前的 1.5 倍。
[证毕]

三、思考题与习题解答

8-1 如图 8-4 所示的闭合曲面 S 内有一点电荷 q,P 为 S 面上的任一点,在 S 面外有一点电荷 q' 与 q 的符号相同。若将 q' 从 A 点沿直线移到 B 点,则在移动过程中:

A. S 面上的电通量不变

B. S 面上的电通量改变,P 点的场强不变

C. S 面上的电通量改变,P 点的场强改变

D. S 面上的电通量不变,P 点的场强也不变

E. S 面上的电通量改变,P 点的电势不变

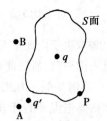

图 8-4 习题解答 8-1

分析:选 A。由高斯定理可知 S 面上的电通量不变,从这一点看,A 和 D 都对,但是 P 点的场强是 q 和 q' 在 P 点所产生场强的矢量和,q' 移动,P 点的场强会随之改变,所以只能选 A。

8-2 在一个橡皮球表面上均匀地分布着正电荷,在其被吹大的过程中,有始终处在球内的一点和始终处在球外的一点,它们的场强和电势将作如下的变化:

A. $E_内$ 为零,$E_外$ 减小,$V_内$ 不变,$V_外$ 增大

B. $E_内$ 为零，$E_外$ 不变，$V_内$ 减小，$V_外$ 不变

C. $E_内$ 为零，$E_外$ 增大，$V_内$ 增大，$V_外$ 减小

D. $E_内$ 为零，$E_外$ 不变，$V_内$ 增大，$V_外$ 减小

E. $E_内$，$E_外$，$V_内$，$V_外$ 均增大

分析：选 B。因为在橡皮球被吹大的过程中，正电荷始终均匀地分布在橡皮球表面上，这样，球内的场强始终为零；球外任一点的场强等于把球面上的所有正电荷集中于球心的点电荷所产生的场强，所以，始终处在球外的一点，它场强的大小不变。又因在被吹大的过程中橡皮球的半径变大，所以球表面（等于球内）的电势减小；球外的场强大小不变，球外任一点的电势也不变。

8-3 设在 XY 平面内的原点 O 处有一个电偶极子，其电偶极矩 $\boldsymbol{p}$ 的方向指向 Y 轴正方向，大小不变。问在 X 轴上距原点较远处任意一点的电势与它离开原点的距离呈什么关系？

A. 正比   B. 反比   C. 平方反比

D. 平方正比   E. 无关系

答：无关系。因为在 X 轴上距原点较远处是等势面上的直线。

8-4 在真空中有板面积为 S，间距为 d 的两平行带电板（d 远小于板的线度）分别带电量 $+q$ 与 $-q$。有人说两板之间的作用力 $F = k\dfrac{q^2}{d^2}$。又有人说因为 $F = qE$，$E = \dfrac{\sigma}{\varepsilon_0} = \dfrac{q}{\varepsilon_0 S}$，所以 $F = \dfrac{q^2}{\varepsilon_0 S}$。试问这两种说法对吗？为什么？$\boldsymbol{F}$ 应为多少？

答：题中两种说法都不对。第一种是误将两个带电面板作为点电荷处理；第二种是误将两个带电面板产生的合场强作为一个面板的场强处理。正确的结论应是一个面板在另一个面板的电场中所受的力，这个力为：

$$F = qE = \frac{q\sigma}{2\varepsilon_0} = \frac{q^2}{2\varepsilon_0 S}$$

8-5 今有点电荷 q 和 $4q$ 相距为 L，试问在什么地方，放置一个什么样的点电荷，可使这三个点电荷达到受力平衡。

解：∵ 在连线 L 上某点，假定距离 q 为 x，则距离 $4q$ 为 $L-x$，放置点电荷 Q 后，q、$4q$、Q 三个点电荷达到受力平衡，即各点电荷所受合力均为零

则有 $\dfrac{4q^2}{4\pi\varepsilon_0 L^2} + \dfrac{qQ}{4\pi\varepsilon_0 x^2} = 0$ 和 $\dfrac{4q^2}{4\pi\varepsilon_0 L^2} + \dfrac{4qQ}{4\pi\varepsilon_0 (L-x)^2} = 0$

将上面两式相减得 $\dfrac{qQ}{4\pi\varepsilon_0 x^2} - \dfrac{4qQ}{4\pi\varepsilon_0 (L-x)^2} = 0$

即 $\dfrac{1}{x^2} - \dfrac{4}{(L-x)^2} = 0$，或 $x^2 = \dfrac{1}{4}(L-x)^2$

整理得 $3x^2 + 2Lx - L^2 = 0$ 解得 $x = \dfrac{L}{3}$

把 $x = \dfrac{L}{3}$ 代入 $\dfrac{4q^2}{4\pi\varepsilon_0 L^2} + \dfrac{qQ}{4\pi\varepsilon_0 x^2} = 0$，得

$$\frac{4q}{L^2} + \frac{Q}{(L/3)^2} = \frac{4q}{L^2} + \frac{9Q}{L^2} = 0$$

$$\therefore \quad Q = -\frac{4}{9}q$$

答：在连线 L 上距离 q 为 $L/3$，或距离 $4q$ 为 $2L/3$ 处，放置电荷为 $-4q/9$ 的点电荷，可使这三个

点电荷达到受力平衡。

8-6　如图 8-5 所示,试求无限长均匀带电直线外一点(距直线 R 远)的场强。设电荷线密度为 λ。

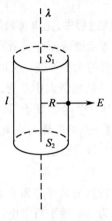

图 8-5　习题解答 8-6

解:今做一个以带电直线为其轴线,R 为半径,l 为高的封闭圆柱面,可写出高斯定理:

$$\oiint_S E\cos\theta\mathrm{d}S = \iint_{S_1} E\cos\theta\mathrm{d}S + \iint_{S_2} E\cos\theta\mathrm{d}S + \iint_{S_3} E\cos\theta\mathrm{d}S = \frac{1}{\varepsilon_0}\lambda l$$

但在 S_1 与 S_2 面处均有 $\theta = \pi/2$,$\cos\theta = 0$,而在 S_3 面处有 $\theta = 0$,$\cos\theta = 1$

$$\therefore \iint_{S_3} E\cos\theta\mathrm{d}S = E \cdot 2\pi R \cdot l = \frac{1}{\varepsilon_0}\lambda l \qquad \therefore E = \frac{1}{2\pi\varepsilon_0}\frac{\lambda}{R} = 2k\frac{\lambda}{R}$$

8-7　如图 8-6 所示,一长为 L 的均匀带电直线,电荷线密度为 λ。求在直线延长线上与直线近端相距 R 处 P 点的电势与场强。

图 8-6　习题解答 8-7

解:今将带电直线分割为许多极小的元段 $\mathrm{d}l$,所带电量为 $\mathrm{d}q$,此电荷元可视为点电荷,在 P 点的电势与场强为

$$dV = k\frac{\mathrm{d}q}{L+R-l} = k\frac{\lambda\mathrm{d}l}{L+R-l} \qquad \mathrm{d}E = k\frac{\lambda\mathrm{d}l}{(L+R-l)^2}$$

$$\therefore V = \int\mathrm{d}V = \int_0^L k\frac{\lambda\mathrm{d}l}{L+R-l} = \int_{L+R}^R -k\frac{\lambda}{L+R-l}\mathrm{d}(L+R-l) = k\lambda\ln\frac{L+R}{R}$$

$$E = \int\mathrm{d}E = \int_0^L k\frac{\lambda\mathrm{d}l}{(L+R-l)^2} = \int_{L+R}^R -k\frac{\lambda}{(L+R-l)^2}\mathrm{d}(L+R-l) = k\lambda\left(\frac{1}{R} - \frac{1}{L+R}\right)$$

应用 $\boldsymbol{E} = -\dfrac{\mathrm{d}V}{\mathrm{d}n}\boldsymbol{n}_0$ 也可求解 $\boldsymbol{E}$。

8-8　一个空气平行板电容器 $C = 1.0\mathrm{pF}$,充电到电量 $q = 1.0\times10^{-5}\mathrm{C}$ 后将电源切断。求:

(1)两极板间的电势差和此时的电场能量。

（2）若将两极板的距离增加一倍,计算距离改变前后电场能量的变化。并解释其原因。

解：（1）$\because C = \dfrac{q}{U}$　　$\therefore U = \dfrac{q}{C} = \dfrac{1 \times 10^{-5}}{1 \times 10^{-12}} = 1 \times 10^{7}(\text{V})$

$$W = \frac{1}{2}\frac{q^2}{C} = \frac{1}{2} \times \frac{(1 \times 10^{-5})^2}{1 \times 10^{-12}} = 50(\text{J})$$

又　$\because C \propto \dfrac{1}{d}$　且 $d' = 2d$　$\therefore C' = \dfrac{1}{2}C$

$$\therefore \Delta W = W' - W = \frac{1}{2}q^2\left(\frac{1}{C'} - \frac{1}{C}\right) = \frac{1}{2}q^2\left(\frac{2}{C} - \frac{1}{C}\right) = \frac{1}{2}\frac{q^2}{C} = \frac{1}{2} \times \frac{(1 \times 10^{-5})^2}{1 \times 10^{-12}} = 50(\text{J})$$

（2）若将两极板的距离增加一倍,其电场能量变化50J。这是因为 $W = \dfrac{1}{2}\varepsilon_0 E^2 \cdot V$,在两极板距离变化的过程中,$\varepsilon_0$、$E$ 不变,而 V 增大一倍,故电场能量也增大一倍。

8-9　试计算均匀带电圆盘轴线上任一点 P 处的场强。设 P 点距盘心 O 为 x,盘之半径为 R,电荷面密度为 $+\sigma$。并讨论当 $R \ll x$（提示：$\left[1 + \dfrac{R^2}{x^2}\right]^{-\frac{1}{2}} \approx 1 - \dfrac{1}{2}\dfrac{R^2}{x^2}$）和 $R \gg x$ 时 P 点的场强将如何?

解：将圆盘分割成许多同心圆带,带宽 $\mathrm{d}a$,又将圆带分割为许多元段,段长 $\mathrm{d}l$,元面 $\mathrm{d}S$ 带电量 $\mathrm{d}q$,且 $\mathrm{d}q = \sigma\mathrm{d}S = \sigma\mathrm{d}a\mathrm{d}l$,设圆带半径为 $a \sim a + \mathrm{d}a$。在 P 点的场强为

$$\mathrm{d}E = k\frac{\mathrm{d}q}{r^2}$$

因对称性,故有　　　$E_\perp = \iint \mathrm{d}E\sin\theta = 0$

$$\therefore E = E_{/\!/} = \iint \mathrm{d}E\cos\theta = k\iint \frac{\sigma\mathrm{d}a\mathrm{d}l}{r^2}\cdot\frac{x}{r} = k\sigma x\int_0^R \frac{\mathrm{d}a}{(a^2 + x^2)^{3/2}}\int_0^{2\pi a}\mathrm{d}l$$

$$= \frac{\sigma}{2\varepsilon_0}\left[1 - \frac{1}{\sqrt{1 + R^2/x^2}}\right]$$

当 $R \ll x$ 时,$\left[1 + \dfrac{R^2}{x^2}\right]^{-\frac{1}{2}} \approx 1 - \dfrac{1}{2}\dfrac{R^2}{x^2}$

则有 $E = \dfrac{\sigma}{2\varepsilon_0}\left[1 - 1 + \dfrac{1}{2}\dfrac{R^2}{x^2}\right] = \dfrac{1}{4\pi\varepsilon_0}\dfrac{\sigma\pi R^2}{x^2} = k\dfrac{Q}{x^2}$;即可视圆盘为一个位于盘心的点电荷。

当 $R \gg x$ 时,则有 $E = \dfrac{\sigma}{2\varepsilon_0}(1 - 0) = \dfrac{\sigma}{2\varepsilon_0}$;即可视圆盘为一"无限大"均匀带电平面。

8-10　有一个均匀带电的球壳,其内、外半径分别是 a 与 b,电荷体密度为 ρ。试求从中心到球壳外各区域的场强。

解：以 r 为半径作与带电球壳同心之球面为高斯面。可在各区域写出高斯定理

$$\oiint\limits_S E\cos\theta\mathrm{d}S = E \cdot 4\pi r^2 = \frac{1}{\varepsilon_0}q$$

$$r < a, q = 0, E = 0$$

$$a < r < b, q = \frac{4\pi\rho}{3}(r^3 - a^3), E = \frac{\rho}{3\varepsilon_0 r^2}(r^3 - a^3)$$

$$r > b, q = \frac{4\pi\rho}{3}(b^3 - a^3), E = \frac{\rho}{3\varepsilon_0 r^2}(b^3 - a^3)$$

8-11 试证明在距离电偶极子中心等距离对称之三点上,其电势的代数和为零。(等边 $\triangle ABC$ 的中心和电偶极子的中心重合,证 $V_A + V_B + V_C = 0$)

证明:假设距离电偶极子中心等距离对称三点为 A、B、C,它们距离电偶极子中心 r 远,与电偶极矩 $\boldsymbol{p}$ 的夹角分别为 θ_1、θ_2、θ_3。且 $\theta_2 = \theta_1 + 120°$,$\theta_3 = \theta_1 + 240°$

$$\because V = k\frac{p\cos\theta}{r^2}$$

$$\therefore V_A = k\frac{p\cos\theta_1}{r^2} \qquad V_B = k\frac{p\cos\theta_2}{r^2} \qquad V_C = k\frac{p\cos\theta_3}{r^2}$$

$$V_A + V_B + V_C = k\frac{p}{r^2}(\cos\theta_1 + \cos\theta_2 + \cos\theta_3)$$

$$= k\frac{p}{r^2}[\cos\theta_1 + \cos(\theta_1 + 120°) + \cos(\theta_1 + 240°)]$$

但 $\cos(\theta_1 + 120°) + \cos(\theta_1 + 240°) = 2\cos(\theta_1 + 180°)\cos(-60°) = -\cos\theta_1$

$\therefore \cos\theta_1 + \cos(\theta_1 + 120°) + \cos(\theta_1 + 240°) = \cos\theta_1 - \cos\theta_1 = 0$

$\therefore V_A + V_B + V_C = 0$ [证毕]

此结论正是[例 8-4]的已知条件 $V_R + V_L + V_F = 0$

8-12 如图 8-7 所示,在真空中有一个无限长均匀带电圆柱体,半径为 R,电荷体密度为 $+\rho$。另有一个与其轴线平行的无限大均匀带电平面,电荷面密度为 $+\sigma$。今有 A、B 两点分别距离圆柱体轴线为 a 与 b($a < R, b > R$),且在过此轴线和带电平面垂直的平面内。试求 A、B 两点间的电势差 $U_{AB} = V_A - V_B$。(忽略带电圆柱体与带电平面的相互影响)

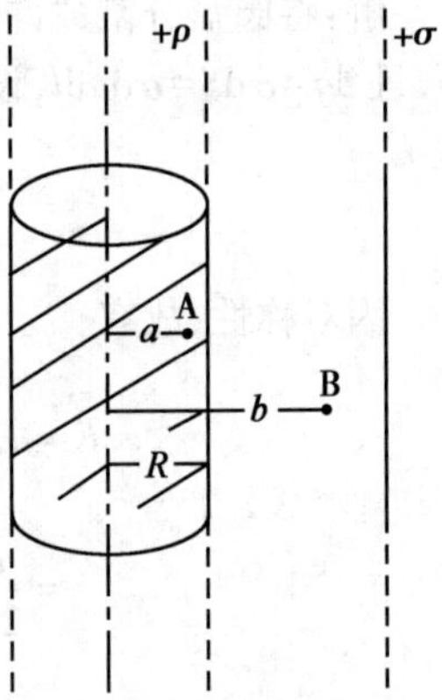

解:$V_A - V_B = \int_A^B E\cos\theta\, dl$,但是式中的场强 E 由带电圆柱体与带电平面的电场叠加而成。今知带电平面产生的电场 $E_{surface} = \dfrac{\sigma}{2\varepsilon_0}$,方向由 B→A(垂直于带电平面)。为求带电圆柱体产生的场强 E_{column},做以 r 为半径,L 为高,与圆柱体同轴之封闭圆柱面为高斯面,则有:

图 8-7 习题解答 8-12

$$\oiint_S E\cos\theta\, dS = \iint_{S_{column}} E\cos\theta\, dS + \iint_{S_{bottom}} 2E\cos\frac{\pi}{2}\, dS = E \cdot 2\pi r \cdot L$$

当 $r < R$ 时 $\sum q_i = \pi r^2 \cdot L \cdot \rho$ $\therefore E_{in} = \dfrac{\rho}{2\varepsilon_0}r$

当 $r > R$ 时 $\sum q_i = \pi R^2 \cdot L \cdot \rho$ $\therefore E_{out} = \dfrac{R^2\rho}{2\varepsilon_0}\dfrac{1}{r}$

方向均沿径向指向外

$$U_{AB} = \int_A^B (E_{column} - E_{surface})\cos\theta\, dr = \int_a^R (E_{in} - E_{surface})\, dr + \int_R^b (E_{out} - E_{surface})\, dr$$

$$= \int_a^R \left(\frac{\rho}{2\varepsilon_0}r - \frac{\sigma}{2\varepsilon_0}\right) dr + \int_R^b \left(\frac{R^2\rho}{2\varepsilon_0}\frac{1}{r} - \frac{\sigma}{2\varepsilon_0}\right) dr$$

$$= \frac{1}{2\varepsilon_0}\left[\frac{\rho}{2}(R^2 - a^2) + \rho R^2\ln\frac{b}{R} - \sigma(b - a)\right]$$

8-13 一个空气平行板电容器在充电后注入石蜡。

(1)石蜡注入前电容器已不与电源相接。

(2)石蜡注入时电容器仍与电源相接。

试比较在以上两种情况下该电容器内各量的变化情况,并填入表8-1中。

解:设脚标1、2分别表示石蜡注入前后的各个量。

(1)石蜡注入前电容器已不与电源相接:(最明显的是极板上的电量不变)

$$Q_2 = Q_1 \quad E_2 = \frac{1}{\varepsilon_r}E_1 \quad U_2 = \frac{1}{\varepsilon_r}U_1 \quad C_2 = \varepsilon_r C_1 \quad \omega_{e2} = \frac{1}{\varepsilon_r}\omega_{e1}$$

(2)石蜡注入时,电容器仍与电源相接:(最明显的是极板间的电压不变)

$$Q_2 = \varepsilon_r Q_1 \quad E_2 = E_1 \quad U_2 = U_1 \quad C_2 = \varepsilon_r C_1 \quad \omega_{e2} = \varepsilon_r \omega_{e1}$$

表8-1 习题解答8-13

	(1)	(2)
电量 Q	不变($Q_2 = Q_1$)	增大($Q_2 = \varepsilon_r Q_1$)
场强 E	减小($E_2 = \frac{1}{\varepsilon_r}E_1$)	不变($E_2 = E_1$)
电压 U	减小($U_2 = \frac{1}{\varepsilon_r}U_1$)	不变($U_2 = U_1$)
电容 C	增大($C_2 = \varepsilon_r C_1$)	增大($C_2 = \varepsilon_r C_1$)
场能密度 ω_e	减小($\omega_{e2} = \frac{1}{\varepsilon_r}\omega_{e1}$)	增大($\omega_{e2} = \varepsilon_r \omega_{e1}$)

8-14 一个圆柱状电容器的内半径 a,外半径 b;a、b 间电介质的介电常数为 ε。试证明其所储存的静电场能量的一半是在半径为 $r = \sqrt{ab}$ 的圆柱内。

证明:设该电容器所带电量为 q,圆柱的高为 h,取同轴柱面 S 为高斯面,且 $a<r<b$。

根据有介质时的高斯定理,得:

$$\oiint_S E\cos\theta \mathrm{d}S = \frac{q}{\varepsilon}$$

对两底面 $\because \theta = \frac{\pi}{2}, \cos\theta = 0$

对侧面 $\because \theta = 0, \cos0 = 1, \therefore 2\pi rhE = \frac{q}{\varepsilon}, \therefore E = \frac{q}{2\pi rh\varepsilon}$

电容器中电场的能量密度为

$$\omega_e = \frac{1}{2}\varepsilon E^2 = \frac{1}{2}\varepsilon\left(\frac{q}{2\pi rh\varepsilon}\right)^2 = \frac{q^2}{8\pi^2 r^2 h^2 \varepsilon}$$

又 $\because$ 体积元 $\mathrm{d}V = 2\pi rh\mathrm{d}r, \therefore \mathrm{d}W = \omega_e \mathrm{d}V = \frac{q^2}{8\pi^2 r^2 h^2 \varepsilon} \times (2\pi rh\mathrm{d}r) = \frac{q^2}{4\pi rh\varepsilon}\mathrm{d}r$

$\therefore$ 电容器中电场的总能量为

$$W = \int_V \mathrm{d}W = \int_a^b \frac{q^2}{4\pi h\varepsilon} \frac{\mathrm{d}r}{r} = \frac{q^2}{4\pi h\varepsilon}\ln\frac{b}{a}$$

假设静电场能量的 1/2 是储存在半径为 r 的圆柱内部,则有:

$$\frac{1}{2} \cdot \frac{q^2}{4\pi h\varepsilon}\ln\frac{b}{a} = \frac{q^2}{4\pi h\varepsilon}\int_a^r \frac{\mathrm{d}r}{r} = \frac{q^2}{4\pi h\varepsilon}\ln\frac{r}{a}$$

得
$$\frac{1}{2}\ln\frac{b}{a} = \ln\left(\frac{b}{a}\right)^{\frac{1}{2}} = \ln\frac{r}{a}, \quad 即 \quad \left(\frac{b}{a}\right)^{\frac{1}{2}} = \frac{r}{a}$$

$$\therefore r = a \cdot \sqrt{\frac{b}{a}} = \sqrt{ab} \ [证毕]$$

8-15 在半径为 R 的金属球外,包有一外半径为 R' 的均匀电介质层,设电介质的相对电容率为 ε_r,金属球带电量 Q(电荷均匀分布在金属球表面)。求:

(1)电介质内、外的场强分布与电势分布。

(2)金属球的电势。

(3)电介质内电场的能量。

解:(1)今以 r 为半径做与金属球同心的高斯球面,则有

$$\oiint_S E\cos\theta \mathrm{d}S = E \cdot 4\pi r^2 = \frac{1}{\varepsilon_0}\sum_{i=1}^{n} q_i$$

若 $r<R$, $\sum_i q_i = 0$, 则 $E_{内} = 0$

若 $R<r<R'$, $\sum_i q_i = Q$, 则 $E_{中} = \frac{1}{\varepsilon_r}\frac{1}{4\pi\varepsilon_0}\frac{Q}{r^2} = \frac{1}{4\pi\varepsilon}\frac{Q}{r^2}$

若 $r>R'$, $\sum_i q_i = Q$, 则 $E_{外} = \frac{1}{4\pi\varepsilon_0}\frac{Q}{r^2} = k\frac{Q}{r^2}$

电介质中、电介质外的电场强度方向沿半径 r,若 $Q>0$ 则指向外;若 $Q<0$ 则指向球心。

$$\because V_a = \int_a^\infty \boldsymbol{E} \cdot \mathrm{d}\boldsymbol{l}$$

$$\therefore 若 r < R, 则 V_{内} = \int_r^R E_{内}\cos\theta \cdot \mathrm{d}r + \int_R^{R'} E_{中}\cos\theta \cdot \mathrm{d}r + \int_{R'}^\infty E_{外}\cos\theta \cdot \mathrm{d}r$$

$$= \int_R^{R'} \frac{Q}{4\pi\varepsilon}\frac{1}{r^2}\mathrm{d}r + \int_{R'}^\infty \frac{Q}{4\pi\varepsilon_0}\frac{1}{r^2}\mathrm{d}r = \frac{Q}{4\pi\varepsilon}\left(\frac{1}{R} + \frac{\varepsilon_r - 1}{R'}\right)$$

若 $R<r<R'$,则 $V_{中} = \int_r^{R'} E_{中}\cos\theta \cdot \mathrm{d}r + \int_{R'}^\infty E_{外}\cos\theta \cdot \mathrm{d}r$

$$= \int_r^{R'} \frac{Q}{4\pi\varepsilon}\frac{1}{r^2}\mathrm{d}r + \int_{R'}^\infty \frac{Q}{4\pi\varepsilon_0}\frac{1}{r^2}\mathrm{d}r = \frac{Q}{4\pi\varepsilon}\left(\frac{1}{r} + \frac{\varepsilon_r - 1}{R'}\right)$$

若 $r>R'$,则 $V_{外} = \int_r^\infty E_{外}\cos\theta \cdot \mathrm{d}r = \int_r^\infty \frac{Q}{4\pi\varepsilon_0}\frac{1}{r^2}\mathrm{d}r = \frac{1}{4\pi\varepsilon_0}\frac{Q}{r}$

(2) $\because E_{内} = 0$

$\therefore$ 金属球为一个等势体,且 $V = \dfrac{Q}{4\pi\varepsilon}\left(\dfrac{1}{R} + \dfrac{\varepsilon_r - 1}{R'}\right)$

(3) $\because W = \int_V \omega_e \mathrm{d}V \quad \omega_e = \frac{1}{2}\varepsilon E^2 \quad \mathrm{d}V = 4\pi r^2 \mathrm{d}r$

$$\therefore W = \int_R^{R'} \frac{1}{2}\varepsilon\left(\frac{Q}{4\pi\varepsilon r^2}\right)^2 \cdot 4\pi r^2 \mathrm{d}r = \int_R^{R'} \frac{Q^2}{8\pi\varepsilon}\frac{1}{r^2}\mathrm{d}r = \frac{Q^2}{8\pi\varepsilon}\left(\frac{1}{R} - \frac{1}{R'}\right) = \frac{Q^2}{8\pi\varepsilon}\frac{R' - R}{RR'}$$

四、自我评估题

8-1 根据点电荷的概念,以下说法正确的是(A)

A. 当两个带电体的形状对它们之间相互作用力的影响可以忽略时,这两个带电体可看作点电荷

B. 只有体积很小的带电体才能看作点电荷

C. 体积很大的带电体一定不能看作点电荷

D. 对于任何带电球体,总可以把它看作电荷全部集中在球心的点电荷

E. 只有体积很小且带电量很少的带电体才能看作点电荷

分析:在研究两个带电体的相互作用时,如果带电体的线度比它们之间的距离小得多,则可以把带电体所带电量看成是集中在一点上,这样的带电体就是点电荷。

8-2 下列说法正确的是(C)

A. 匀强电场中各处的电场强度相等,电势也相等

B. 等势线各点电势相等,电场强度也相等

C. 沿电场线方向电势一定越来越低

D. 电势降低的方向就是电场线的方向

E. 电场强度大的地方,电势一定高;电场强度小的地方,电势一定低

分析:在两个带等量异号的无限大均匀带电平行板间是匀强电场,但各点电势是不等的,所以 A 不对;电偶极子的等势线(中垂线)上各点场强不等,所以 B 不对;沿等势面垂直方向电势降低,为电场线方向,而沿其他方向,电势也降低,但不是电场线方向,所以 D 也不对;带电金属球内场强为零,电势并不比别的地方低,所以 E 也不对。

8-3 下列关于匀强电场中场强和电势的关系,正确的说法是(C)

A. 在相同距离上的两点,电势差大的其场强也必定大

B. 场强在数值上等于每单位距离上的电势降落

C. 沿着电场线方向,任何相同距离上的电势降落必定相等

D. 电势降低的方向必定是电场强度的方向

E. 同一电场线上任意两点的场强和电势都一样

分析:根据场强和电势的关系 $E = -\dfrac{\mathrm{d}V}{\mathrm{d}n}\boldsymbol{n}_0 = -\mathrm{grad}V$ 知答案为 C。场强在数值上应该等于在电场方向上每单位距离上的电势降落,所以 A、B 不对;从一个高电势等势面到达一个低电势等势面有很多路径(方向),但不是每个方向都是电场强度的方向,所以 D 不对;匀强电场中同一电场线上任意两点的场强都一样,但是等势面和电场线是处处正交的,电场线上不同的点对应不同的等势面,所以 E 也不对。

8-4 两个相同的金属小球(可视为点电荷)相距为 r,带有同种异量电荷,电荷间相互作用力为 F,若将它们接触后放回原来的位置,这时的相互作用力为 F',则(A)

A. F' 一定大于 F　　　　　　　　B. F' 一定小于 F

C. F' 等于 F　　　　　　　　　　D. F' 等于 $2F$

E. 不能确定

分析:设两小球带电量分别为 Q 和 q,且 $Q \neq q$,电荷间相互作用力为 F,$F = k\dfrac{Qq}{r^2} = \dfrac{1}{4\pi\varepsilon_0}\dfrac{Qq}{r^2}$,接触后放回原处,$F' = k\dfrac{(Q+q)^2/4}{r^2} = \dfrac{1}{4\pi\varepsilon_0}\dfrac{(Q+q)^2}{4r^2}$,经过数学运算:$\dfrac{(Q+q)^2}{4} - Qq = \dfrac{(Q-q)^2}{4} > 0$。因此,答案为 A,$F'$ 一定大于 F。

8-5 点电荷的电势能与它所在电场的位置以及场强分布有关,同时还与_____有关。

（自身所带电量）

8-6 把点电荷 Q 分成 q 和 $Q-q$ 两部分,并且相隔一定的距离 r。若使两部分电荷间有最大的斥力,则 Q/q 比值为_____,最大斥力为_____。 $\left(2:1;F=\dfrac{Q^2}{16\pi\varepsilon_0 r^2}\right)$

分析:$F=\dfrac{q(Q-q)}{4\pi\varepsilon_0 r^2}=\dfrac{\dfrac{Q^2}{4}-\left(q-\dfrac{Q}{2}\right)^2}{4\pi\varepsilon_0 r^2}$,要 F 最大,需要 $q-\dfrac{Q}{2}=0$,即 $q=\dfrac{Q}{2}$,也就是要把点电荷 Q 分成相等的两部分。另,要 F 最大,就要求 $q(Q-q)=qQ-q^2$ 有最大值,按高等数学分析,当 $qQ-q^2$ 的一级导数为零时求得的 q 值可以使 $qQ-q^2$ 有极大值,照此方法同样得到 $q=\dfrac{Q}{2}$ 时 $F=\dfrac{Q^2}{16\pi\varepsilon_0 r^2}$。

8-7 若电量 Q 均匀地分布在半径为 R 的球体内,此时球内的静电场能量与球外的静电场能量之比为_____。

（5：1）

分析:用高斯定理可得球内、外的电场强度为:$E_{内}=\dfrac{Qr}{4\pi\varepsilon_0 R^3}=k\dfrac{Qr}{R^3}$,$E_{外}=\dfrac{Q}{4\pi\varepsilon_0 r^2}=k\dfrac{Q^2}{r^2}$,球内、外的静电场的能量密度为:$\omega_{e内}=\dfrac{1}{2}\varepsilon_0 k^2\dfrac{Q^2 r^2}{R^6}$,$\omega_{e外}=\dfrac{1}{2}\varepsilon_0 k^2\dfrac{Q^2}{r^4}$,$dV=4\pi r^2 dr$,得 $W_{内}=\displaystyle\int_0^R \dfrac{1}{2}\varepsilon_0 k^2\dfrac{Q^2 r^2}{R^6}\cdot 4\pi r^2 dr=$ $2\pi\varepsilon_0 k^2 Q^2\dfrac{5}{R}$,$W_{外}=\displaystyle\int_R^\infty \dfrac{1}{2}\varepsilon_0 k^2\dfrac{Q^2}{r^4}\cdot 4\pi r^2 dr=2\pi\varepsilon_0 k^2 Q^2\dfrac{1}{R}$。$\therefore W_{内}/W_{外}=5/1$

8-8 当单位面积上的电偶极矩都相同时,电偶层在空间某点所产生的电势的大小除电偶层矩外只取决于电偶层对该点所张_____的大小。 （立体角）

分析:由 $V=\displaystyle\iint_S dV=\iint k\tau d\Omega=k\tau\Omega$ 可知。

8-9 半径为 R 的球面均匀带电,总电量为 Q,求其内任意一点 B 与其外任意一点 A 的电势。

$\left(V_B=k\dfrac{Q}{R},V_A=k\dfrac{Q}{r_A}\right)$

8-10 如图 8-8 所示,以电偶极子($\boldsymbol{p}=q_0 \boldsymbol{l}$)的中心为圆心,以 r 为半径($r\gg l$)作一圆。求在圆周上将正电荷 q 由 A 移到 B,电偶极子的电场力做功为何？ $\left(A=-2k\dfrac{pq}{r^2}\right)$

8-11 试求两无限长均匀带电直导线(直导线半径分别为 R_1 与 R_2)间的电势差。设电荷线密度为 λ。 $\left(U_{12}=V_1-V_2=\dfrac{\lambda}{2\pi\varepsilon_0}\ln\dfrac{R_2}{R_1}\right)$

8-12 如图 8-9 所示,平行板电容器的极板面积为 S,间距为 d。将电容器接在电源上,插入 $d/2$ 厚的均匀电介质板,其相对电容率为 ε_r。试问电容器内介质内、外场强之比是多少？它们和未插入介质之前的场强之比又各是多少？ $\left(\dfrac{E_内}{E_外}=\dfrac{1}{\varepsilon_r};\dfrac{E_内}{E_0}=\dfrac{2}{1+\varepsilon_r};\dfrac{E_外}{E_0}=\dfrac{2\varepsilon_r}{1+\varepsilon_r}\right)$

8-13 某神经纤维长 0.1m,直径为 10^{-4}m,膜内、外电势差为 -90mV。由于化学作用,膜内钠离子以每小时 $1.08\times10^{-3}\text{mol}\cdot\text{m}^{-2}$ 的速度向外流。试计算每小时使 Na^+ 外流克服电场力所做的功。

$(A=2.94\times10^{-4}\text{J})$

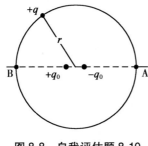

图 8-8　自我评估题 8-10

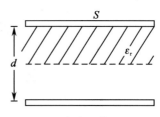

图 8-9　自我评估题 8-12

8-14　神经细胞膜内、外侧的液体都是导电的电解液,细胞膜本身是很好的绝缘体,相对电容率约等于 7。在静息状态下膜内、外侧各分布着一层负、正离子。今测得膜内、外两侧的电势差为 -70mV,膜的厚度为 6nm。求

(1)细胞膜中的场强。

(2)膜两侧的面电荷密度。

$(E = 1.17 \times 10^{7} \mathrm{V} \cdot \mathrm{m}^{-1}$,方向由膜外侧指向膜内侧;$\sigma = 7.23 \times 10^{-4} \mathrm{C} \cdot \mathrm{m}^{-2})$

(郭嘉泰)

第九章

直 流 电

一、本章内容提要

1. 电流密度

$$J = \lim_{\Delta S \to 0} \frac{\Delta I}{\Delta S} = \frac{\mathrm{d}I}{\mathrm{d}S} (\mathrm{A} \cdot \mathrm{m}^{-2})$$

电流密度 J 是矢量,其方向与该点场强 E 的方向一致。

(1)金属导体中的电流密度

$$J = \lim_{\Delta S \to 0} \frac{\Delta I}{\Delta S} = Zen\bar{v} = \rho_e \bar{v} = ne\bar{v}$$

式中 n 为电子密度, $\rho_e = Zen$ 表示导体中自由电荷的体密度, $\bar{v}$ 为电子漂移的平均速度,沿着场强 E 的反方向。

(2)电解质溶液中的电流密度

$J = Zen(\mu_+ + \mu_-)E$, Z 为离子的价数, μ_+ 及 μ_- 分别称为正、负离子的迁移率, J 与 E 成正比,且方向一致。

2. 欧姆定律的微分形式

$$J = \frac{E}{\rho} = \gamma E$$

$\gamma = \dfrac{1}{\rho}$ 为电导率,单位为西门子每米($\mathrm{S} \cdot \mathrm{m}^{-1}$)

3. 基尔霍夫定律

(1)基尔霍夫第一定律(节点电流定律)

$$\sum I_i = 0 \text{ 或 } \sum I_{i\text{入}} = \sum I_{i\text{出}}$$

若设流入节点的电流为正,则流出节点的电流为负。

(2)基尔霍夫第二定律(回路电压定律)

$$\sum \varepsilon_i + \sum I_i R_i = 0$$

电势减量选取规则:任意选定回路绕行方向,当电流方向与其相同时,电势降落为 $+IR$,相反时,电势降落为 $-IR$; ε 的方向与绕行方向相反时,电势降落为 $+\varepsilon$,相同时,电势降落为 $-\varepsilon$ 。

4. 生物膜电位

（1）能斯特方程（膜电位）

$$\varepsilon = \pm 2.3 \frac{kT}{Ze} \lg \frac{C_1}{C_2}$$

ε 为能斯特电位，生理学上称为膜电位，k 为玻耳兹曼常数，离子价数为 Z，电子电量为 e，C_1、C_2 为两侧离子浓度。正离子通透式子右端取负号，负离子通透则取正号。

（2）静息电位：细胞处于平衡状态时，能透过细胞膜的离子形成膜电位，这时的电位就是静息电位。

（3）动作电位：当受到外界刺激时，细胞经历除极和复极过程，细胞膜内外电势差会发生突然变化，这一膜电位的变化过程称为动作电位。

5. 神经纤维的电缆方程

$$\lambda^2 \frac{\partial^2 \varepsilon}{\partial^2 x} - \tau \frac{\partial \varepsilon}{\partial t} - \varepsilon = 0$$

式中 $\lambda = \sqrt{\dfrac{r_m}{r_i}}$，称为空间常数，$\tau = r_m C_m$，称为时间常数。

6. 电泳

（1）电泳：悬浮或溶解在电介质溶液中的带电粒子，在外加电场的作用下发生迁移的现象称为电泳。

（2）带电粒子迁移速度：带电粒子迁移速度的快慢常用迁移率 μ 来表示，定义为单位电场强度下的迁移速度大小。

$$\mu = \frac{v}{E} = \frac{q}{6\pi r \eta}$$

在实际测量时，常用下面的表示形式

$$\mu = \frac{v}{E} = \frac{L_d/t}{U/L} = \frac{L_d L}{Ut}$$

L_d（单位：cm）表示带电粒子在时间 t（单位：s）内迁移的距离；L（单位：cm）为支持物的实际长度；U（单位：V）为支持物两端的实际电压；迁移率 μ（单位：$cm^2 \cdot V^{-1} \cdot s^{-1}$）。

（3）毛细管电泳的基本工作原理：当待测样品位于两端加上高压电场的毛细管的正极时，溶液中的带电粒子以高压电场为驱动力，沿毛细管通道，以不同的速度向与其所带电荷相反的电极方向迁移。正离子的电泳方向和电渗流方向一致，其迁移速度是两者之和；中性粒子的电泳速度为"零"，其迁移速度就是电渗流速度；负离子的电泳方向与电渗流方向相反，其迁移速度是两者之差。同理，带电粒子的迁移率也遵从这一规律。据此，正离子最先到达毛细管的负极端，其次是中性粒子，最后是负离子，由此使它们得以分离，这就是毛细管电泳的基本工作原理。

二、解题指导——典型例题

[例 9-1]　在一个横截面积为 $2.4 \times 10^{-6} m^2$ 的铜导线中，通过 4.5A 的电流，设铜导线内的电子密度 $n = 8.4 \times 10^{28} m^{-3}$，求电子的漂移速度。

解：由 $J = \lim\limits_{\Delta s \to 0} \dfrac{\Delta I}{\Delta S} = ne\bar{v}$，得

$$\bar{v} = \frac{J}{ne} = \frac{I}{neS}$$

$$= \frac{4.5}{8.4 \times 10^{28} \times 1.6 \times 10^{-19} \times 2.4 \times 10^{-6}}$$

$$= 1.4 \times 10^{-4} (\mathrm{m \cdot s^{-1}})$$

答:电子的漂移速度为 $1.4\times10^{-4}\mathrm{m \cdot s^{-1}}$。由此可见,电子的漂移速度是十分缓慢,和电流在导体中的传导速度不是一回事。

[例 9-2]　如图 9-1 所示,$\varepsilon_1 = 6.0\mathrm{V}, \varepsilon_2 = 4.0\mathrm{V}, R_1 = 1.0\Omega, R_2 = 2.0\Omega, R_3 = 3.0\Omega, r_1 = r_2 = 1.0\Omega$,求:

(1)电路中的电流强度。

(2)AB 两点间的电势差。

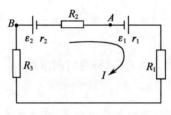

图 9-1　例 9-2

解:根据 $\varepsilon_1 > \varepsilon_2$,可以判定电流 I 的方向如图所示。

(1)由闭合电路欧姆定律得

$$I = \frac{\varepsilon_1 - \varepsilon_2}{R_1 + R_2 + R_3 + r_1 + r_2} = \frac{6.0 - 4.0}{(1.0 + 2.0 + 3.0) + (1.0 + 1.0)} = 0.25(\mathrm{A})$$

(2)选由 A 点经 ε_1, R_1 和 R_3 到 B 点,即选定顺时针方向为绕行方向,则得

$$U_{AB} = V_A - V_B = -\varepsilon_1 + Ir_1 + IR_1 + IR_3$$

$$= -6.0 + 0.25 \times 1.0 + 0.25 \times 1.0 + 0.25 \times 3.0$$

$$= -4.75(\mathrm{V})$$

同样也可由 A 点经 R_2 和 ε_2 到 B 点,即绕行方向为逆时针,则

$$U_{AB} = V_A - V_B = -\varepsilon_2 - IR_2 - Ir_2$$

$$= -4.0 - 0.25 \times 2.0 - 0.25 \times 1.0$$

$$= -4.75(\mathrm{V})$$

答:电路中的电流强度 $I = 0.25\mathrm{A}$;AB 两点间的电势差是 $-4.75\mathrm{V}$。计算表明:A 点电势低于 B 点电势,且选定不同的绕行方向并不影响计算结果。

三、思考题与习题解答

9-1　两根粗细不同的铜棒接在一起(串联),在两端加上一定电压。设两铜棒的长度相同,那么:

(1)通过两棒的电流强度是否相同?

(2)如果略去分界面处的边缘效应,通过两棒的电流密度是否相同?

答:(1)电流强度相等;

（2）电流密度不相同。

9-2 截面相等的铜棒和铁棒串联在一起后接到电路中,问哪个里面的电场强度大?

解:由于串联电流强度相等,故 $J_铜 = \dfrac{I}{S} = J_铁 = \dfrac{E}{\rho}$,$\rho_铜 > \rho_铁$,故 $E_铜 > E_铁$。

9-3 把大地看成均匀的导电介质,其电阻率为 ρ。用半径为 a 的球形电极与大地表面相接,半个球体埋在地下,如图 9-2 所示,电极本身的电阻可以忽略。试证明此电极的接地电阻为: $R = \dfrac{\rho}{2\pi a}$。

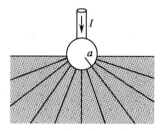

图 9-2　习题解答 9-3

证明:由于大地中与电流密度垂直的截面是一系列同心半球面。

设接地处半径为 r

$$S_半 = \frac{1}{2}(4\pi r^2) = 2\pi r^2$$

取大地中一层半径为 $r \to r + \mathrm{d}r$ 薄半球层

$$\mathrm{d}R = \rho\frac{\mathrm{d}r}{2\pi r^2}$$

$$R = \int \mathrm{d}R = \int_a^\infty \rho\frac{\mathrm{d}r}{2\pi r^2} = \frac{\rho}{2\pi a}$$

9-4 灵敏电流计能测出的最小电流约为 $10^{-10}\,\mathrm{A}$。问:

（1）$10^{-10}\,\mathrm{A}$ 的电流通过灵敏电流计时,每秒内流过导线截面的自由电子数是多少?

（2）如果导线的截面积是 $1\,\mathrm{mm}^2$,导线中自由电子的密度为 $8.5 \times 10^{28}\,\mathrm{m}^{-3}$,这时电子的平均漂移速度是多少?

（3）电子沿导线漂移 $1\,\mathrm{cm}$ 所需时间为多少?

解:（1）每秒内流过导线截面的自由电子数:

$$N = \frac{I}{e} = \frac{10^{-10}}{1.6 \times 10^{-19}} = 6.25 \times 10^8\,(\mathrm{s}^{-1})$$

（2）设电子的平均漂移速度为 $\bar{v}$

$$\because I = neS\bar{v}$$

$$\therefore \bar{v} = \frac{I}{neS} = \frac{10^{-10}}{8.5 \times 10^{28} \times 1.6 \times 10^{-19} \times 10^{-6}} = 7.4 \times 10^{-15}\,(\mathrm{m \cdot s}^{-1})$$

（3）电子沿导线漂移 $1\,\mathrm{cm}$ 所需时间为多少?

$$t = \frac{l}{\bar{v}} = \frac{0.01}{7.4 \times 10^{-15}} = 1.4 \times 10^{12}\,(\mathrm{s})$$

9-5 如图 9-3 所示的电路中,已知 $\varepsilon_2 = 12V$、$\varepsilon_3 = 4V$;安培计的读数为 0.5A,其内阻可忽略不计,电流方向如图所示,求电源 ε_1 的电动势是多少?

解:设节点各支路电流分别为 I_1、I_2、I_3,方向如图所示,选顺时针方向为回路绕行方向

根据基尔霍夫定律得方程组

$$I_1 - I_2 - I_3 = 0$$

$$\varepsilon_3 - \varepsilon_1 - 6I_3 - 2I_1 = 0$$

$$\varepsilon_2 - \varepsilon_1 - 4I_2 - 2I_1 = 0$$

代入数字解方程得

$$\varepsilon_1 = 6.6(V)$$

9-6 如图 9-4 所示,$\varepsilon_1 = 10V$,$\varepsilon_2 = 6V$,$\varepsilon_3 = 20V$,$R_1 = 20k\Omega$,$R_2 = 60k\Omega$,$R_3 = 40k\Omega$,求各支路中的电流。

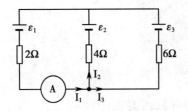

图 9-3 习题解答 9-5

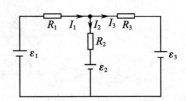

图 9-4 习题解答 9-6

解:设通过 R_1、R_2、R_3 的电流分别为 I_1、I_2、I_3,取顺时针为回路绕行方向,得方程组如下

$$I_1 = I_2 + I_3$$

$$-\varepsilon_1 + I_1 R_1 + I_3 R_3 + \varepsilon_3 = 0$$

$$-\varepsilon_1 + I_1 R_1 + I_2 R_2 + \varepsilon_2 = 0$$

代入数字解方程得

$$I_1 = -0.1mA$$

$$I_2 = 0.1mA$$

$$I_3 = -0.2mA$$

9-7 如果每个 Na$^+$ 离子所带电荷的电量为 $+1.6\times10^{-19}$C,在轴突内、外这种离子的浓度分别为 10mol·m^{-3} 及 160mol·m^{-3},求在 37℃ 时 Na$^+$ 离子的平衡电势是多少?

解:因为

$$T = 273 + 37 = 310K$$

$$C_1 = 10mol \cdot m^{-3}$$

$$C_2 = 160mol \cdot m^{-3}$$

$$k = 1.38 \times 10^{-23}s \cdot K^{-1}$$

$$e = +1.6 \times 10^{-19}C$$

$$Z = +1$$

当平衡时

$$\varepsilon = -2.3 \frac{kT}{Ze} \lg \frac{C_1}{C_2} (mV) = -61.5 \lg \frac{10}{160} (mV) = +74mV$$

9-8 什么叫动作电位?简述其产生过程。

答:细胞受刺激所经历的除极和复极的过程,伴随电位波动,这种电位波动称为动作电位。当

细胞处于静息状态时,细胞膜外带正电,膜内带负电,称为极化。当细胞受刺激时,强度达到阈值或阈值以上时,受刺激的细胞膜对 Na^+ 离子的通透性会突然增加,极化发生倒转,这一过程叫除极。电位由 $-86mV$ 上升到 $+60mV$。除极之后,Na^+ 离子的通透性变差,K^+ 离子通透性突然增加,向膜外扩散,膜电位迅速下降,称为复极。之后膜电位又恢复到静息电位。

9-9 电泳是根据什么原理把测量样品中的不同成分进行分离的?怎样可求得各种不同成分所占总量的比例?

答:悬浮或溶解在电介质溶液中的带电粒子,在外加电场的作用下发生迁移的现象称为电泳(electrophoresis)。这些粒子可以是细胞、病毒、球蛋白分子,也可以是合成粒子。由于不同粒子的分子量、体积及所带电量不同,因此在电场作用下它们的迁移速度也是不相同的。利用这一性质我们可以把样本中的不同成分分离。

以区带电泳技术为例,在电场的作用下,标本中的带电粒子开始移动。经过一段时间后,由于不同成分粒子的迁移率不同,它们的距离就逐渐拉开。各蛋白带泳动速度依次为清蛋白、α_1、α_2、β、γ 球蛋白等各种蛋白质,然后浸于蛋白结合染料染色,经过干燥处理后,用光密度计扫描,以各峰面积积分结果计算各蛋白含量。

9-10 毛细管电泳的基本工作原理是什么?毛细管的长度不同,对分离结果有什么影响?

答:当待测样品位于两端加上高压电场的毛细管的正极时,溶液中的带电粒子以高压电场为驱动力,沿毛细管通道,以不同的速度向与其所带电荷相反的电极方向迁移。正离子的电泳方向和电渗流方向一致,其迁移速度是两者之和;中性粒子的电泳速度为"零",其迁移速度就是电渗流速度;负离子的电泳方向与电渗流方向相反,其迁移速度是两者之差。同理,带电粒子的迁移率也遵从这一规律。据此,正离子最先到达毛细管的负极端,其次是中性粒子,最后是负离子,使它们得以分离,这就是毛细管电泳的基本工作原理。

毛细管柱的长短应根据实际情况确定,在同样电压下,相同的毛细管,长度增加,电阻增大,电流减小,有利于减少自热;但同时也降低了电场强度,增长了分析时间。反之,毛细管柱过短,容易造成过热,但却减少了分析时间。实际应用时,CZE 的毛细管柱长为 30cm,CGE 的毛细管柱长则要短很多。

四、自我评估题

9-1 截面相同的铜丝和钢丝串联起来,下面描述正确的是(C)
   A. 通过铜丝和钢丝的电流强度不同
   B. 通过铜丝和钢丝的电流密度不同
   C. 通过铜丝和钢丝的电场强度不同
   D. 通过铜丝和钢丝的电场强度相同
   E. 无法对比铜丝和钢丝的电流密度

9-2 对于 n 个节点的电路,可以列出独立电流方程的个数为(B)
   A. n B. $n-1$ C. $n+1$
   D. 不能确定   E. $n-2$

9-3 关于神经或肌肉组织除极和复极的描述,正确的为(C)
   A. 除极过程中,Na^+ 离子和 K^+ 离子通透性都高
   B. 复极过程中,Na^+ 离子通透性好于 K^+ 离子通透性

C. 除极过程中,Na$^+$离子通透性好于K$^+$离子通透性

D. 除极和复极过程中,Na$^+$离子和K$^+$离子通透性一致

E. Na$^+$离子和K$^+$离子通透性与除极过程无关

9-4 对于m个支路,n个节点的复杂含源电路,按照基尔霍夫第二定律,可以列出独立的回路电压方程数为个 $\underline{m-n+1}$。

9-5 电流密度是$\underline{矢量}$,其方向为$\underline{该点电场强度的方向}$;电流强度是标量,方向通常规定为正电荷在电场力作用下的移动方向。

9-6 细胞除极和复极过程中,细胞膜内外离子的通透变化机制为$\underline{钾泵和钠泵的作用}$。

9-7 铜棒面积为$20×80mm^2$,长2.0m,两端电压50mV。已知铜离子棒电导率$\gamma=5.7×10^7 S \cdot m^{-1}$,求:

(1)铜棒电阻? ($2.19×10^{-5}\Omega$)

(2)棒中的电流强度和电流密度? ($2.28×10^3 A$,$1.43×10^6 A \cdot m^{-2}$)

(3)棒中的电场强度? ($2.5×10^{-2}V \cdot m^{-1}$)

9-8 加法器的原理图如图9-5所示,试证明:

(1)当$R_i=R$时

$$U = \frac{1}{4}(\varepsilon_1 + \varepsilon_2 + \varepsilon_3)$$

(2)当$R_i \ll R$时

$$U = \frac{R_i}{R}(\varepsilon_1 + \varepsilon_2 + \varepsilon_3)$$

9-9 如图9-6所示电路中,$\varepsilon_1=12V$,$\varepsilon_2=9V$,$\varepsilon_3=8V$,$r_1=r_2=r_3=1\Omega$,$R_1=R_2=R_4=R_5=2\Omega$,$R_3=3\Omega$。求:

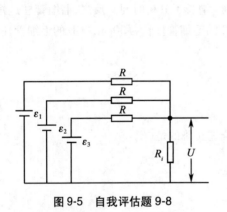

图9-5　自我评估题9-8　　　　图9-6　自我评估题9-9

(1)a、b两点间的电势差。

(2)如果把a、b两点接通,求通过ε_1的电流。 (1V,0.48A)

9-10 一特殊的轴突中,37℃时,氯离子的平衡电势为$-80mV$,如在细胞外Cl^-的浓度为$110mol \cdot m^{-3}$,则在细胞内的浓度是多少? ($5.5mol \cdot m^{-3}$)

(盖立平)

第十章

稳 恒 磁 场

一、本章内容提要

1. **磁感应强度**　描述磁场强弱和方向的物理量,它可由运动电荷在磁场中某点所受到的磁场力来定义,$B = \dfrac{F_m}{q_0 v}$,磁感应强度的单位是特斯拉(T)。

B 是矢量,方向由右手螺旋法则来确定。右手拇指与其余四指垂直,先将四指的指向与 **F_m** 方向相同,再使其向 v 的方向弯曲,这时拇指的指向就是磁感应强度 **B** 的方向。

2. **磁通量**　通过磁场中某一曲面的磁感应线数,称为通过该曲面的磁通量,用 Φ 表示,则

$$\Phi = \iint_S d\Phi = \iint_S \boldsymbol{B} \cdot d\boldsymbol{S} = \iint_S B\cos\theta dS, \quad 单位为韦伯(\text{Wb})。$$

磁场中的高斯定理:由于磁感应线是一些无头无尾的闭合曲线,故此,穿入任一闭合曲线的磁感应线数(规定为负的磁通量)必等于穿出该曲面的磁感应线数(规定为正的磁通量)。所以,通过磁场中任一闭合曲面的总磁通量为零。

$$\oiint_S \boldsymbol{B} \cdot d\boldsymbol{S} = \oiint_S B\cos\theta dS = 0$$

它反映了磁场是无源场、涡旋场。

3. **毕奥-萨伐尔定律**　电流元 Idl 在空间某点处产生的磁感应强度 $d\boldsymbol{B}$ 为

矢量式:
$$d\boldsymbol{B} = \frac{\mu_0}{4\pi} \frac{Id\boldsymbol{l} \times \boldsymbol{e}_r}{r^2}$$

标量式:
$$dB = \frac{\mu_0}{4\pi} \frac{Idl\sin\theta}{r^2}$$

$d\boldsymbol{B}$ 的方向垂直于 Idl 和 r 所在的平面,由右手螺旋法则确定,即右手弯曲的四指由 Idl 的方向沿小于 π 的 θ 角转向 r 的方向,则拇指的指向就是 $d\boldsymbol{B}$ 的方向。

(1)载流长直导线外任一点 P 的磁场

$$B = \frac{\mu_0}{4\pi}\int_{\theta_1}^{\theta_2} \frac{I\sin\theta d\theta}{r_0} = \frac{\mu_0 I}{4\pi r_0}(\cos\theta_1 - \cos\theta_2)$$

若导线为无限长
$$B = \frac{\mu_0 I}{2\pi r_0}$$

（2）载流圆线圈轴线上任意点 P 的磁场

$$B = \frac{\mu_0 I R^2}{2r^3} = \frac{\mu_0}{2} \frac{R^2 I}{(R^2 + r_0^2)^{3/2}}$$

在圆心处

$$B = \frac{\mu_0 I}{2R}$$

当 $r \gg R$ 时 $r_0 \approx r$, $B = \dfrac{\mu_0 R^2 I}{2r^3}$

（3）载流直螺线管内部的磁场

$$B = \int_{\beta_1}^{\beta_2} -\frac{\mu_0}{2} n I \sin\beta \mathrm{d}\beta = \frac{\mu_0}{2} n I (\cos\beta_2 - \cos\beta_1)$$

若螺线管为无限长

$$B = \mu_0 n I$$

4. 安培环路定律　在真空的恒定磁场中,磁感应强度 $\boldsymbol{B}$ 沿任意闭合路径的线积分等于此闭合路径所包围的电流的代数和与真空磁导率的乘积,即

$$\oint_L \boldsymbol{B} \cdot \mathrm{d}\boldsymbol{l} = \oint_L B\cos\theta \mathrm{d}l = \mu_0 \sum I$$

电流的方向与积分回路的绕行方向符合右手螺旋关系时电流为正,反之为负。

5. 洛伦兹力　运动电荷在磁场中会受到磁场力的作用,这个力称为洛伦兹力

$$\boldsymbol{F} = q\boldsymbol{v} \times \boldsymbol{B} = qvB\sin\theta$$

洛伦兹力的方向可以由右手螺旋法则来判定,即将右手四指的指向由 v 的方向沿着小于 π 的一侧向 $\boldsymbol{B}$ 的方向弯曲,则拇指的指向就是 $\boldsymbol{F}$ 的方向。负电荷,洛伦兹力的方向和上述方向相反。

磁场对载流导线的作用力

$$\mathrm{d}\boldsymbol{F} = I\mathrm{d}\boldsymbol{l} \times \boldsymbol{B} = IB\sin\theta \mathrm{d}l$$

方向由右手螺旋法则确定,即右手的四指由电流强度 I 的方向沿着小于 π 的一侧向磁感应强度 B 的方向弯曲,这时拇指的指向就是安培力 $\mathrm{d}F$ 的方向。

6. 载流线圈所受磁力矩

$$M = NIBS\cos\theta$$

或

$$M = NIBl_1l_2\cos\theta$$

$S = l_1l_2$ 表示线圈平面的面积。

磁矩 $P_\mathrm{m} = NIS(\mathrm{A} \cdot \mathrm{m}^2)$,磁矩是矢量,它的方向就是载流线圈法线的方向。

7. 霍尔效应　在均匀磁场 $\boldsymbol{B}$ 中放入通有电流 I 的导体或半导体薄片,使薄片平面垂直于磁场方向,这时在薄片的两侧产生一个电势差,这种现象称为霍尔效应(Hall effect),产生的电势差称为霍尔电势差。

（1）霍尔电势差为

$$U_{ab} = K\frac{IB}{d}$$

$K = \dfrac{1}{nq}$ 称为霍尔系数。

（2）量子霍尔效应:冯·克利青在 1980 年发现了量子霍尔效应而于 1985 年获得诺贝尔物理学

奖。对于给定的薄片,通以一定的电流 I,霍尔电势差 U_{ab} 将随磁场 B 线性增加。但是,在低温和强磁场的情况下,对于半导体材料的霍尔效应而言,U_{ab} 和 B 的对比曲线中有一系列的稳定状态,它不是一条直线,而是台阶式。出现台阶处的电阻与材料的性质无关,而是由一个常数(h/e^2)除以不同的整数,称为霍尔电阻

$$R_H = \frac{U_{ab}}{I} = \frac{h/e^2}{n} \qquad n = 1,2,3$$

式中 n 是整数,令 $R_K = \dfrac{h}{e^2}$,称为冯·克利青常数(Klaus von Klitzing constant),该常数只与普朗克常数 h 和基本电荷 e 有关。

(3)分数量子霍尔效应:美国贝尔实验室的霍斯特·施特默(Horst L. Stormer)、普林斯顿大学的美籍华人崔琦,在量子霍尔效应的研究中采用更低的温度更强的磁场,霍尔电阻 R_H 中,n 可以被一些连续的分数取代,这种现象称为分数量子霍尔效应。这是一种具有分数电荷激发状态的新型量子流体。

8. 电磁力在质谱仪、回旋加速器、电磁泵、电磁流量计等仪器中的应用。

9. 生物磁现象和磁场的生物效应

(1)生物磁现象:生物电现象的同时必然有生物磁现象的产生。在外界因素的刺激下,生物机体的某些部位可产生一定的诱发电位,同时产生一定的诱发磁场,这种诱发的磁信号也是生物磁场。生物磁场图有心磁图、脑磁图、肺磁图等。

(2)磁场的生物效应:磁场对生命机体的活动及其生理、生化过程有一定影响。

二、解题指导——典型例题

[例 10-1] 一根无限长的直导线,如图 10-1 所示,通有电流 I,中部一段弯成圆弧形,求图中 P 点磁感应强度的大小。

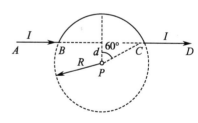

图 10-1 例 10-1

解:圆弧形 BC 在 P 点产生的磁感应强度 B_1 的大小为

$$B_1 = \frac{\mu_0}{4\pi} \int \frac{I dl}{r^2} = \frac{\mu_0}{4\pi} \int_0^{\frac{2\pi}{3}} \frac{I R d\theta}{R^2} = \frac{\mu_0 I}{6R} \text{ 方向垂直纸面向里。}$$

载流长直导线 AB 在 P 点产生的磁感应强度 B_2 的大小

$$B_2 = \frac{\mu_0 I}{4\pi d}(\cos\theta_1 - \cos\theta_2) = \frac{\mu_0 I}{4\pi d}\left(\cos 0 - \cos\frac{\pi}{6}\right)$$

$$d = R\cos 60° = \frac{R}{2}$$

$$\therefore B_2 = \frac{\mu_0 I}{2\pi R}\left(1 - \frac{\sqrt{3}}{2}\right) \text{ 方向垂直纸面向里。}$$

载流长直导线 CD 在 P 点产生的磁感应强度 B_3 的大小

$$B_3 = \frac{\mu_0 I}{4\pi d}(\cos\theta_1 - \cos\theta_2) = \frac{\mu_0 I}{4\pi d}\left(\cos\frac{5\pi}{6} - \cos\pi\right)$$

$$\therefore B_3 = \frac{\mu_0 I}{2\pi R}\left(1 - \frac{\sqrt{3}}{2}\right) = \frac{\mu_0 I}{2\pi R}\left(1 - \frac{\sqrt{3}}{2}\right) \text{ 方向垂直纸面向里。}$$

P 点产生的磁感应强度为：$B = B_1 + B_2 + B_3 = 0.21 \dfrac{\mu_0 I}{R}$ 方向垂直纸面向里。

[例 10-2] 一圆柱形的长直导线，如图 10-2(a)所示，截面半径为 R，恒定电流均匀通过导线的截面，电流为 I，求导线内和导线外的磁场分布。

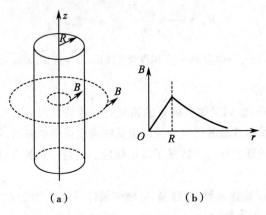

图 10-2 例 10-2

解：在圆柱体内部，以 $r<R$ 为半径做一圆，圆心位于轴线上，圆面与轴线垂直，把安培环路定律用于这圆周有

$$\oint_L \boldsymbol{B} \cdot \mathrm{d}\boldsymbol{l} = 2\pi r B = \mu_0 \frac{I}{\pi R^2}\pi r^2$$

由此得

$$B = \frac{\mu_0}{2\pi} \frac{I}{R^2}r \qquad (r < R)$$

在圆柱体外部，以 $r>R$ 为半径做一圆，圆心位于轴线上，圆面与轴线垂直，把安培环路定律用于这圆周有

$$\oint_L \boldsymbol{B} \cdot \mathrm{d}\boldsymbol{l} = 2\pi r B = \mu_0 I$$

由此得

$$B = \frac{\mu_0}{2\pi} \frac{I}{r} \qquad (r > R)$$

即在圆柱体内部磁感应强度 B 与 r 成正比，在圆柱体外部磁感应强度 B 与 r 成反比，如图 10-2(b)所示。

[例 10-3] 一段导线弯成如图 10-3 所示的形状，它的质量 $m=10g$，上面水平一段长 $l=20cm$，处在 $B=0.1T$ 方向垂直纸面向里的匀强磁场中，导线下面两端分别插在两个浅水银槽中，使这段导线、电源和电键组成回路。当电键 K 接通，导线从水银槽中跳出，跳起的高度 $h=5.0cm$，求通过导线的电量。

解：设导线中瞬间电流为 i，此时导线受力 $F=Bil$，在电键接通瞬间，安培力的冲量为

$$\int_0^t F \mathrm{d}t = \int_0^t Bil\,\mathrm{d}t = Bl\int_0^t i\,\mathrm{d}t = Blq \tag{1}$$

由于 t 极短，重力的冲量可忽略，由动能原理

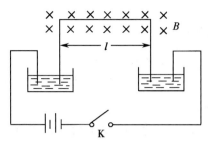

图 10-3 例 10-3

$$\int_0^t F\mathrm{d}t = mv - 0 \qquad (2)$$

由式(1)和(2)得 $\qquad Blq = mv \qquad (3)$

根据机械能守恒得 $\qquad v = \sqrt{2gh} \qquad (4)$

将式(4)代入式(3)得

$$q = \frac{m}{lB}\sqrt{2gh} = 0.5(\mathrm{C})$$

通过导线的电量为 $0.5(\mathrm{C})$

[例 10-4] 一长直导线载有电流 50A,离导线 5.0cm 处有一电子以 $1.0\times10^7\mathrm{m\cdot s^{-1}}$ 运动,求下列情况作用载电子上的洛伦兹力:

(1)电子的速度方向平行于导线。

(2)电子的速度方向垂直于导线并指向导线。

(3)设电子的速度方向垂直于导线和电子所构成的平面。

解:洛伦兹力 $\quad \boldsymbol{F} = q\boldsymbol{v}\times\boldsymbol{B} = -e\boldsymbol{v}\times\boldsymbol{B}$

(1)电子的速度方向平行于导线 $\quad F = qvB\sin\dfrac{\pi}{2} = \dfrac{\mu_0 evI}{2\pi r}$

$$= \frac{4\pi\times10^{-7}\times1.6\times10^{-19}\times1.0\times10^7\times50}{2\pi\times5.0\times10^{-2}}$$

$$= 3.2\times10^{-16}(\mathrm{N})$$

$\boldsymbol{F}$ 方向垂直背向导线或垂直指向导线。

(2)v 与 $\boldsymbol{B}$ 垂直时,洛伦兹力大小同上,方向平行于直导线,指向与电流相同。

(3)v 与 $\boldsymbol{B}$ 平行时,洛伦兹力为零。

三、思考题和习题解答

10-1 电流元在它周围任意一点都产生磁场吗?

答:毕奥-萨伐尔定律给出任一电流元在空间任意一点所产生的磁感应强度大小为

$$\mathrm{d}B = \frac{\mu_0}{4\pi}\frac{Id l\sin\theta}{r^2}$$

在电流元轴线上各点,$\theta = 0$ 或 π,磁感应强度为零。故电流元在其轴线上各点不产生磁场。

10-2 一个半径为 0.2m,阻值 200Ω 的圆形电流回路连着 12V 的电压,回路中心的磁感应强度是多少?

解:回路中心即圆心处的磁感应强度是

$$B = \frac{\mu_0 I}{2R} = \frac{4\pi \times 10^{-7} \times \frac{12}{200}}{2 \times 0.2} = 1.9 \times 10^{-7}(\text{T})$$

答:回路中心的磁感应强度 $B = 1.9 \times 10^{-7}(\text{T})$

10-3 一无限长直导线通有 $I = 15A$ 的电流,把它放在 $B = 0.05T$ 的外磁场中,并使导线与外磁场正交,试求合磁场为零的点至导线的距离。

解:设 r_x 处长直导线电流产生的磁场:

$$B_1 = \frac{\mu_0 I}{2\pi r_x} \qquad \text{方向与外磁场 } B_2 \text{ 相反}$$

依题意: $\sum ZB = B_1 + B_2 = 0$

$$\frac{\mu_0 I}{2\pi r_x} - 0.05 = 0$$

$$\frac{4\pi \times 10^{-7} \times 15}{2\pi \times r_x} - 0.05 = 0$$

$$r_x = 6.0 \times 10^{-5}(\text{m})$$

答:合磁场为零的点至导线的距离为 6.0×10^{-5}m

10-4 如图 10-4 所示

(1)求图 10-4(a)中半圆圆心 C 处磁感应强度是多少?

(2)总电流分成两个相等的分电流时如图 10-4(b)所示,圆心处的磁感应强度时多少?

解:(1)在图 10-4(a)中 C 处的磁感强度由三部分组成,两直线和半圆的磁感应之和。

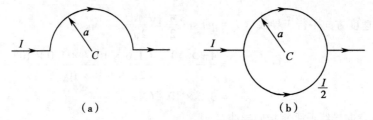

（a） （b）

图 10-4 习题解答 10-4

两直线的延长线过圆心 C,所以 $B_1 = B_2 = 0$,半圆在 C 处的磁场设为 B_3

$$B_3 = \frac{1}{2} \cdot \frac{\mu_0 I}{2a} = \frac{\mu_0 I}{4a}$$

(2)两个半圆产生的磁感应强度方向相反

$$B_1 = \frac{1}{2} \cdot \frac{\mu_0 I}{2a} \qquad B_2 = -\frac{1}{2} \cdot \frac{\mu_0 I}{2a}$$

两直线的延长线过 C 点 $\qquad B_3 = 0$

$$\therefore \quad \sum B = B_1 + B_2 + B_3 = 0$$

10-5 一根载有电流 I 的导线由三部分组成,AB 部分为四分之一圆周,圆心为 O,半径为 a,导线其余部分伸向无限远,如图 10-5 所示,求 O 点的磁感应强度。

解:四分之一圆与两直线在 O 点产生的磁感应强度的方向均相同,大小各为:

$$B_1 = \frac{1}{4} \cdot \frac{\mu_0 I}{2a}$$

$$B_2 = B_3 = \frac{\mu_0 I}{4\pi a}(\cos\theta_1 - \cos\theta_2) = \frac{\mu_0 I}{4\pi a}\left(\cos\frac{\pi}{2} - \cos\pi\right) = \frac{\mu_0 I}{4\pi a}$$

$$\therefore \sum B = B_1 + B_2 + B_3 = \frac{1}{4} \cdot \frac{\mu_0 I}{2a} + \frac{\mu_0 I}{4\pi a} + \frac{\mu_0 I}{4\pi a} = \frac{\mu_0 I}{2\pi a}\left(1 + \frac{\pi}{4}\right)$$

答:O 点的磁感应强度为 $B = \frac{\mu_0 I}{2\pi a}\left(1 + \frac{\pi}{4}\right)$

10-6 如图 10-6 所示,环绕两根通过电流为 I 的导线,有四种环路,问每种情况下 $\oint B\cos\theta dl$ 等于多少?

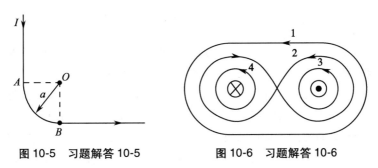

图 10-5 习题解答 10-5　　　　图 10-6 习题解答 10-6

解:安培环路定律:$\oint B\cos\theta dl = \mu_0 \sum I$,如果电流的方向与积分回路的绕行方向符合右手螺旋法则,电流取正值,反之为负。

(1)对于第一种环绕方式,右侧电流符合右手螺旋法则,取正值,左侧电流取负值

$$\oint B\cos\theta dl = -\mu_0 I + \mu_0 I = 0$$

(2)对于第二种环绕方式,右侧电流取正值,左侧电流取正值

$$\oint B\cos\theta dl = \mu_0 I + \mu_0 I = 2\mu_0 I$$

(3)对于第三种环绕方式

$$\oint B\cos\theta dl = \mu_0 I$$

(4)对于第四种环绕方式

$$\oint B\cos\theta dl = -\mu_0 I$$

10-7 一铜片厚度 $d = 2.0\text{mm}$,放在 $B = 3.0\text{T}$ 的匀强磁场中,已知磁场方向与铜片表面垂直,铜的载流子密度 $n = 8.4 \times 10^{22}\text{cm}^{-3}$,当铜片中通有与磁场方向垂直的电流 $I = 200\text{A}$ 时,铜片两端的霍尔电势为多少?

解:铜片两端的霍尔电势:

$$U = \frac{1}{nq} \cdot \frac{IB}{d} = \frac{1}{8.4 \times 10^{22} \times 10^6 \times 1.6 \times 10^{-19}} \times \frac{2 \times 10^2 \times 3}{2 \times 10^{-3}} = 2.2 \times 10^{-5}(\text{V})$$

答:霍尔电势为 2.2×10^{-5}V

10-8 霍尔效应可用来测量血液的速度。其原理如图 10-7 所示,在动脉血管两侧分别安装电极并加以磁场。设血管直径是 2.0mm,磁场为 0.080T,毫伏表测出的电压为 0.10mV,血流的速度多大?

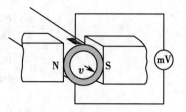

图 10-7 习题解答 10-8

解:血流稳定时,有

$$qvB = qE$$

血流的速度为

$$v = \frac{E}{B} = \frac{U}{dB} = 0.63 \text{m} \cdot \text{s}^{-1}$$

10-9 北京正负电子对撞机的储存环是周长为 240m 的近似圆形轨道,当环中电子流强度为 8mA 时,在整个环中有多少电子在运行? 已知电子的速率接近光速。

解:$I = \frac{Ne}{l/c} = \frac{Nec}{l}$,有 $N = \frac{Il}{ec} = 4 \times 10^{10}$ 个电子在运行。

10-10 心磁图、脑磁图、肺磁图记录的都是什么曲线? 在医学诊断上有哪些应用?
答:心磁图、脑磁图、肺磁图记录的都是磁场随时间变化的曲线。

心磁图方法的诊断在灵敏度和准确度方面都优于心电图,主要用于检测心脏疾病,如心肌梗死、心室动脉瘤和心绞痛等;脑磁图的诊断比脑电图更准确,目前主要利用脑电图来确定癫痫病人的病变部位;肺磁图在诊断肺部受磁粉感染的职业病人时,它可比 X 射线发现更早。近年来肺磁学的发展又开拓了一个新领域,通过对细胞磁性的测量,可以了解细胞游动的力学情况。

四、自我评估题

10-1 如图 10-8 所示,边长为 a 的正方形线圈中通有电流 I,此线圈在 P 点产生的磁感应强度的大小为(B)

A. 0   B. $\frac{\sqrt{2}\mu_0 I}{4\pi a}$ C. $\frac{\sqrt{2}\mu_0 I}{2\pi a}$

D. $\frac{\sqrt{2}\mu_0 I}{\pi a}$ E. $\frac{\mu_0 I}{4\pi a}$

10-2 如图 10-9 所示,在磁感应强度为 B 均匀磁场中作一半径为 R 的半球面 S,S 边线所在的平面的法线方向单位矢量 n 与 B 的夹角为 α,则通过此半球面 S 的磁通量为(D)

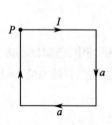

图 10-8 自我评估题 10-1

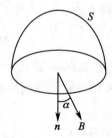

图 10-9 自我评估题 10-2

A. $\pi R^2 B$ B. 0   C. $\pi R^2 B\cos\alpha$

D. $-\pi R^2 B\cos\alpha$ E. $\pi R^2 B\sin\alpha$

10-3 如图 10-10 所示,一宽度为 a 的无限长铜片,厚度不计,通有电流 I,电流在铜片上均匀分布。在与铜片共面且距铜片右边缘为 b 处的 P 点的磁感应强度的大小为(A)

A. $\dfrac{\mu_0 I}{2\pi a}\ln\dfrac{a+b}{b}$ B. $\dfrac{\mu_0 I}{2\pi b}\ln\dfrac{a+b}{b}$ C. $\dfrac{\mu_0 I}{2\pi(a+b)}$

D. $\dfrac{\mu_0 I}{2\pi(a/2+b)}$ E. $\dfrac{\mu_0 I}{4\pi a}\ln\dfrac{a+b}{b}$

10-4 一个动量为 p 的电子,沿图 10-11 所示方向入射并能穿过一宽度为 D,磁感应强度为 $\boldsymbol{B}$ 的均匀磁场区域,则该电子出射方向与入射方向的夹角为 α(C)

A. $\arccos\dfrac{eBD}{p}$ B. $\arcsin\dfrac{BD}{ep}$ C. $\arcsin\dfrac{eBD}{p}$

D. $\arccos\dfrac{BD}{ep}$ E. $\arctan\dfrac{eBD}{p}$

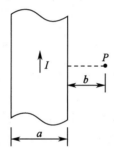 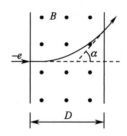

图 10-10 自我评估题 10-3   图 10-11 自我评估题 10-4

10-5 一电子以速度 v 在半径为 R 的圆周上作匀速圆周运动,它的磁矩为(C)

A. 0   B. $\dfrac{1}{2}ev^2$ C. $\dfrac{1}{2}evR$

D. $\dfrac{1}{2}evR^2$ E. $\dfrac{1}{4}evR$

10-6 一载流导线弯成如图 10-12 所示形状,其中 AB 为一段四分之一圆弧,AC 和 BD 为直线并延伸到无限远,导线中通有恒定电流 I。则圆心 O 点的磁感应强度 $B =$ _____,其方向_____。$\left(\dfrac{\mu_0 I}{4R}\left(\dfrac{1}{\pi}+\dfrac{1}{2}\right),垂直纸面向里\right)$

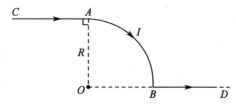

图 10-12 自我评估题 10-6

10-7 如图 10-13 所示,在一根通有电流 I 的直导线旁,与之共面地放着一个长、宽各为 a 和 b

的矩形线框,线框的长边与载流长直导线平行,在此情形中,求线框内的磁通量 $\Phi =$ _____。

$$\left(\frac{\mu_0 Ia}{2\pi}\ln 2\right)$$

10-8 如图 10-14 所示,半径为 R 的半圆形线圈中通有电流 I,线圈处在与线圈平面平行向右的均匀磁场 B 中,线圈所受磁力矩的大小为 _____,方向为 _____。

$$\left(\frac{\pi R^2 IB}{2},\text{图面中向上}\right)$$

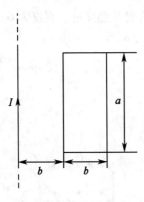

图 10-13　自我评估题 10-7

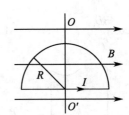

图 10-14　自我评估题 10-8

10-9 氢原子中,电子绕原子核在半径为 r 的圆周上运动,如果外加一个磁感应强度为 B 的磁场(B 的方向与圆轨道平面平行),那么,氢原子受到磁场作用的磁力矩的大小 $M =$ _____。(设电子质量为 m_e,电子电荷为 e)。

$$\left(\frac{Be^2}{4}\sqrt{\frac{r}{\pi\varepsilon_0 m_e}}\right)$$

10-10 如图 10-15 所示,电流 $I = 20\text{A}$,流过半径 $R = 0.050\text{m}$ 的金属薄圆筒,再经由圆筒轴线外的细导线流回来,细导线的半径为 $1.0\times10^{-3}\text{m}$,筒的长度为 $l = 20\text{m}$,求:

(1)筒中离轴线 0.020m 处 P 点的 B 值。 $\qquad$ $(2.0\times10^{-4}\text{T})$

(2)筒外离轴线 0.10m 处 Q 点的 B 值。 $\qquad$ $(B = 0)$

10-11 如图 10-16 所示,一根载有电流 I 的无限长直导线,在一处弯成半径为 R 的圆形,由于导线外有绝缘层,因此在弯曲处两导线不会短路。试求圆心点 O 处的磁感应强度的大小和方向。

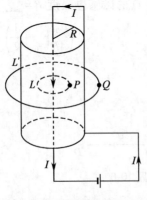

图 10-15　自我评估题 10-10

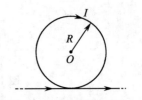

图 10-16　自我评估题 10-11

$$\left(B=\frac{\mu_0 I}{2R}\left(1-\frac{1}{\pi}\right),\text{垂直纸面向外}\right)$$

10-12 如图 10-17 所示,两根长直导线沿铜环的半径方向引到环上 a,b 两点,并且与很远的电源相连,电源电流为 I,求环心 O 点的磁感应强度。 (0)

10-13 如图 10-18 所示,正离子的电量 $q=3.2\times10^{-19}$C,经 $U=5.0\times10^6$V 的高压加速后由小孔 S 射入磁感应强度 $B=0.5$T 的匀强磁场中,沿半圆周运动后打在 P 点,测得 P 点与孔 S 的距离 $l=0.03$m,试求该离子的质量。 $(1.8\times10^{-30}$kg$)$

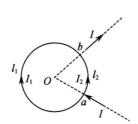

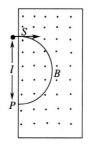

图 10-17 自我评估题 10-12　　图 10-18 自我评估题 10-13

10-14 如图 10-19 所示,载流导线段 ab 与长直导线 I_1 共面,ab 段长为 l,通有电流 I_2,方向与 I_1 垂直。a 端与 I_1 的距离为 d。求导线 ab 所受磁场的作用力。 $\left(F=\dfrac{\mu_0 I_1 I_2}{2\pi}\ln\dfrac{d+l}{d}\right)$

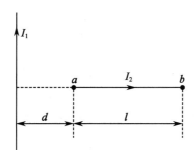

图 10-19 自我评估题 10-14

（刘东华）

第十一章
电磁感应与电磁波

一、本章内容提要

1. 法拉第电磁感应定律

(1)感应电流和感应电动势:当穿过闭合导体回路的磁通量发生变化时,回路中就产生电流,这种电流称为感应电流。由于磁通量变化而引起的电动势,称为感应电动势。

(2)法拉第电磁感应定律:导体回路中感应电动势 ε_i 的大小与穿过回路所包围面积的磁通量的变化率 $d\Phi/dt$ 成正比。

$$\varepsilon_i = -\frac{d\Phi}{dt}$$

式中的负号反映了感应电动势的方向,与楞次定律一致,即闭合回路中感应电流的方向,总是使感应电流所产生的磁场去反抗引起感应电流的磁通量的改变。

对于 N 匝线圈:如果穿过每匝线圈的磁通量相同,均为 Φ,则

$$\varepsilon_i = -N\frac{d\Phi}{dt}$$

(3)动生电动势:由于导体在磁场中运动,使导体内产生的感应电动势,称为动生电动势。

导体各部分在非匀强磁场中以不同的速度运动时产生的动生电动势为

$$\varepsilon_i = \int_L (v \times \boldsymbol{B}) \cdot d\boldsymbol{l}$$

这里线元矢量 $d\boldsymbol{l}$ 的方向是任意选定的,当 $d\boldsymbol{l}$ 与 $v \times \boldsymbol{B}$ 方向呈锐角时,ε_i 为正,表示 ε_i 顺着 $d\boldsymbol{l}$ 方向;呈钝角时,ε_i 为负,表示 ε_i 逆着 $d\boldsymbol{l}$ 方向。

(4)感生电动势 感生电场:当导体在磁场中保持不动,而使穿过导体回路的磁通量发生变化时所产生的感应电动势称为感生电动势。随时间变化的磁场在其周围空间产生的电场称为感生电场。它的电场线是闭合曲线,因此感生电场又称为有旋电场。

如果用 $\boldsymbol{E}_{感}$ 表示涡旋电场的电场强度,则它在闭合环路 L 中对单位正电荷做功可以表示为

$$\varepsilon_i = \oint_L \boldsymbol{E}_{感} \cdot d\boldsymbol{l} = -\int_S \frac{\partial \boldsymbol{B}}{\partial t} \cdot d\boldsymbol{S}$$

(5)静电场的环路定理在非稳恒磁场条件下的推广

$$\oint_L \boldsymbol{E} \cdot \mathrm{d}\boldsymbol{l} = -\int_S \frac{\partial \boldsymbol{B}}{\partial t} \cdot \mathrm{d}\boldsymbol{S}$$

其中 $E = E_{静} + E_{感}$。

2. 自感和互感

（1）互感电动势：由于一个回路中的电流发生变化时在相邻的另一个回路中产生的感应电动势称为互感电动势。设有两个相互临近的线圈1和2，分别通有电流。其中线圈1中电流所激发的磁场穿过线圈2的磁链为 $\boldsymbol{\varPsi}_{21}$，$\boldsymbol{\varPsi}_{21} = M_{21}I_1$。在线圈的形状、大小和相对位置保持不变，而且周围不存在铁磁质的情况下，线圈1中的电流变化在线圈2中产生的感应电动势为

$$\varepsilon_{21} = -\frac{\mathrm{d}\boldsymbol{\varPsi}_{21}}{\mathrm{d}t} = -M_{21}\frac{\mathrm{d}I_1}{\mathrm{d}t}$$

线圈2中的电流变化在线圈1中产生的感应电动势为

$$\varepsilon_{12} = -M_{12}\frac{\mathrm{d}I_2}{\mathrm{d}t}$$

其中 $M_{12} = M_{21} = M$，M 为两线圈的互感系数，简称互感。

（2）自感电动势：由于回路中电流的变化而在回路自身中产生的感应电动势称为自感电动势。在线圈的大小和形状保持不变，并且附近不存在铁磁质的情况下，有

$$\varepsilon_L = -L\frac{\mathrm{d}I}{\mathrm{d}t}$$

L 为线圈的自感系数，简称自感。

（3）RL 电路的暂态过程

1）通电过程

$$i = \frac{\varepsilon}{R}\left(1 - \mathrm{e}^{-\frac{R}{L}t}\right)$$

2）断电过程

$$i = \frac{\varepsilon}{R}\mathrm{e}^{-\frac{R}{L}t}$$

（4）通电线圈的自感磁能

$$W = \frac{1}{2}LI^2$$

（5）通电线圈的互感磁能

$$W_{21} = MI_1I_2$$

（6）两个相邻的载流线圈所储存的总磁能

$$W = W_1 + W_2 + W_{12} = \frac{1}{2}L_1I_1^2 + \frac{1}{2}L_2I_2^2 + MI_1I_2$$

3. 磁场的能量密度

$$w = \frac{1}{2\mu}B^2 = \frac{1}{2}\mu H^2 = \frac{1}{2}BH$$

4. 磁场内任一体积中的磁场能量

$$W = \int_V w\mathrm{d}V = \frac{1}{2\mu}\int_V B^2\mathrm{d}V = \frac{1}{2}\mu\int_V H^2\mathrm{d}V$$

5. 位移电流

$$I_d = \frac{\mathrm{d}\Phi_D}{\mathrm{d}t}$$

6. 引进位移电流之后的安培环路定理

$$\oint_L \boldsymbol{H} \cdot \mathrm{d}\boldsymbol{l} = \sum I = I_0 + I_d = I_0 + \int_S \frac{\partial \boldsymbol{D}}{\partial t} \cdot \mathrm{d}\boldsymbol{S}$$

上式反映出变化的电场和传导电流都能够在它周围空间激发磁场。

7. 麦克斯韦方程组

(1) 有介质存在时静电场的高斯定理　　$\oint_S \boldsymbol{D} \cdot \mathrm{d}\boldsymbol{S} = \sum_{S内} q_0$

(2) 全电场的环路定理　　$\oint_L \boldsymbol{E} \cdot \mathrm{d}\boldsymbol{l} = -\int_S \frac{\partial \boldsymbol{B}}{\partial t} \cdot \mathrm{d}\boldsymbol{S}$

(3) 磁场中的高斯定理　　$\oint_S \boldsymbol{B} \cdot \mathrm{d}\boldsymbol{S} = 0$

(4) 磁场的安培环路定理　　$\oint_L \boldsymbol{H} \cdot \mathrm{d}\boldsymbol{l} = I_0 + \int_S \frac{\partial \boldsymbol{D}}{\partial t} \cdot \mathrm{d}\boldsymbol{S}$

$$\boldsymbol{D} = \varepsilon_0 \varepsilon_r \boldsymbol{E}$$

$$\boldsymbol{H} = \frac{1}{\mu_0 \mu_r} \boldsymbol{B}$$

$$\boldsymbol{J} = \gamma \boldsymbol{E}$$

8. 电磁振荡　　电荷和电流随时间作周期性变化的现象称为电磁振荡。

9. 电磁波　　从空间某给定区域出发,由近及远,交替地激发起变化的电场和变化的磁场,以有限的速度在空间传播,称为电磁波。

10. 平面电磁波的性质

(1) 电磁波的频率与波源的振荡频率相同。

(2) 电磁波是横波,它的电矢量 $\boldsymbol{E}$ 和磁矢量 $\boldsymbol{B}$ 相互垂直,且都垂直于传播方向。

(3) 电矢量 $\boldsymbol{E}$ 和磁矢量 $\boldsymbol{B}$ 的振动同相位。

(4) 电矢量 $\boldsymbol{E}$ 和磁矢量 $\boldsymbol{B}$ 的振幅有确定的比值。

(5) 电磁波的传播速度为光速。

11. 电磁波谱　　磁波谱中波长最长的是无线电波,其次是红外线、可见光、紫外线、X 射线,波长最短的是 γ 射线。

二、解题指导——典型例题

[例 11-1]　　在一横截面积为 $S = 40\mathrm{cm}^2$、单位长度的匝数 $n = 50$ 匝 $\cdot \mathrm{cm}^{-1}$ 的空心螺绕环上绕有匝数 $N = 5$ 匝的副线圈,副线圈与一电阻组成闭合回路。设该回路的总电阻为 $R = 4.0\Omega$,求当螺绕环中的电流变化率为 $\frac{\mathrm{d}I}{\mathrm{d}t} = 20\mathrm{A} \cdot \mathrm{s}^{-1}$ 时在副线圈中产生的感应电动势和感应电流的大小。

解:螺绕环内电流发生变化时将引起通过副线圈的磁链发生变化,从而在副线圈内产生互感电动势的大小为

$$\varepsilon = \frac{\mathrm{d}\Psi}{\mathrm{d}t} = N \frac{\mathrm{d}(BS)}{\mathrm{d}t} = NS \frac{\mathrm{d}B}{\mathrm{d}t}$$

副线圈内的磁感应强度与螺绕环内的磁感应强度相同,均为

$$B = \mu_0 nI$$

代入上式,有

$$\varepsilon = \mu_0 nSN \frac{\mathrm{d}I}{\mathrm{d}t}$$

$$= 4\pi \times 10^{-7} \times 50 \times 10^2 \times 40 \times 10^{-4} \times 5 \times 20$$

$$= 2.5 \times 10^{-3} (\mathrm{V})$$

副线圈内的感应电流为

$$I = \frac{\varepsilon}{R} = \frac{2.5 \times 10^{-3}}{4.0} = 6.3 \times 10^{-4} (\mathrm{A})$$

[例 11-2]　如图 11-1 所示,将一长直导线和长 AD = 10cm、宽 AB = 5cm、匝数 N = 1000 匝的矩形线圈置于同一平面内,矩形线圈的长边 AD 与长直导线平行,且与长直导线相距 $R_1 = 5$cm。设长直导线内通有电流 I = 5.0A。求,当矩形线圈以 $v = 3.0 \mathrm{m \cdot s^{-1}}$ 的速度沿垂直于长直导线的方向离开长直导线时,矩形线圈内产生的感应电动势的大小和方向。

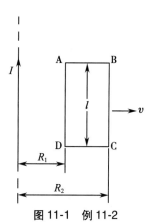

图 11-1　例 11-2

解:无限长直导线在其周围产生的磁感应强度的分布为

$$B = \frac{\mu_0 I}{2\pi r}$$

t 时刻穿过矩形线圈的磁链为

$$\Psi = N\Phi = N\int_S \boldsymbol{B} \cdot \mathrm{d}\boldsymbol{S} = N\int_{R_1+vt}^{R_2+vt} l \frac{\mu_0 I}{2\pi r} \mathrm{d}r = \frac{\mu_0 IlN}{2\pi} \ln \frac{R_2 + vt}{R_1 + vt}$$

在 t 时刻矩形线圈内产生的感应电动势为

$$\varepsilon_t = -\frac{\mathrm{d}\Psi}{\mathrm{d}t} = \frac{\mu_0 IlNv(R_2 - R_1)}{2\pi(R_1 + vt)(R_2 + vt)}$$

令 $t = 0$,则线圈刚离开直导线时线圈内产生的感应电动势为

$$\varepsilon_0 = \frac{\mu_0 IlNv(R_2 - R_1)}{2\pi R_1 R_2}$$

$$= \frac{4\pi \times 10^{-7} \times 5.0 \times 0.1 \times 10^3 \times 3.0 \times (0.1 - 0.05)}{2\pi \times 0.05 \times 0.1}$$

$$= 3.0 \times 10^{-3} (\mathrm{V})$$

线圈远离直导线时,通过线圈的磁通量逐渐减小。按照楞次定律线圈中感应电流所激发的磁场应与长直导线中的电流所激发的磁场同方向,即垂直于纸面向里。因而线圈中产生的感应电动势的方向应为顺时针方向。

[例 11-3]　已知半径为 R = 0.10m 的空心密绕螺绕环,横截面积 $S = 6cm^2$,螺绕环的匝数 N = 250 匝,求:

(1)该螺绕环的自感。

(2)当线圈通有 I = 3A 的电流时,通过螺绕环任一横截面的磁通量和通过螺绕环的磁链。

解:(1)当螺绕环通有电流 I 时,螺绕环内的磁感应强度为

$$B = \mu_0 nI = \mu_0 \frac{N}{2\pi R} I$$

通过螺绕环任一横截面的磁通量为

$$\Phi = BS = \frac{\mu_0 INS}{2\pi R}$$

通过螺绕环的磁链为

$$\Psi = N\Phi = \frac{\mu_0 IN^2 S}{2\pi R}$$

由此得螺绕环的自感系数

$$L = \frac{\Psi}{I} = \frac{\mu_0 N^2 S}{2\pi R} = \frac{4\pi \times 10^{-7} \times 250^2 \times 6 \times 10^{-4}}{2\pi \times 0.1} = 7.5 \times 10^{-5} (\mathrm{H})$$

(2) $I = 3\mathrm{A}$ 时通过螺绕环的磁链为

$$\Psi = IL = 3 \times 7.5 \times 10^{-5} = 2.25 \times 10^{-4} (\mathrm{Wb})$$

通过螺绕环任一横截面的磁通量为

$$\Phi = \frac{\Psi}{N} = \frac{2.25 \times 10^{-4}}{250} = 9.0 \times 10^{-7} (\mathrm{Wb})$$

三、思考题和习题解答

11-1 将一条形磁铁推向一闭合线圈,线圈中将产生感应电动势。问在磁铁与线圈相对位置不变的情况下,迅速推向线圈和缓慢推向线圈所产生的感应电动势是否相同? 为什么?

答:不相同。

迅速推向线圈时磁通量的变化率大,因而产生的感应电动势大。

11-2 一闭合圆形线圈在匀强磁场中运动,在下列情况下是否会产生感应电流? 为什么?

(1)线圈沿磁场方向平移。

(2)线圈沿垂直于磁场方向平移。

(3)线圈以自身的直径为轴转动,轴与磁场方向平行。

(4)线圈以自身的直径为轴转动,轴与磁场方向垂直。

答:(1)、(2)、(3)三种情况下,通过线圈的磁通量不发生变化,因而都不会产生感应电流。第(4)种情况,通过线圈的磁通量发生变化,因而会产生感应电流。

11-3 如图 11-2 所示,一刚性导体回路处在 $B = 0.50\mathrm{T}$ 的匀强磁场中,回路平面与磁场垂直,ab 段长 $l = 0.50\mathrm{m}$,拉动 ab 使其以 $v = 4.0\mathrm{m \cdot s^{-1}}$ 的速度向右匀速运动,电阻 $R = 0.50\Omega$,略去摩擦阻力及导体的电阻。求:

(1)ab 内的非静电场场强 $\boldsymbol{K}$。

(2)ab 内动生电动势的大小和方向。

(3)感应电流消耗在电阻 R 上的功率。

(4)拉力所作功的功率。

(5)作用在 ab 上的拉力。

(6)1s 内拉力所做的功。

解:(1)ab 内电子受到的非静电力为洛伦兹力

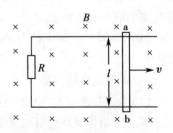

图 11-2　习题解答 11-3

$$F = evB$$

所以 ab 内的非静电场场强 **K** 大小

$$K = \frac{evB}{e} = vB = 4.0 \times 0.50 = 2.0(\text{V} \cdot \text{m}^{-1})$$

方向是由 b 指向 a。

（2）由电动势的定义

$$\varepsilon = \int_b^a \boldsymbol{K} \cdot \mathrm{d}\boldsymbol{l} = K\int_b^a \mathrm{d}l = Kl = 2.0 \times 0.5 = 1.0(\text{V})$$

电动势的方向为由 b 指向 a，即若把导体 ab 视为电源则 a 端为正极，b 端为负极。

（3）$P_1 = \frac{\varepsilon^2}{R} = \frac{1.0^2}{0.50} = 2.0(\text{W})$

（4）由能量守恒与转化定律，拉力所做的功应等于感应电流消耗在电阻 R 上的热能，即：$P_1 = P_2 = 2.0(\text{W})$。

（5）由 $P = Fv$，因而作用在 ab 上的拉力为

$$F = \frac{P}{v} = \frac{2.0}{4.0} = 0.50(\text{N})$$

（6）1 秒内拉力所做的功为

$$A = Pt = 2.0 \times 1 = 2.0(\text{N} \cdot \text{m})$$

11-4　若两组线圈缠绕在同一圆柱上，其中任一线圈产生的磁感应线全部并均等地通过另一线圈的每一匝。设两线圈的自感分别为 L_1 和 L_2，若两线圈长度相等，证明两线圈的互感可以表示为：$M = \sqrt{L_1 L_2}$。

证明：当线圈 L_1 中有电流 I_1 通过时，其在线圈 L_2 中产生的磁链为

$$\Psi_{21} = N_2 B_1 S = \frac{N_2 \mu_0 N_1 I_1 S}{l} = M_{21} I_1$$

$$M_{21} = \frac{\mu_0 N_1 N_2 S}{l} = \mu_0 n_1 n_2 Sl$$

而长直线圈自感为

$$L_1 = \mu_0 n_1^2 Sl, L_2 = \mu_0 n_2^2 Sl$$

所以两线圈互感为

$$M = M_{21} = \mu_0 n_2 n_1 Sl = \sqrt{L_1 L_2}$$

11-5　如图 11-3 所示的电路，已知 $\varepsilon = 10\text{V}$，$R_1 = 10\Omega$，$R_2 = 5\Omega$，$L = 10\text{H}$，求在以下情况时，电路中的电流 I_1、I_2 和 I_3 各为多少？

（1）当电键 K 接通的瞬时。

（2）电键 K 接通足够长时间，使电流达到稳定值。

（3）电流达到稳定值后再断开电键 K 的瞬时。

（4）电流达到稳定值后再断开电键 K 足够长时间。

（5）电流达到稳定值后再断开电键 K 之后 2s。

解：（1）当电键 K 接通的瞬时，由于电感线圈中的电流不能突变，因而

$$I_3 = 0$$

$$I_1 = I_2 = \frac{\varepsilon}{R_1 + R_2} = \frac{10}{10 + 5} = \frac{2}{3}(\text{A})$$

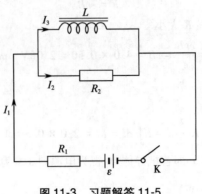

图 11-3　习题解答 11-5

(2)电流达稳定值后,电感线圈的电阻可忽略不计,R_2 相当于开路,因而有 $I_2 = 0$

$$I_1 = I_3 = \frac{\varepsilon}{R_1} = \frac{10}{10} = 1(\text{A})$$

(3)电流达稳定值后再断开电键 K 的瞬时,$I_1 = 0$,L 和 R_2 形成闭合回路,由于电感线圈中的电流不能突变,所以

$$I_3 = 1\text{A}, I_2 = -I_3 = -1(\text{A})$$

(4) $I_1 = I_2 = I_3 = 0$

(5)$I_1 = 0$,由 RL 串联电路断电电流公式

$$I_3 = \frac{\varepsilon}{R_1}e^{-\frac{R_1}{L}t} = \frac{10}{10}e^{-\frac{5}{10}\times 2} = e^{-1} = 0.37(\text{A})$$

$$I_2 = -I_3 = -0.37(\text{A})$$

11-6　一无限长直导线,通有电流 I,若电流在其横截面上均匀分布,导线材料的磁导率为 μ,试证明每单位长度导线内所储存的磁能为

$$w = \frac{\mu I^2}{16\pi}$$

证明:因为无限长直导线内的磁感应强度的分布为

$$B = \frac{\mu I r}{2\pi R^2}$$

则每单位长度导线内所储存的磁能为

$$w = \frac{W}{l} = \frac{1}{l} \cdot \frac{1}{2\mu}\int_V B^2 dV = \frac{1}{2\mu}\int_0^R B^2 2\pi r dr$$

$$= \frac{1}{2\mu}\int_0^R \left(\frac{\mu I r}{2\pi R^2}\right)^2 2\pi r dr$$

$$= \frac{\mu I^2}{4\pi R^4}\int_0^R r^3 dr = \frac{\mu I^2}{16\pi R^4}(R^4 - 0)$$

$$= \frac{\mu I^2}{16\pi}$$

11-7　一长直螺线管,管内充满磁导率为 μ 的磁介质。设螺线管的长为 l,截面积为 S,线圈匝数为 N。证明其自感系数 $L = \mu n^2 V$(式中 V 为螺线管的体积,n 为单位长度的螺线管匝数)。

证明:将螺线管通以电流 I,则有

$$NΦ = NBS = LI$$

把螺线管磁感应强度公式 $B = \mu nI$ 代入上式,有

$$L = \frac{NBS}{I} = \mu n^2 Sl = \mu n^2 V$$

11-8 一螺线管的自感系数为 10mH,求当通过它的电流强度为 4A 时,该螺线管所储存的磁场能量。

解:螺线管储存的磁场能量为

$$W = \frac{1}{2}LI^2 = 0.5 \times 10 \times 10^{-3} \times 4^2 = 0.08(\text{J})$$

11-9 一中空、密绕的长直螺线管,直径为 1.0cm,长 10cm,共 1000 匝,求:当通以 1A 电流时,线圈中储存的磁场能量和磁场能量密度。

解:由习题 11-7,可知线圈的自感系数

$$L = \mu_0 n^2 V = \mu_0 N^2 \frac{S}{l} = \mu_0 N^2 \frac{\pi d^2}{4l}$$

$$= \frac{\pi \mu_0}{4l}(Nd)^2 = \frac{\pi \times 4\pi \times 10^{-7}}{4 \times 0.1} \times (10^3 \times 10^{-2})^2$$

$$= 9.87 \times 10^{-4}(\text{H})$$

螺线管储存的磁场能量为

$$W = \frac{1}{2}LI^2 = \frac{1}{2} \times 9.87 \times 10^{-4} \times 1^2 = 4.93 \times 10^{-4}(\text{J})$$

磁场的能量密度为

$$w = \frac{W}{V} = \frac{W \times 4}{\pi d^2 l} = \frac{4.93 \times 10^{-4} \times 4}{\pi \times (10^{-2})^2 \times 10^{-1}} = 62.8(\text{J} \cdot \text{m}^{-3})$$

11-10 将一导线弯成半径 $R = 5\text{cm}$ 的圆形环,当其中通有 $I = 40\text{A}$ 的电流时,环心处的磁场能量密度为多少?

解:环心处的磁感应强度

$$B = \frac{\mu_0 I}{2R}$$

环心处的磁场能量密度为

$$w_m = \frac{B^2}{2\mu_0} = \frac{1}{2\mu_0} \cdot \frac{\mu_0^2 I^2}{4R^2} = \frac{\mu_0 I^2}{8R^2}$$

$$= \frac{4\pi \times 10^{-7} \times 40^2}{8 \times (5 \times 10^{-2})^2} = 0.1(\text{J} \cdot \text{m}^{-3})$$

11-11 如图 11-4 所示,一截面为长方形的螺绕环,共有 N 匝,环内充满磁导率为 μ 的磁介质,螺绕环内径为 R_1,外径为 R_2,厚度为 h,求此螺绕环的自感。

解:当螺绕环通有电流 I 时,由安培环路定理有

$$\oint_L \boldsymbol{H} \cdot \text{d}\boldsymbol{l} = \sum I = NI$$

由螺绕环对于中心轴线的对称性可得螺绕环内距中心轴线 r 处磁场强度处处相等,有

$$H = \frac{NI}{2\pi r}, \quad B = \mu H = \frac{\mu NI}{2\pi r}$$

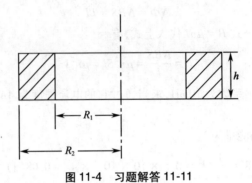

图 11-4　习题解答 11-11

通过螺绕环任一截面的磁通量

$$\Phi = \int_S \boldsymbol{B} \cdot \mathrm{d}\boldsymbol{S} = \int_{R_1}^{R_2} Bh\mathrm{d}r = \frac{\mu NIh}{2\pi}\int_{R_1}^{R_2} \frac{1}{r}\mathrm{d}r = \frac{\mu NIh}{2\pi}\ln\frac{R_2}{R_1}$$

螺绕环的磁链

$$\Psi = N\Phi = \frac{\mu N^2 Ih}{2\pi}\ln\frac{R_2}{R_1}$$

由此得螺绕环的自感为

$$L = \frac{\Psi}{I} = \frac{\mu N^2 h}{2\pi}\ln\frac{R_2}{R_1}$$

11-12　什么是位移电流？比较位移电流与传导电流之间的相似和差异之处。

答：变化的电场中，通过某一截面的电位移通量对时间的变化率定义为通过该截面的位移电流。位移电流和传导电流都能够在它们周围的空间激发磁场，但传导电流是由自由电荷的定向移动形成的，当它流经导体时会产生焦耳热，而位移电流不存在自由电荷的定向移动，因而也没有焦耳热效应。

11-13　证明平行板电容器中的位移电流可以表示为

$$I_\mathrm{d} = C\frac{\mathrm{d}U}{\mathrm{d}t}$$

式中 C 是电容器的电容，U 是两极板间的电势差。

证明：设电容器极板截面为 S，两极间距离为 d，则由极板 S 发出的电位移通量为

$$\Phi_D = \int_S \boldsymbol{D} \cdot \mathrm{d}\boldsymbol{S} = \varepsilon\int_S \boldsymbol{E} \cdot \mathrm{d}\boldsymbol{S} = \varepsilon ES$$

由 $U = Ed$，可得

$$\Phi_D = \frac{\varepsilon S}{d}U = CU$$

由位移电流定义可得平行板电容器中的位移电流为

$$I_\mathrm{d} = \frac{\mathrm{d}\Phi_D}{\mathrm{d}t} = C\frac{\mathrm{d}U}{\mathrm{d}t}$$

11-14　麦克斯韦方程组包含哪几个电磁场的基本定理？指出各方程的物理意义。

答：（1）有介质存在时静电场的高斯定理为

$$\oint_S \boldsymbol{D} \cdot \mathrm{d}\boldsymbol{S} = \sum_{S\text{内}} q_0$$

该式说明静电场对任意封闭曲面的电位移通量仅取决于包围在封闭曲面内自由电荷的代数和,与曲面外的电荷无关,它反映了静电场是有源场,电场线由正电荷发出,终止于负电荷。

（2）全电场的环路定理

$$\oint_L \boldsymbol{E} \cdot \mathrm{d}\boldsymbol{l} = -\int_S \frac{\partial \boldsymbol{B}}{\partial t} \cdot \mathrm{d}\boldsymbol{S}$$

该式揭示出当磁场随时间变化时,也会激发电场。反映了变化的磁场和其所激发的电场之间的关系:在任何电场中,电场强度沿任意闭合回路的线积分等于通过该曲线所包围面积的磁通量对时间的变化率的负值。

（3）磁场中的高斯定理

$$\oint_S \boldsymbol{B} \cdot \mathrm{d}\boldsymbol{S} = 0$$

该式指出无论是传导电流还是变化的电场所激发的磁场,磁感应线都是闭合的,即在任何磁场中,通过任意闭合曲面的磁通量恒为零。

（4）磁场的安培环路定理

$$\oint_L \boldsymbol{H} \cdot \mathrm{d}\boldsymbol{l} = I_0 + \int_S \frac{\partial \boldsymbol{D}}{\partial t} \cdot \mathrm{d}\boldsymbol{S}$$

该式反映了传导电流及变化的电场与它们所激发的磁场之间的内在联系,表明在任何磁场中磁场强度沿任意闭合环路的积分等于穿过该闭合环路的全电流。

11-15　简述平面电磁波的基本性质。

答:平面电磁波的性质:

（1）电磁波的频率与波源的振荡频率相同。

（2）电磁波是横波,它的电矢量 $\boldsymbol{E}$ 和磁矢量 $\boldsymbol{B}$ 相互垂直,且都垂直于传播方向。

（3）电矢量 $\boldsymbol{E}$ 和磁矢量 $\boldsymbol{B}$ 的振动同位相。

（4）电矢量 $\boldsymbol{E}$ 和磁矢量 $\boldsymbol{B}$ 的振幅有确定的比值。

（5）电磁波的传播速度为光速。

四、自我评估题

11-1　关于感生电场下列说法不正确的是（D）

　　A. 感生电场的电场线是环绕磁感应线的闭合曲线

　　B. 不管周围空间有无导体,也不管周围空间是介质还是真空都可以产生感生电场

　　C. 只要有变化的磁场,就会在其周围产生感生电场

　　D. 感生电场也是由电荷激发的

　　E. 感生电场对电荷有作用力

11-2　两个相距不太远的平面圆线圈,怎样放置可使其互感系数近似为零（设其中一个线圈的轴线恰通过另一线圈的圆心）（B）

A. 两线圈的轴线重合

B. 两线圈的轴线相互垂直

C. 两线圈的磁矩方向相反

D. 无论怎样放置,两线圈的互感系数也不会近似为零

E. 两线圈的轴线相互平行

11-3 以下矢量场中属于保守场的是(A)

A. 静电场　　　　　　　B. 感生电场　　　　　　　C. 稳恒磁场

D. 变化的磁场　　　　　E. 流速场

11-4 产生动生电动势的非静电力是_____。　　　　　　　　　　（洛伦兹力）

11-5 激发感生电场的场源是_____。　　　　　　　　　　（变化的磁场）

11-6 真空中两只单层密绕的长直螺线管 A 和 B 的长度相等,且匝数相同,两只螺线管的直径之比 $D_A : D_B = 1 : 4$。当两者通以相同的电流时,所储存的磁能之比 $W_A : W_B$ 为(　　)。

（1 : 16）

11-7 设一匝数为 N 的闭合线圈,电阻为 R。证明:当通过该线圈任一横截面的磁通量改变 $\Delta\Phi$ 时,线圈内流过的电量为 $\Delta q = \dfrac{N\Delta\Phi}{R}$。

11-8 如图 11-5 所示,两段导线 AB = BC = 10cm,在 B 处相接成 30°角。若使导线在 $B = 2.5\times 10^{-2}$T 的匀强磁场中以速度 $v = 1.5 \mathrm{m \cdot s^{-1}}$ 沿如图所示的方向运动。求:

（1）A、C 两端之间的电势差。

（2）哪一端的电势高?　　　　　　　　　　　　　　　（7.0×10^{-3}V；A 端电势高）

11-9 如图 11-6 所示,两条平行无限长直导线和一矩形线圈共处同一平面内。当导线中的电流随时间的变化率为 $\dfrac{\mathrm{d}I}{\mathrm{d}t}$ 时,求:

（1）线圈中产生的感生电动势的表达式。

（2）当 $\dfrac{\mathrm{d}I}{\mathrm{d}t} > 0$ 时,感生电动势的方向。

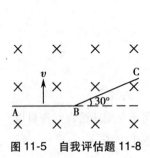

图 11-5　自我评估题 11-8

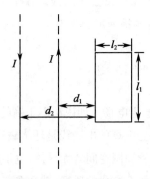

图 11-6　自我评估题 11-9

$$\left(\frac{\mu_0 l_1}{2\pi} \ln\left(\frac{d_2 + l_2}{d_1 + l_2} \cdot \frac{d_1}{d_2} \right) \frac{\mathrm{d}I}{\mathrm{d}t} ; 逆时针方向 \right)$$

11-10 一个自感为 0.5mH、电阻为 0.01Ω 的线圈串接到内阻可以忽略、电动势为 12V 的电源

上,问电流在电键接通多长时间达到稳定值的90%?这时在线圈中储存了多少磁能?

$$(0.115s;2.9×10^2 J)$$

　　11-11　在一 RL 串联电路中,电流在 5.0s 内达到它的稳定值的 1/3,求此电路的时间常数 τ。要使这电路中的电流达到与稳定值相差 0.1% 时,需经过几个"时间常数"的时间?

$$(12.3s;6.91\tau)$$

（王　岚）

第十二章
几 何 光 学

一、本章内容提要

1. **单球面折射** 单球面折射成像公式及其成立的条件和相应的符号规则;第一焦距、第二焦距、焦度的基本概念及其计算。

折射成像公式:
$$\frac{n_1}{u} + \frac{n_2}{v} = \frac{n_2 - n_1}{r}$$

折射成像公式的符号规则:实物物距 u 和实像像距 v 均取正值;虚物物距 u 和虚像像距 v 均取负值;凸球面对着入射光线单球面的曲率半径取正值,反之为负。

焦度: $\Phi = \dfrac{n_2 - n_1}{r}$,单位:屈光度(D)

第一焦距:
$$f_1 = \frac{n_1}{n_2 - n_1} r$$

第二焦距:
$$f_2 = \frac{n_2}{n_2 - n_1} r$$

2. **共轴球面系统** 求解共轴球面系统成像的基本方法——逐次成像法。

3. **薄透镜**

薄透镜成像公式:
$$\frac{1}{u} + \frac{1}{v} = \frac{n - n_0}{n_0} \left(\frac{1}{r_1} - \frac{1}{r_2} \right)$$

薄透镜的焦距:
$$f = f_1 = f_2 = \left[\frac{n - n_0}{n_0} \left(\frac{1}{r_1} - \frac{1}{r_2} \right) \right]^{-1}$$

薄透镜成像公式的高斯形式:
$$\frac{1}{u} + \frac{1}{v} = \frac{1}{f}$$

若薄透镜置于空气中, $n_0 = 1$,其成像公式: $\dfrac{1}{u} + \dfrac{1}{v} = (n - 1) \left(\dfrac{1}{r_1} - \dfrac{1}{r_2} \right)$

此时其焦距:
$$f = f_1 = f_2 = \left[(n - 1) \left(\frac{1}{r_1} - \frac{1}{r_2} \right) \right]^{-1}$$

薄透镜的焦度：
$$\Phi = \frac{1}{f}$$

若两个薄透镜密接组合，则组合后的焦度：$\Phi = \Phi_1 + \Phi_2$

4. 厚透镜的三对基点　一对焦点、一对主点和一对节点；三对基点的作用。

5. 像差　球面像差和色像差及其产生的原因。

6. 眼睛　眼睛的光学结构；眼睛的调节；简约眼模型；远点、近点和明视距离的概念；视角和视力的概念，视力表的制作原理；近视眼、远视眼、散光眼的光学特点及其矫正方法。

国际标准视力表：$视力 = \dfrac{1}{眼睛能分辨的最小视角\,\alpha}$

国家标准对数视力表：$L = 5 - \log\alpha$

7. 放大镜成像的原理　放大镜的角放大率 $\alpha = \dfrac{25}{f}$。

8. 光学显微镜　光学显微镜的基本结构；显微镜的放大率；显微镜的分辨本领，物镜的孔径数，显微镜能分辨两点的最短距离；提高显微镜分辨本领的方法；显微镜的分辨率与放大率的区别。

显微镜放大率：$M = \dfrac{v_1}{u_1} \cdot \dfrac{25}{f_2}$　或　$M = \dfrac{25 \cdot s}{f_1 f_2}$

显微镜能分辨两点之间的最短距离：$Z = \dfrac{1.22\lambda}{2n\sin u}$　或　$Z = \dfrac{0.61}{N.A.}\lambda$

9. 内镜的基本组成及其作用

光学纤维内镜是由透明度很好的玻璃或其他透明材料拉制成很细的纤维细丝，并在其外表面涂上一层折射率比纤维细丝还小的物质而成。

医学上的光学纤维内镜有导光和导像两个方面的作用。

二、解题指导——典型例题

[**例 12-1**]　有一个直径为 2cm 的玻璃球，其折射率为 1.5，球内有一小气泡，从球外最近处看小气泡好像是在球表面与球心的中间位置处。求此气泡实际所在的位置。

解：按照题意可知：气泡是物点，被观察到的气泡是像点，并且是虚像。$n_1 = 1.5, n_2 = 1.0, v = -0.5\text{cm}$，根据单球面折射成像公式得：

$$\frac{n_1}{u} + \frac{n_2}{v} = \frac{n_2 - n_1}{r}$$

代入相应数据后得：

$$\frac{1.5}{u} + \frac{1.0}{-0.5} = \frac{1.0 - 1.5}{-1}$$

解得　$u = 0.6\text{cm}$

答：小气泡实际所在位置距离球面 0.6cm 处。

[**例 12-2**]　已知折射率为 1.5 的双凸薄透镜在空气中焦距为 50cm。当把它浸没在某种液体中，测得焦距为 250cm，试问该液体的折射率为多少？

解：根据薄透镜的焦距公式：$f = \left[\dfrac{n - n_0}{n_0} \left(\dfrac{1}{r_1} - \dfrac{1}{r_2} \right) \right]^{-1}$ 得：

当薄透镜放在空气中时：$f_{空} = \left[\dfrac{1.5-1}{1} \left(\dfrac{1}{r_1} - \dfrac{1}{r_2} \right) \right]^{-1} = 50$

当薄透镜放在液体中时：$f_{液} = \left[\dfrac{1.5-n}{n} \left(\dfrac{1}{r_1} - \dfrac{1}{r_2} \right) \right]^{-1} = 250$

其中 n 为该液体的折射率。将上面两式相比得：

$$n = \frac{15}{11} \approx 1.36$$

答：所求液体的折射率为 1.36。

[**例 12-3**]　一个焦距为 10cm 的凸透镜与一个焦距为 10cm 的凹透镜左右放置，相隔 5cm。某物体最后成像在凸透镜左边 15cm 处。求：

（1）此物体放在凸透镜何位置处。

（2）像的大小和性质。

解：（1）设凸透镜的物距为 u_1，像距为 v_1；凹透镜的物距为 u_2，像距为 v_2；依据题意可知某物体最后成的像为一虚像，且 $v_2 = -15 - 5 = -20$cm。根据薄透镜成像公式可得：

$$\frac{1}{u_2} + \frac{1}{v_2} = \frac{1}{f_2}$$

代入数据后可得：

$$\frac{1}{u_2} + \frac{1}{-20} = \frac{1}{-10}$$

解得：

$$u_2 = -20\text{cm}$$

凹透镜的物即凸透镜的像，由 $u_2 = d - v_1$，得：

$$v_1 = d - u_2 = 5 - (-20) = 25\text{cm},$$

对凸透镜利用薄透镜成像公式：

$$\frac{1}{u_1} + \frac{1}{v_1} = \frac{1}{f_1}$$

代入数据后得：

$$\frac{1}{u_1} + \frac{1}{25} = \frac{1}{10}$$

解得：

$$u_1 = \frac{50}{3} = 16.7\text{cm}$$

所以，物体应该放在凸透镜左边 16.7cm 位置处。

（2）组合透镜放大倍数应等于各透镜放大倍数的乘积，即：

$$M = m_1 m_2$$

所以：

$$M = m_1 m_2 = \left| \frac{v_1}{u_1} \right| \times \left| \frac{v_2}{u_2} \right| = \left| \frac{25}{16.7} \right| \times \left| \frac{20}{20} \right| = 1.5$$

最后所成的像是虚像，比物体大 1.5 倍。

[**例 12-4**]　人眼睛的角膜可看作是曲率半径为 7.8mm 的单球面，它的物方空间是空气，像方空间是折射率为 1.33 的液体。如果瞳孔看起来好像在角膜后 3.6mm 处，直径为 4mm，求瞳孔在眼睛中的实际位置。

解：已知 $n_1 = 1.33$，$n_2 = 1$，$v = -3.6$mm，$r = -7.8$mm

由

$$\frac{n_1}{u} + \frac{n_2}{v} = \frac{n_2 - n_1}{r}$$

$$u = \frac{rvn_1}{v(n_2 - n_1) - rn_2} = \frac{-7.8 \times (-3.6) \times 1.33}{-3.6 \times (1-1.33) - 1 \times (-7.8)} = 4.16\ (\text{mm})$$

即瞳孔实际深位置在角膜后 4.16mm 处。

[**例 12-5**] 若用孔径数为 0.75 的显微镜去观察 0.3μm 的细节能否看清楚? 若以孔径数为 1.5 的物镜去观察又怎样?(设所用光波波长为 600nm)

解:如果把标本的每个细节都看成一个发光点,则显微镜能分辨的最小距离是:

$$Z = \frac{0.61}{N.A.}\lambda$$

当 $N.A. = 0.75$ 时: $Z_1 = \frac{0.61}{0.75} \times 0.6 \times 10^{-6} = 0.488(\mu m) > 0.3\mu m$,所以此时无法分辨清楚;

当 $N.A. = 1.5$ 时: $Z_2 = \frac{0.61}{1.5} \times 0.6 \times 10^{-6} = 0.244(\mu m) < 0.3\mu m$,所以此时能分辨清楚。

三、思考题和习题解答

12-1 如图 12-1 所示,一个折射率为 1.6 的玻璃圆柱,长为 20cm,两端为半球面,曲率半径为 2cm。若在离圆柱左端 5cm 处的轴上有一光点 O,试求其像的位置和性质。

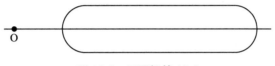

图 12-1 习题解答 12-1

解:光点在圆柱的左端,则对于圆柱左端的折射面相当于一个凸球面。根据符号规则有: $u_1 = 5cm, r_1 = 2cm, n_1 = 1.0, n_2 = 1.6$,依据单球面折射成像公式可得: $\frac{1.0}{5} + \frac{1.6}{v_1} = \frac{1.6 - 1.0}{2}$

解得: $v_1 = 16cm$

因为 v_1 是正的,像和物在折射面的两侧,所以光点经第一个折射面成的像是实像。

对于圆柱右端的折射面而言,它相当于一个凹球面,左端折射面所成的像点为右端折射面的物点。根据符号规则有: $u_2 = 20 - 16 = 4cm, r_2 = -2cm$,此时, $n_1 = 1.6, n_2 = 1.0$,代入单球面折射成像公式可得:

$$\frac{1.6}{4} + \frac{1.0}{v_2} = \frac{1.0 - 1.6}{-2}$$

解得: $v_2 = -10cm$

由此可见:因为 v_2 为负值,表示最后成像于圆柱右端折射面的左侧,即在圆柱内,且为虚像。

12-2 空中有一会聚透镜(双凸薄透镜),其两表面的曲率半径 $r_1 = 80cm, r_2 = 36cm$,玻璃的折射率 $n = 1.63$,一高为 2.0cm 的物体放在透镜的左侧 15cm 处,求像的位置及其大小。

解:先求透镜的焦距,根据符号规则,第一表面的曲率半径是正的,第二表面的曲率半径是负的,即: $r_1 = 80cm, r_2 = -36cm$,则:

$$f = \left[(n-1)\left(\frac{1}{r_1} - \frac{1}{r_2}\right)\right]^{-1} = \left[(1.63 - 1)\left(\frac{1}{80} - \frac{1}{-36}\right)\right]^{-1} = 39.4cm$$

物距是正的,即 $u = 15cm$,根据透镜成像公式得:

$$\frac{1}{15} + \frac{1}{v} = \frac{1}{39.4}$$

解得：$v = -24.2\text{cm}$

负号表示像是在物的同一侧的虚像。放大倍数为：

$$m = \left| \frac{v}{u} \right| = \left| \frac{-24.22}{15} \right| = 1.6$$

所以像高为：$1.6 \times 2.0 = 3.2\text{cm}$

12-3 在空气（$n_1 = 1.0$）中焦距为 0.1m 的双凸透镜（其折射率 $n = 1.50$），若令其放入水（$n_2 = 1.33$）中，则此系统的焦距和焦度各为多少？

解：薄透镜在空气中时，$n = 1.50$，$r_1 = -r_2$，$f = 0.1\text{m}$，焦度为：$\Phi_1 = 1/f = 10(D)$，

由：
$$f = 0.1 = \left[(n-1)\left(\frac{1}{r_1} - \frac{1}{r_2} \right) \right]^{-1} = \left[(1.5-1)\left(\frac{1}{r_1} - \frac{1}{r_2} \right) \right]^{-1} = r_1$$

得
$$r_1 = -r_2 = 0.1\text{m}，$$

当薄透镜放入水中时，$n_1 = 1.33$，此时的焦距为：

$$f = 0.1 = \left[\frac{(n-n_0)}{n_0}\left(\frac{1}{r_1} - \frac{1}{r_2} \right) \right]^{-1} = \left[\frac{(1.5-1.33)}{1.33}\left(\frac{1}{0.1} - \frac{1}{-0.1} \right) \right]^{-1} = 0.39(m)$$

焦度为：

$$\Phi = (n-n_2)\left(\frac{1}{r_1} - \frac{1}{r_2} \right) = (1.5-1.33)\left(\frac{1}{0.1} - \frac{1}{-0.1} \right) = 3.4(D)$$

12-4 某近视眼患者的眼镜是折射率为 1.52 的平凹薄透镜，凹面的曲率半径为 10cm，求其在空气中的焦度。

解：依据题意可知：$n = 1.52$，$n_0 = 1.0$，$r_1 = \infty$，$r_2 = 0.1\text{m}$。则：

$$\Phi = \frac{1}{f} = \frac{n-n_0}{n_0}\left(\frac{1}{r_1} - \frac{1}{r_2} \right) = \frac{1.52-1.0}{1} \times \left(\frac{1}{\infty} - \frac{1}{0.1} \right) = -5.2D = -520 \text{度}$$

12-5 凸透镜 L_1 和凹透镜 L_2 的焦距分别为 20cm 和 40cm，L_2 在 L_1 右方 40cm 处，光轴上有一个小物体位于 L_1 左方 30cm 处，求它的像。

解：对透镜 L_1 而言：$u_1 = 30\text{cm}$，$f_1 = 20\text{cm}$，根据薄透镜成像公式得：

$$\frac{1}{30} + \frac{1}{v_1} = \frac{1}{20}$$

解得：$v_1 = 60\text{cm}$

对透镜 L_2 而言：$u_2 = 40 - 60 = -20\text{cm}$，$f_2 = -40\text{cm}$，根据薄透镜成像公式得：

$$\frac{1}{-20} + \frac{1}{v_2} = \frac{1}{-40}$$

解得：$v_2 = 40\text{cm}$

即物体最后成像位于透镜 L_2 的右侧 40cm 处。

12-6 现有两个薄透镜 L_1 和 L_2，它们的焦距分别为 $f_1 = 4\text{cm}$，$f_2 = 6\text{cm}$，在水平方向将 L_1 置于 L_2 的左方，某物放在 L_1 透镜左方 8cm 处，在下列两种情况下，求其像最后位于何处。

（1）两透镜 L_1 和 L_2 相距 10cm。

（2）两透镜 L_1 和 L_2 相距 1cm。

解：（1）当两透镜 L_1 和 L_2 相距 10cm 时：

对透镜 L_1 而言：$u_1 = 8\text{cm}$，$f_1 = 4\text{cm}$，根据薄透镜成像公式得：

$$\frac{1}{8} + \frac{1}{v_1} = \frac{1}{4}$$

解得:$v_1 = 8$cm

对透镜 L_2 而言:$u_2 = 10 - 8 = 2$cm(实物),$f_2 = 6$cm,根据薄透镜成像公式得:

$$\frac{1}{2} + \frac{1}{v_2} = \frac{1}{6}$$

解得:$v_2 = -3$cm(虚像)

(2)当两透镜 L_1 和 L_2 相距 1cm 时,v_1 仍为 8cm,但对透镜 L_2 而言:$u_2 = 1 - 8 = -7$cm(虚物),$f_2 = 6$cm,根据薄透镜成像公式得:

$$\frac{1}{-7} + \frac{1}{v_2} = \frac{1}{6}$$

解得:$v_2 = \frac{42}{13} \approx 3.2$cm(实像)

12-7　折射率为 1.5 的透镜,一面是平面,另一面是半径为 0.20m 的凹面,将此透镜水平放置,凹面一方充满水。试求整个系统的焦距。

解:设玻璃透镜的折射率 $n_1 = 1.5$,在空气中的焦距为 f_1,水的折射率 $n_2 = 4/3$,水形成透镜的焦距为 f_2,空气的折射率 $n_0 = 1.0$,透镜凹面的曲率半径 $r = 0.20$m,平面的曲率半径 $r_0 = \infty$。

薄透镜在空气中的焦距:

$$f_1 = \left[(1.5 - 1.0)\left(\frac{1}{\infty} - \frac{1}{0.2} \right) \right]^{-1} = \left(-0.5 \times \frac{1}{0.2} \right)^{-1} = -0.4\text{m}$$

水形成的薄透镜在空气中的焦距:

$$f_2 = \left[\left(\frac{4}{3} - 1.0 \right)\left(\frac{1}{0.2} - \frac{1}{\infty} \right) \right]^{-1} = \left(\frac{1}{3} \times \frac{1}{0.2} \right)^{-1} = 0.6\text{m}$$

整个系统相当于是两个薄透镜密切组合,组合后的焦距:

$$f = \frac{f_1 f_2}{f_1 + f_2} = -\frac{0.4 \times 0.6}{0.6 - 0.4} = -1.2\text{m}$$

即整个系统的焦距为 -1.2m。

12-8　一位近视眼患者当他站在视力表前规定的 5m 处时,看不清最上一行的 E 字。当他走到距视力表 2m 时方能看清最上一行的 E 字,则此患者的对数视力为多少?

解:根据题意设该近视眼的最小分辨视角为 θ。最上一行的视力为 0.1,则对应的视角为 $10'$,由题意得:$5 \times tg10' = 2 \times tg\theta$

解得:$\theta = 25'$

根据对数视力表的制作原理公式可得:

$$L = 5 - \lg\theta = 5 - \lg25 = 3.6$$

12-9　某近视眼患者的远点距离为 0.1m,它看无穷远处物体时应佩戴多少度的眼镜?

解:近视眼患者佩戴眼镜看无穷远($u = \infty$)的物体时,必须将此物体成像在眼睛前 0.1m 处,即 $v = -0.1$m,才能看清楚物体,则眼镜的焦度 Φ:

$$\Phi = \frac{1}{f} = \frac{1}{\infty} - \frac{1}{0.1} = -10(\text{m}^{-1}) = -1000 \text{ 度}$$

即该近视眼患者应佩戴 1000 度的凹透镜。

12-10　某远视眼患者戴焦度为 2D 的眼镜看书时须把书拿到眼前 40cm 处,此人应佩戴多少度的眼镜才能和正常人一样看书?

解:焦度为 2D 的眼镜的焦距为:$f_1 = \dfrac{1}{2}$m $= 0.5$m,物距 $u_1 = 0.4$m,则像距 v_1 由薄透镜成像公式求出:

$$\frac{1}{0.4} + \frac{1}{v_1} = \frac{1}{0.5}$$

解得:$v_1 = -2$m

则说明此人不戴眼镜时的近点在眼睛前 2m 处,他若要和正常人一样看书,佩戴的眼镜必须能把 0.25m 处的物体成像在眼睛前 2m 处,根据薄透镜成像公式化可得出所佩戴的眼镜焦度为:

$$\Phi = \frac{1}{f} = \frac{1}{u} + \frac{1}{v} = \frac{1}{0.25} + \frac{1}{-2} = 3.5(\text{D})$$

即该远视眼患者应佩戴 350 度的眼镜。

12-11 显微镜目镜的焦距为 2.5cm,物镜的焦距为 1.6cm,物镜和目镜相距 22.1cm,最后成像于无穷远处。试问:

(1)标本应放在物镜前什么地方?

(2)物镜的线放大率是多少?

(3)显微镜的总放大倍数是多少?

解:(1)由题意可知物镜焦距 $f_1 = 1.6$cm,设物距和像距分别为 u_1 和 v_1;目镜焦距 $f_2 = 2.5$cm,设目镜的物距和像距分别为 u_2 和 v_2,根据题意可知 $v_2 = \infty$,则由薄透镜成像公式可得:

$$\frac{1}{u_2} + \frac{1}{\infty} = \frac{1}{2.5}$$

所以,目镜的物距 $u_2 = 2.5$cm。

由此可得出物镜的像距 $v_1 = s - u_2 = 22.1 - 2.5 = 19.6$cm,根据薄透镜成像公式可计算出物镜的物距 u_1:

$$\frac{1}{u_1} + \frac{1}{19.6} = \frac{1}{1.6}$$

$$u_1 = 1.74\text{cm}$$

(2)$m = \dfrac{v_1}{u_1} = \dfrac{19.6}{1.74} = 11.3(\text{倍})$

(3)$M = m\alpha = 11.3 \times \dfrac{25}{2.5} = 113(\text{倍})$

12-12 若用孔径数为 0.61 的显微镜去观察 0.4μm 的标本细节能否看清楚?若以孔径数为 1.22 的物镜去观察又怎样?(设所用光波波长为 600nm)

解:如果把标本的每个细节都看成一个发光点,则显微镜能分辨的最小距离是:

$$Z = \frac{0.61}{N.A.}\lambda$$

当 $N.A. = 0.61$ 时:$Z_1 = \dfrac{0.61}{0.61} \times 0.6 \times 10^{-6} = 0.6(\mu m) > 0.4\mu m$,所以此时无法分辨清楚;

当 $N.A. = 1.22$ 时:$Z_2 = \dfrac{0.61}{1.22} \times 0.6 \times 10^{-6} = 0.3(\mu m) < 0.4\mu m$,所以此时能分辨清楚。

12-13 明视距离处人眼睛可分辨的最短距离为 0.1mm,欲观察 0.25μm 的细胞标本的细节,显微镜的总放大倍数及 $N.A.$ 应为多少(所用的光波波长为 600nm)?

解:显微镜可以分辨两点之间的最短距离应大于或等于 $0.25\mu m$,即显微镜的 $Z=0.25\mu m$,而人眼睛可分辨两点之间的最短距离仅为 $0.1mm$,所以显微镜的放大倍数为:

$$M = \frac{0.1}{0.25 \times 10^{-3}} = 0.4 \times 10^3 = 400(\text{倍})$$

已知显微镜的 $Z=0.25\mu m$,所用光波波长为 $600nm$,根据公式 $Z = \frac{0.61}{N.A.}\lambda$ 可以求出显微镜物镜孔径数为:

$$N.A. = \frac{0.61}{Z}\lambda = \frac{0.61 \times 600}{0.25 \times 10^{-6}} \times 10^{-9} = 1.46$$

由此可知:若要观察清楚 $0.25\mu m$ 的细节,显微镜的放大倍数应为 400 倍,物镜的孔径数为 1.46。

四、自我评估题

12-1 单球面折射成像公式适用条件是(B)。

    A. 平行光入射

    B. 近轴光线入射

    C. 远轴光线入射

    D. 像方媒质的折射率大于物方媒质的折射率

    E. 像方媒质的折射率小于物方媒质的折射率

12-2 有一玻璃球半径为 R,折射率为 n,在平行光入射时,汇聚点刚好在球的后背面,则 n 值为(D)。

    A. 1   B. 1.3   C. 1.5

    D. 2   E. 2.5

12-3 水深 6m 的水池底部有一小石块,人在水池上方垂直观察时,此石块的表现深度为(A)。(水的折射率为 4/3)

    A. 水面下 4.5m   B. 距池底 4.5m   C. 水面下 0.23m

    D. 距池底 0.23m   E. 水面下 0.32m

12-4 有一曲率半径为 50cm、折射率为 1.5 的薄平凸透镜,物体经该透镜后成一大小为物两倍的实像,则该物的位置应在透镜前(B)。

    A. 100cm   B. 150cm   C. 200cm

    D. 300cm   E. 350cm

12-5 消色差透镜由两个薄透镜胶合而成,其一的焦度为+10 屈光度,另一个为-6 屈光度,则消色差透镜的焦距为(D)。

    A. 0.25cm   B. 2.5cm   C. 4.0cm

    D. 25cm   E. 40cm

12-6 某人看不清 1 米以内物,则他需要眼镜的度数应该为(C)。

    A. 100 度   B. -100 度   C. 300 度

    D. -300 度   E. 350 度

12-7 欲观察 $0.3\mu m$ 的细节,若入射光波长为 600nm 时,显微镜的孔径数最小应选用(A)。

A. 1.22　　　　　　　　　　B. 1.0　　　　　　　　　　C. 1.5

D. 0.85　　　　　　　　　　E. 0.5

12-8　今用波长为275nm的紫外光作显微照相,所用显微镜的透镜是水晶材料制作的。若物镜的孔径数为0.85,那么显微镜能分辨的最小距离为(C)。

A. 100nm　　　　　　　　B. 262nm　　　　　　　　C. 197nm

D. 324nm　　　　　　　　E. 246nm

12-9　折射率为1.5的薄透镜,在空气中的焦距为50cm。若将它置于折射率为1.4的液体中,则此时透镜的焦距应为_____cm。　　　　　　　　　　　　　　　　　　(350)

12-10　折射率为1.5的玻璃透镜,在空气中的焦距为f,它在水中焦距应为_____(水的折射率为4/3)。　　　　　　　　　　　　　　　　　　　　　　　　　　　(4f)

12-11　半径为R的圆球形透明体能将无穷远射来的近轴平行光线会聚于第二折射面的顶点,此透明体的折射率为_____。　　　　　　　　　　　　　　　　　　(2)

12-12　点状物体发出的白光经透镜成像后形成彩色光斑,而非清晰的点像,产生的原因是_____,矫正的方法是_____。

(色像差,把具有不同折射率的凸凹透镜适当配合以消除色像差)

12-13　产生近视眼的可能原因,一是眼睛的折光本领比正常眼_____;二是角膜到视网膜的距离比正常眼_____。　　　　　　　　　　　　　　　　　　(强;长)

12-14　某患者常把点状物视为短线,此患者属于_____类型的屈光不正,应佩戴_____透镜。　　　　　　　　　　　　　　　　　　　　　　　　(散光眼;柱面)

12-15　近点在40cm处的远视眼患者,需佩戴_____屈光度的眼镜才能和正常人一样。

(1.5)

12-16　若第一架显微镜数值孔径等于0.4,光源波长500nm;第二架显微镜数值孔径等于1.2,光源波长750nm;则第二架显微镜分辨距离是第一架显微镜分辨距离的_____倍。

(1/2 倍)

12-17　某显微镜数值孔径等于0.6,当光源波长600nm时其分辨距离为0.61μm。如果改用500nm的光波观察,则其分辨距离为_____μm。　　　　　　　　　　　(0.51)

12-18　纤镜是由数万根玻璃纤维捆缚成束,用它来完成两个任务,一方面用它把_____导入器官内;另一方面通过它把_____导出体外。　　　　(外部强光;器官内壁图像)

12-19　一直圆柱形的玻璃棒,折射率为1.5,两端磨成半径5cm的凸半球面,二顶点相距60cm,在距第一顶点左方20cm处有一物,经此共轴系统成像。求:①第二球面的物距为多少? 此物是实物还是虚物? ②第二球面的像距为多少? 此像是实像还是虚像?

(30cm,实物;20cm,实像)

12-20　有一厚度3cm、折射率为1.5的透镜,第一折射面的曲率半径为2cm,第二折射面是平面。若物在第一折射面前8cm处,求像距。　　　　　　　　　　　　　　　(6cm)

12-21　一个焦距为10cm的凸透镜L_1与一个焦距为10cm的凹透镜L_2相隔5cm,左右放置。某物体最后成像于凸透镜L_1左方15cm处。求:①此物体放在凸透镜前的位置;②若凸透镜与凹透镜相隔20cm,物体最后成像在何处,是虚像还是实像?　　　(16.7cm;10cm,实像)

12-22　某人在50岁时为了在25cm的距离上看书,需要戴焦度为+2屈光度的眼镜;在55岁时他发现戴这个眼镜的同时还必须把书拿到离眼睛40cm处,那么他在55岁时看清25cm处的书需要佩戴多大焦度的眼镜?　　　　　　　　　　　　　　　　　　　(3.5焦度)

12-23 已知水的折射率为 4/3,玻璃的折射率为 3/2,试证:玻璃透镜在水中的焦距是它在空气中焦距的 4 倍(空气的折射率为 1)。

12-24 某显微镜,其目镜、物镜焦距分别为 2.5cm 和 0.4cm,目镜和物镜相距 18.5cm,最后成像在无穷远处。将两透镜按薄透镜处理,求:①标本应该放在物镜前多远处? ②物镜的线放大率为多少? ③显微镜的放大率为多少?

(0.41cm;39 倍;390 倍)

(陈月明)

第十三章

波 动 光 学

一、本章内容提要

1. 光的相干性

(1)相干光:频率相同、振动方向相同、初相位相同或相位差恒定的光。能发出相干光的光源称相干光源。

(2)相干光的获得:①分波阵面法——由同一波阵面上分割出两列子波;②分振幅法——由同一波列分出两列振幅不同的子波。

(3)半波损失:光由光疏介质射向光密介质的界面上发生反射时会产生相差为 π 的相位突变。相当于反射光多走或少走了 $\dfrac{\lambda}{2}$。

(4)光程和光程差:①光程 $L=nr$。②光程差 $\delta=L_2-L_1$ 即光程之差;由此光程差引起的相位差 $\Delta\varphi=\dfrac{2\pi}{\lambda}\delta$。若有半波损失,反射光光程上还应加上或减去 $\dfrac{\lambda}{2}$。③薄透镜不产生附加光程差。

2. 光的干涉实验

(1)分波阵面干涉:杨氏双缝干涉实验

1)干涉加强、削弱条件

$$光程差\ \delta=d\sin\theta=d\cdot\frac{x}{D}=\begin{cases}\pm 2k\cdot\dfrac{\lambda}{2} & k=0,1,2,\cdots \quad 相干加强,明纹\\[3mm]\pm(2k-1)\cdot\dfrac{\lambda}{2} & k=1,2,3,\cdots \quad 相干削弱,暗纹\end{cases}$$

2)条纹中心位置

$$x=\begin{cases}\pm 2k\cdot\dfrac{D}{d}\cdot\dfrac{\lambda}{2} & k=0,1,2,\cdots \quad 明纹中央位置\\[3mm]\pm(2k-1)\cdot\dfrac{D}{d}\cdot\dfrac{\lambda}{2} & k=1,2,3,\cdots \quad 暗纹中央位置\end{cases}$$

3)条纹宽度:相邻明纹或相邻暗纹中心间的距离,即条纹间距。

$$\Delta x = x_k - x_{k-1} = \frac{D}{d} \cdot \lambda ,条纹等宽等间距。$$

以上讨论为在空气($n = 1$)实验条件下的结论。

光程差δ决定了干涉条纹的分布,若实验条件的改变导致光程差发生变化,干涉条纹也将相应变化,见习题13-1。

(2)分振幅干涉——薄膜干涉:分等倾干涉和等厚干涉两类。

1)等倾干涉:空气中的平行平面膜的干涉

$$\delta = 2e\sqrt{n^2 - \sin^2 i} + \frac{\lambda}{2} = \begin{cases} 2k\dfrac{\lambda}{2}, k = 1,2,3,\cdots 干涉加强,形成明纹 \\[2mm] (2k + 1)\dfrac{\lambda}{2}, k = 1,2,3,\cdots 干涉削弱,形成暗纹 \end{cases}$$

光程差δ随入射光线的倾角i的改变而改变。具有相同入射角i的入射光有相同的光程差,因而它们干涉加强或削弱的情形是一样的,这种干涉称为等倾干涉。

如果薄膜的折射率介于前后介质的折射率之间,则加强减弱条件要对调一下。

2)等厚干涉(单色平行光垂直照射):劈尖干涉和牛顿环

①劈尖干涉(劈外为空气或光疏介质)

$$\delta = 2ne + \frac{\lambda}{2} = \begin{cases} 2k \cdot \dfrac{\lambda}{2}, k = 1,2,3,\cdots 干涉加强,形成明纹 \\[2mm] (2k + 1)\dfrac{\lambda}{2}, k = 0,1,2,\cdots 干涉削弱,形成暗纹 \end{cases}$$

即:相同厚度e处光程差δ相同,将形成同一级干涉条纹——等厚干涉。

相邻明纹或相邻暗纹对应的厚度差:

$$\Delta e = e_{k+1} - e_k = \frac{\lambda}{2n}$$

相邻明纹或相邻暗纹在劈表面上的距离:

$$L = \frac{\Delta e}{\sin\theta} \approx \frac{\lambda}{2n\theta}$$

②牛顿环

$$\delta = 2e + \frac{\lambda}{2} \Rightarrow \begin{cases} 明环半径\ r = \sqrt{\dfrac{(2k - 1)R\lambda}{2}} & (k = 1,2,3,\cdots) \\[3mm] 暗环半径\ r = \sqrt{kR\lambda} & (k = 0,1,2,\cdots) \end{cases}$$

越向外圆环分布越密。

3. 光的衍射(夫琅禾费衍射)

(1)光的衍射:①夫琅禾费衍射:平行光的衍射;②菲涅尔衍射:非平行光的衍射。

(2)单缝衍射——半波带法

1)明、暗纹条件

θ方向上子波最大光程差$\delta = a\sin\theta$

$$\delta = a\sin\theta = \begin{cases} \pm 2k \cdot \dfrac{\lambda}{2} & \text{偶数个半波带,暗纹} \\[2mm] \pm (2k+1) \cdot \dfrac{\lambda}{2} & \text{奇数个半波带,明纹} \\[2mm] 0 & \text{中央明纹中心} \end{cases} \quad (k = 1,2,3,\cdots)$$

2)条纹位置

第 k 级暗纹位置 $x_k = f \cdot \tan\theta = f\dfrac{k\lambda}{a}$ $\quad k = 1,2,3,\cdots$

第 k 级明纹位置 $x_k = \pm (2k+1) \cdot f\dfrac{\lambda}{2a}$ $\quad k = 1,2,3,\cdots$

3)明条纹宽度:即相邻两暗纹中心间距。

$$\Delta x' = x_{k+1} - x_k = \frac{\lambda f}{a}$$

中央明纹宽度:即两个第一级暗条纹中心间的距离

$$\Delta x = 2\Delta x' = 2f\frac{\lambda}{a}$$

中央明纹的半角宽度为

$$\theta \approx \sin\theta = \frac{\lambda}{a}$$

(3)圆孔衍射

艾里斑(中央亮斑)半角宽度:$\theta \approx \sin\theta = 1.22\dfrac{\lambda}{D}$

艾里斑半径:$r = f\theta = 1.22f\dfrac{\lambda}{D}$

(4)光栅衍射

1)光栅方程——明纹条件

θ 方向上相邻狭缝对应子波光线的光程差:$\delta = d\sin\theta(d = a + b)$

$$d\sin\theta = \pm k\lambda, (k = 0,1,2,\cdots) \text{ 相干加强,明纹}$$

2)缺级

$$缺级条件:$$
$$d\sin\theta = \pm k\lambda, k = 1,2,3,\cdots$$
$$a\sin\theta = \pm k'\lambda, k' = 1,2,3,\cdots$$
$$缺级级数:k = \pm \frac{d}{a}k'$$

4. 光的偏振

(1)光矢量,自然光,平面偏振光,部分偏振光,振动面,起偏器和检偏器的概念。

(2)马吕斯定律

强度为 I_0 的平面偏振光通过偏振化方向与其光振动方向夹角为 θ 的偏振片后的光强 $I = I_0\cos^2\theta$。

强度为 I_0 的自然光透过偏振片后的强度:$I = \dfrac{1}{2}I_0$

（3）布儒斯特定律：当入射角 i_0 与折射角 γ 之和等于 90°时（ $i_0 + \gamma = 90°$ ）反射光为垂直于入射面的平面偏振光。可用于偏振光的获取。

$$n_1\sin i_0 = n_2\sin\gamma = n_2\cos i_0$$

布儒斯特定律：$\tan i_0 = \dfrac{n_2}{n_1}$

当入射角 $i \neq i_0$ 时，反射光为部分偏振光。

（4）光的双折射

1）双折射，光轴，单轴晶体，双轴晶体，主平面的概念。

2）o 光（寻常光）：遵守折射定律，是波面为球面的平面偏振光，其振动方向垂直于 o 光主平面。

e 光（非寻常光）：不遵从折射定律，是波面为旋转椭球面的平面偏振光，其振动方向在 e 光主平面内。

3）正晶体：$n_o < n_e (u_o > u_e)$

负晶体：$n_o > n_e (u_o < u_e)$

4）二向色性：某些晶体对相互垂直的光振动有选择性吸收的现象。可用于产生平面偏振光。

5. 偏振光的应用

（1）光弹效应（应力双折射）：某些各向同性透明介质在机械力作用下变为各向异性介质从而产生双折射的现象。

$$n_o - n_e = kp$$

（2）克尔效应（电致双折射）：某些各向同性透明介质在外加电场作用下变为各向异性介质从而产生双折射的现象。

$$n_o - n_e = k \cdot E^2$$

（3）物质的旋光性：平面偏振光通过某些特殊物质时振动面发生旋转的现象。有左旋和右旋之分。

旋光角：旋光晶体 $\Psi = \alpha L$

旋光溶液 $\Psi = \alpha c L$ 或 $\Psi = [\alpha]_\lambda^t \dfrac{c}{100} L$ 用于旋光溶液浓度 c 的测量——旋光仪或糖量计。

旋光色散：同一旋光物质对不同波长的平面偏振光产生不同的旋光角。即旋光率 α 随波长 λ 而变。

圆二色性：速度不同振幅也不同的左、右旋圆偏振光叠加产生椭圆偏振光的现象。

二、解题指导——典型例题

[例 13-1] 在一单缝夫琅和费衍射实验中，缝宽 $a = 5\lambda$，，缝后透镜焦距 $f = 40$cm，试求中央明纹和第一级明纹的宽度。

分析：中央明纹的宽度为正负一级暗纹间的距离，第一级明纹宽度为第一级暗纹与第二级暗纹间的距离。

解：第一级和第二级暗纹中心为：

$$a\sin\theta_1 = \lambda, \quad a\sin\theta_2 = 2\lambda$$

$$x_1 = f\tan\theta_1 \approx f\sin\theta_1 = f\frac{\lambda}{a}$$

$$x_2 = f\tan\theta_2 \approx f\sin\theta_2 = f\frac{2\lambda}{a}$$

由此得中央明纹宽度为

$$\Delta x = 2x_1 = 2 \cdot \frac{f\lambda}{a} = 2 \times \frac{400 \times \lambda}{50\lambda} = 16(\text{mm})$$

第一级明纹的宽度为

$$\Delta x' = x_2 - x_1 = \frac{f\lambda}{a} = \frac{400 \times \lambda}{50\lambda} = 8(\text{mm})$$

这只是中央明纹宽度的一半。不难看出,在衍射角 θ 很小($\tan\theta \approx \sin\theta$)时,或者说级次较低时,其他明纹的宽度也近似等于 $\frac{f\lambda}{a}$,即中央明纹的宽度大约是其他明纹宽度的两倍。

[例 13-2]　波长 $\lambda = 500\text{nm}$ 的单色光垂直光栅面入射,测得第 3 级谱线的衍射角 $\theta_3 = 30°$,并发现第 4 级缺级,求:

(1)光栅常数 d。

(2)光栅上狭缝的最小宽度。

(3)屏幕上实际可呈现的谱线数目。

分析:波长为 λ 的单色光垂直光栅面入射时,第 k 级谱线的衍射角满足光栅方程 $d\sin\theta = \pm k\lambda$ ($k = 0,1,2\cdots$)。如果满足上式的 θ 角同时又满足单缝衍射暗条纹公式 $a\sin\theta = \pm k'\lambda$ ($k = 1,2,3\cdots$)时,光栅衍射图样上便缺少这一级明条纹,这一现象称为缺级。当 $|\sin\theta| = 1$ 时对应最高级次的 k,即满足 $|\sin\theta| < 1$ 的级次才有可能在屏幕上出现。

解:(1)由光栅方程 $d\sin\theta = \pm k\lambda$,即可求出光栅常数

$$d\sin\theta_3 = 3\lambda$$

$$d = \frac{3\lambda}{\sin\theta_3} = \frac{3 \times 500}{0.5} = 3000(\text{nm}) = 3\mu\text{m}$$

(2)第 4 级缺级,则有

$$\frac{d}{a} = \frac{k}{k'} = \frac{4}{k'}, a = \frac{d}{4}k'$$

$k' = 1$ 时为狭缝最小宽度条件

∴ 狭缝最小宽度为

$$a = \frac{d}{4} = 0.75(\mu\text{m})$$

(3)由光栅方程　　　　　$d\sin\theta = \pm k\lambda$　　　$(k = 0,1,2\cdots)$

必须　　　　　　　　　　$|\sin\theta| < 1$

即满足　　　　　　　$\left|\frac{k\lambda}{d}\right| < 1$ 的级次才有可能在屏幕上出现。

解不等式　　　　　　$\frac{k\lambda}{d} < 1 \Rightarrow k < \frac{d}{\lambda} = 6$

$$\frac{k\lambda}{d} > -1 \Rightarrow k > -\frac{d}{\lambda} = -6$$

注意到第 4 级缺级,可见级次为:0、±1、±2、±3、±5,共 9 条谱线。

[例 13-3] 两狭缝相距 0.3mm,位于离屏 50cm 处,当用波长为 600nm 的光照射双缝时,干涉图样的第三级明纹中心和第三级暗纹中心与中央明纹中心的距离各是多少?

解:据双缝干涉的明暗纹公式

明纹
$$d\sin\theta = \pm 2k\frac{\lambda}{2}, \quad k = 0,1,2,\cdots$$

暗纹
$$d\sin\theta = \pm(2k-1)\frac{\lambda}{2}, \quad k = 1,2,3,\cdots$$

以及关系式
$$\sin\theta \approx \tan\theta = \frac{x}{D}$$

可得第三级明纹(取 $k=3$)距中央明纹的距离 x_3 为:

$$x_3 = 2k\frac{\lambda}{2} \times \frac{D}{d} = 3 \times 600 \times 10^{-9} \times \frac{50 \times 10^{-2}}{0.3 \times 10^{-3}} = 3 \times 10^{-3}(\text{m})$$

第三级暗纹距中央明纹的距离 x_3' 为

$$x_3' = (2k-1)\frac{\lambda}{2} \times \frac{D}{d} = 5 \times \frac{600 \times 10^{-9}}{2} \times \frac{50 \times 10^{-2}}{0.3 \times 10^{-3}} = 2.5 \times 10^{-3}(\text{m})$$

[例 13-4] 波长为 $\lambda = 600$nm 的单色光垂直入射到置于空气中的平行平面薄膜上,已知膜的折射率 $n = 1.54$,求:

(1)反射光最强时膜的最小厚度。

(2)透射光最强时膜的最小厚度。

分析:平行平面膜反射光的强弱取决于该膜上下表面反射的两相干光相干叠加的结果。当两反射相干光的光程差 δ 等于半波长的偶数倍 $2k \cdot \frac{\lambda}{2}$ 时相干加强(反射光最强)。当 δ 等于半波长的奇数倍时,相干削弱(反射光最弱,亦即透射光最强)。应当注意,光由光疏介质射向光密介质表面发生反射时,反射光会发生半波损失。

解:空气中的薄膜,上表面的反射光有半波损失,设薄膜厚度为 e,反射光最强必须满足

$$\delta = 2ne + \frac{\lambda}{2} = k\lambda \qquad (k = 1,2,3\cdots)$$

透射光最强时反射光最弱,满足

$$\delta = 2ne + \frac{\lambda}{2} = (2k+1)\frac{\lambda}{2} \qquad (k = 1,2,3\cdots)$$

即 $2ne = k\lambda$

(1)反射光最强时,膜的最小厚度(k 取 1)$e_{\min}$ 满足:

$$2ne_{\min} + \frac{\lambda}{2} = \lambda$$

$$e_{\min} = \frac{\lambda}{4n} = \frac{600}{4 \times 1.54} = 97.4(\text{nm}) = 0.097(\mu\text{m})$$

(2)透射光最强时,膜的最小厚度(k 取 1)$e_{\min}$ 满足:

$$e_{\min} = \frac{\lambda}{2n} = \frac{600}{2 \times 1.54} = 195(\text{nm}) = 0.195(\mu\text{m})$$

三、思考题和习题解答

13-1　在杨氏双缝干涉实验中,如果光源 S 到两狭缝 S_1 和 S_2 的距离不等,例如 $SS_1 > SS_2$,对实验结果有什么影响?

答:如果光源 S 到两狭缝 S_1 和 S_2 的距离不等,S_1、S_2 虽不再同相位,但相位差恒定,仍是相干光源,仍然能产生干涉,只是由于初相的改变使干涉加强和减弱的条件有所变化,干涉条纹的分布也随之发生相应的变化。

13-2　为什么挡住光线容易,而挡住声音难?

答:因为光波的波长比声波的波长短得多,一般障碍物的线度比起光波的波长大得多,光波不容易产生衍射,而声波容易产生衍射,所以挡住光线容易,挡住声音难。

13-3　在观察单缝衍射时:

(1)如果单缝垂直于它后面的透镜的光轴向上或向下移动,屏上衍射图样是否改变? 为什么?

(2)若将光源 S 垂直于光轴向上或向下移动,屏上的衍射图样是否改变? 为什么?

答:(1)因为在单缝衍射中,凡是衍射角 θ 相同的平行光都会聚在屏幕上相同的点,因此单缝衍射图样在屏上的位置与狭缝在垂直于光轴方向上的位置无关。所以,如果单缝垂直于它后面的透镜的光轴向上或向下移动时,屏上衍射图样的位置不会改变。

(2)因为在单缝衍射中,中央明纹的中心就是几何光学中透镜所形成的缝的像的位置。所以,若将光源垂直于光轴向上或向下移动,屏上衍射图样的位置将向相反的方向移动。

13-4　在杨氏双缝干涉实验中,双缝间距为 0.2mm,屏与缝相距 1m,若干涉条纹的第 3 级明纹中心距中央明纹中心 7.5mm,求光波波长。

解:由公式 $x = \pm k \dfrac{D}{d} \lambda$ 得

$$\lambda = \frac{xd}{kD}$$

$\because$　$d = 0.2mm$,　$D = 1m$,　$k = 3$,　$x = 7.5mm$

$\therefore$　$\lambda = \dfrac{7.5 \times 10^{-3} \times 0.2 \times 10^{-3}}{3 \times 1} = 0.5 \times 10^{-6}(m) = 500(nm)$

13-5　在杨氏双缝干涉实验中,两缝相距 0.3mm,要使波长为 600nm 的光通过后在屏上产生间距为 1mm 的干涉条纹,问屏距缝应有多远?

解:据题意,由公式 $\Delta x = \dfrac{D}{d} \lambda$ 得

$$D = \frac{\Delta x d}{\lambda} = \frac{1 \times 1 \times 10^{-3} \times 0.3 \times 10^{-3}}{600 \times 10^{-9}} = 0.5(m)$$

13-6　波长 500nm 的光波垂直入射一层厚度 $e = 1\mu m$ 的薄膜。膜的折射率为 1.375。问:

(1)光在膜中的波长是多少?

(2)在膜内 $2e$ 距离含多少波长?

(3)若膜两侧都是空气,在膜面上反射的光波与经膜底面反射后重出膜面的光波的相位差为多少?

解:(1)光波在膜内的波长为

$$\lambda' = \frac{\lambda}{n} = \frac{500}{1.375} = 363.6(\text{nm})$$

（2）在膜内 $2e$ 距离内含的波长数为

$$N = \frac{2e}{\lambda'} = \frac{2 \times 1 \times 10^{-6}}{363.6 \times 10^{-9}} = 5.5(\text{个})$$

（3）膜面上反射的光波与经膜底反射后重出膜面的光波的相差为

$$\Delta\varphi = \frac{2en}{\lambda} \times 2\pi - \pi = \frac{2 \times 1 \times 10^{-6} \times 1.375}{500 \times 10^{-9}} \times 2\pi - \pi = 10\pi$$

若半波损失取 $-\pi$，则 $\Delta\varphi = 12\pi$

13-7 用一层透明物质涂在玻璃上，使波长 520nm 的光反射最少。若玻璃的折射率为 1.50，透明物质折射率为 1.30，求该涂层的最小厚度。

解：由于两次反射都有半波损失，两次反射光波互相削弱的条件是 $2ne = (2k-1)\lambda/2$，所以该涂层的最小厚度应为（取 $k = 1$）

$$e = \frac{\lambda}{4n} = \frac{520}{4 \times 1.30} = 100(\text{nm})$$

13-8 一玻璃劈尖，折射率 $n = 1.52$，波长 $\lambda = 589.3$nm 的钠光垂直入射，测得相邻干涉条纹间距 $L = 5.0$mm，求劈尖夹角。

解：由公式 $l = \frac{\lambda}{2n\theta}$ 据题意可得

$$\theta = \frac{\lambda}{2nL} = \frac{589.3 \times 10^{-9}}{2 \times 1.52 \times 5.0 \times 10^{-3}} = 3.88 \times 10^{-5}(\text{rad})$$

又 $$1\text{rad} = (2.06265 \times 10^5)''$$

$$\therefore \quad \theta = (3.88 \times 10^{-5} \times 2.06265 \times 10^5)'' \approx 8''$$

13-9 用单色光观察牛顿环，测得某一明环的直径为 3.00mm，它外面第 5 个明环直径为 4.60mm，平凸透镜的曲率半径为 1.03m，求此单色光的波长。

解：据题意，$r_k = \frac{3.00}{2} = 1.50(\text{mm})$，$r_{k+5} = \frac{4.60}{2} = 2.30(\text{mm})$

$R = 1.03$m，由公式 $r = \sqrt{\frac{(2k-1)R\lambda}{2}}$ 得

$$r_{k+5}^2 - r_k^2 = \left(\sqrt{\frac{[2(k+5)-1]R\lambda}{2}}\right)^2 - \left(\sqrt{\frac{(2k-1)R\lambda}{2}}\right)^2 = 5R\lambda$$

则 $$\lambda = \frac{r_{k+5}^2 - r_k^2}{5R}$$

$$= \frac{(2.30^2 - 1.50^2) \times 10^{-6}}{5 \times 1.03}$$

$$= 0.590 \times 10^{-6}(\text{m}) = 590(\text{nm})$$

13-10 钠光（589nm）通过单缝后在 1m 处的屏上产生衍射条纹，若两个第一级暗纹之间的距离为 2mm，求单缝宽度。

解：根据题意，由公式 $\Delta x = 2f\frac{\lambda}{a}$ 可得

$$a = 2f \frac{\lambda}{\Delta x} = 2 \times 1 \times \frac{589 \times 10^{-9}}{2 \times 10^{-3}} = 5.89 \times 10^{-4} (\text{m})$$

即单缝的宽度为 0.589mm

13-11 一单色平行光垂直入射一单缝,其衍射图样的第三级明纹中心的位置恰与波长为 600nm 的单色光入射该缝时衍射图样的第二级明纹中心的位置重合,试求该单色光的波长。

解:根据题意,由公式 $a \sin\theta = \pm(2k+1)\frac{\lambda}{2}$ 得

$$(2k_1 + 1)\frac{\lambda_1}{2} = (2k_2 + 1)\frac{\lambda_2}{2}$$

又 $\qquad\qquad k_1 = 3, \quad k_2 = 2, \quad \lambda_2 = 600\text{nm}$

则 $\qquad\qquad \lambda_1 = \frac{(2k_2 + 1)\lambda_2}{(2k_1 + 1)}$

$$= \frac{(2 \times 2 + 1) \times 600}{(2 \times 3 + 1)} = 428.6 (\text{nm})$$

即该单色光的波长为 428.6nm

13-12 在夫琅禾费单缝衍射实验中,波长为 500nm 的单色平行光垂直照射到一缝宽为 0.5mm 的单缝上,在缝后置一焦距为 0.8m 的凸透镜,试求屏上中央明纹和其他明纹的宽度。

解:据题意 $\lambda = 500\text{nm} = 500 \times 10^{-9}\text{m}, a = 0.5\text{mm} = 0.5 \times 10^{-3}\text{m}, f = 0.8\text{m}$,中央明纹的宽度为

$$\Delta x = 2f \frac{\lambda}{a} = 2 \times 0.80 \times \frac{500 \times 10^{-9}}{0.5 \times 10^{-3}} = 1.6 \times 10^{-3}\text{m}$$

因为中央明纹的宽度是其他明纹宽度的两倍,所以其他明纹的宽度为 $8.0 \times 10^{-4}\text{m}$。

13-13 一束单色平行光垂直入射到每毫米 500 条缝的光栅上,所成的第二级谱线与原入射方向成 30°角,求该光波的波长。

解:据题意 $d = \frac{1 \times 10^{-3}}{500}\text{m}, \theta = 30°, k = 2$

由光栅方程 $d \sin\theta = \pm k\lambda$ 得

$$\lambda = \frac{d \sin\theta}{k} = \frac{1 \times 10^{-3} \times \sin30°}{500 \times 2} = 0.5 \times 10^{-6} (\text{m}) = 500 (\text{nm})$$

13-14 一束平行的白光垂直入射光栅,如果其中某一波长光波的第三级谱线与波长为 600nm 的光波的第二级谱线重合,求该光波的波长。

解:设 $k_1 = 3, k_2 = 2, \lambda_2 = 600\text{nm}$

据题意由光栅方程 $d \sin\theta = \pm k\lambda$ 可得

$$k_1 \lambda_1 = k_2 \lambda_2$$

$$\lambda_1 = \frac{k_2 \lambda_2}{k_1} = \frac{2 \times 600}{3} = 400 (\text{nm})$$

13-15 波长为 589nm 的平行钠光垂直入射到每毫米 500 条缝的透射光栅上,屏上最多能看到第几级明纹?

解:据题意 $d = \frac{1 \times 10^{-3}}{500}\text{m}, \lambda = 589\text{nm} = 5.89 \times 10^{-7}\text{m}$

由光栅方程 $d \sin\theta = \pm k\lambda$ 得

$$k = \frac{d\sin\theta}{\lambda}$$

又 $\qquad \because \sin\theta \leq 1$

$$\therefore k \leq \frac{d}{\lambda} = \frac{1\times10^{-3}}{500\times5.89\times10^{-7}} = 3.4$$

最多能看到第三级明条纹

13-16 两块偏振片的偏振化方向互成 $90°$ 角,在它们之间插入另一偏振片,使它的偏振化方向与第一片的偏振化方向夹角为 θ。射向第一偏振片的自然光强度为 I_0,求光通过三块偏振片后的光强。

(1) $\theta = 45°$。

(2) $\theta = 30°$。

解:设通过三块偏振片的光强分别为 I_1、I_2、I_3,

根据马吕斯定律,当

(1) $\theta = 45°$ 时

$$I_1 = \frac{1}{2}I_0, I_2 = I_1\cos^2 45°$$

则

$$I_3 = I_2\cos^2 45° = \frac{1}{2}I_0\cos^4 45° = \frac{1}{2}\times I_0\times\left(\frac{\sqrt{2}}{2}\right)^4 = \frac{1}{8}I_0$$

(2) $\theta = 30°$ 时

$$I_1 = \frac{1}{2}I_0, I_2 = I_1\cos^2 30°$$

则

$$I_3 = I_2\cos^2(90°-30°) = \frac{1}{2}I_0\cos^2 30°\times\cos^2 60°$$

$$= \frac{1}{2}\times I_0\times\left(\frac{\sqrt{3}}{2}\right)^2\times\left(\frac{1}{2}\right)^2 = \frac{3}{32}I_0$$

13-17 两块偏振片的偏振化方向互相垂直,在它们之间插入两块偏振片,使相邻两片偏振片偏振化方向都夹 $30°$ 角。如果入射的自然光强度为 I_0,求通过所有偏振片后光的强度。

解:设通过偏振片的光强依次为 I_1、I_2、I_3、I_4,

根据马吕斯定律可得

$$I_1 = \frac{1}{2}I_0, I_2 = I_1\cos^2 30°, I_3 = I_2\cos^2 30°$$

则

$$I_4 = I_3\cos^2\theta = \frac{1}{2}I_0\times\cos^2 30°\times\cos^2 30°\times\cos^2 30°$$

$$= \frac{1}{2}\times I_0\times\left(\frac{\sqrt{3}}{2}\right)^6 = 0.21I_0$$

13-18 平行平面玻璃板放置在空气中,空气折射率近似为 1,玻璃折射率 $n=1.50$。试问当自然光以布儒斯特角入射到玻璃的上表面时,折射角是多少? 当折射光在下表面反射时,其反射光是否是平面偏振光?

解:对于玻璃板的上表面,据题意,由布儒斯特定律可得

$$i_0 = \arctan n_{21} = \arctan 1.5 = 56.3°$$

$$\therefore \gamma = 90° - i_0 = 33.7°$$

对于玻璃板内的下表面,布儒斯特角为

$$i_0' = \arctan\frac{1}{n} = \arctan\frac{1}{1.50} = 33.7°$$

所以玻璃板内的折射光也是以其布儒斯特角入射到玻璃板下表面上的,因此它的反射光也是平面偏振光。

四、自我评估题

13-1 相干光产生干涉现象,在空间某点的加强条件是两光源(初相位相同)到该点(C)

    A. 几何路程相同   B. 光强度相同

    C. 光程差是波长的整数倍   D. 振动方向相同

    E. 相差恒定

13-2 波长为 λ 的单色光垂直投射在一单缝上,若 P 点为衍射图样的二级明纹,则对 P 点而言,单缝可分割成的半波带数目为(D)

    A. 2   B. 3   C. 4

    D. 5   E. 6

13-3 一束光强为 I_0 的自然光,相继通过三个偏振片 P_1、P_2、P_3 后,出射光的光强为 $I = I_0/8$。已知 P_1 和 P_3 透射轴相互垂直,若以入射光线为轴旋转 P_2,问 P_2 最少要转过多大角度,才能使出射光的光强为零?(B)

    A. 30°   B. 45°   C. 60°

    D. 90°   E. 25°

13-4 自然光以 60° 的入射角照射到某一透明介质表面时,若反射光为平面偏振光,则(C)

    A. 折射光为平面偏振光,折射角为 30°

    B. 折射光为平面偏振光,折射角为 60°

    C. 折射光为部分偏振光,折射角为 30°

    D. 折射光为平面偏振光,折射角不能确定

    E. 折射光为部分偏振光,折射角不能确定

13-5 已知盐酸四环素溶液的旋光率 $[a]_{589.3nm}^{20℃} = 250°\ cm^3 \cdot g^{-1} \cdot dm^{-1}$。若实验测得厚度为 20cm 的该种溶液的旋光角为 15°,则溶液的浓度为(B)

    A. $0.003g \cdot cm^{-3}$ B. $0.03g \cdot cm^{-3}$ C. $0.06g \cdot cm^{-3}$

    D. $0.6g \cdot cm^{-3}$ E. $0.3g \cdot cm^{-3}$

13-6 在光栅常数 $d = 1.8 \times 10^{-6}$ m 的透射光栅中,理论上第三级光谱可观察到的最长波长为_____。   (600nm)

13-7 一束波长为 λ 的单色光垂直投射到一个双缝上,在屏上形成干涉条纹。若 P 点为第一级暗纹的位置,那么由两缝到达 P 点的光程差为____。   ($\lambda/2$)

13-8 一衍射光栅宽 3.00cm,用波长 600nm 的单色光垂直照射时,第二级明纹的衍射角为 30°,光栅上总的刻痕线有_____条。   (1.25×10^4)

13-9 在杨氏双缝干涉实验中,如果用波长为 630nm 的单色光照射双缝,在距离双缝 1m 远处放置一个屏幕,现测得屏幕上 10 条明暗纹的宽度为 1.5cm,双缝间距为多少?   (0.42mm)

13-10 波长为 700nm 单色光垂直照射一双缝,如果两狭缝间距为 0.3mm,单色光通过双缝后在屏上产生间距为 2.1mm 的干涉条纹,求双缝到屏幕的距离。 (0.9m)

13-11 用一束单色光垂直照射每厘米具有 4500 条刻痕的光栅上,现测得其所成三级明纹与入射方向成 45°角,求该单色光的波长。 (524nm)

13-12 复色光 $\lambda_1 = 600nm$, $\lambda_2 = 400nm$ 垂直入射光栅,测得离中央明纹中心 5cm 处,λ_1 光的第 k 级谱线与 λ_2 光的第 $k+1$ 级谱线重合。若光栅与观察屏间会聚透镜的焦距 $f = 50cm$,问:

(1)上述 k 为何值?

(2)光栅常数 d 多大? ($k = 2$; $d \approx 1.2 \times 10^{-3}$ cm)

13-13 两偏振片的偏振化方向成 30°夹角时,透射光强度为 I_1,若入射光方向不变并转动第二块偏振片使两偏振片的偏振化方向的夹角为 45°,求透射光强度 I_2。 ($I_2 = \dfrac{2}{3} I_1$)

(周建莉)

第十四章

狭义相对论基础简介

一、本章内容提要

(一)伽利略变换

1. 经典力学的绝对时空观和相对性原理

(1)绝对时空观:①时间和空间独立于物质而存在,是永恒不变的。空间提供物质存在和运动的场所,时间给出运动的顺序性。且时间和空间也彼此独立;②两事件的空间间隔和时间间隔都是绝对的,即长度和时间的测量与参照系是否运动无关。

(2)力学相对性原理(伽利略相对性原理):所有惯性系对力学定律都是等价的。对于任何惯性系,牛顿定律都成立并具有相同的形式。在任何惯性系中观察,同一力学现象按同样的形式发生和演变。

2. 伽利略变换 伽利略变换是绝对时空观和力学相对性原理的具体数学表述:

$$\begin{cases} x' = x - ut \\ y' = y \\ z' = z \\ t' = t \end{cases} \xrightarrow{\because \ t' = t} \begin{cases} v'_x = v_x - u \\ v'_y = v_y \\ v'_z = v_z \end{cases} \text{和} \begin{cases} a'_x = a_x \\ a'_y = a_y \\ a'_z = a_z \end{cases}$$

即:不同惯性系中 a 是相同的($a = a'$),而牛顿力学还认为质量 m 也与运动无关。这样,不同惯性系中力学定律的形式就是完全相同的。

(二)洛伦兹变换

1. 迈克尔孙—莫雷实验:用迈克尔孙干涉仪测不到光沿地球公转方向的速度与逆公转方向速度的任何差异,从而否定了"光的传播介质—以太"的存在,暗示着光速的测量结果与光源和测量者的相对运动无关。

2. 狭义相对论的基本假设

(1)相对性原理:物理定律在所有惯性系中都是相同的。即所有惯性系都是等价的。

既然没有哪个惯性系是例外的特殊,则不论在哪个惯性系中做任何实验都不能确定自己是静止还是运动以及运动速度的大小。因此,对运动的描述只具有相对的意义,绝对静止的参照系是不存在的。

（2）光速不变原理：在所有惯性系中，光在真空中的传播速率具有相同的值 c，就此否定了以绝对时空观为前提的伽利略变换。

3. 洛伦兹变换

（1）坐标变换

$$\begin{cases} x' = \dfrac{x - ut}{\sqrt{1 - u^2/c^2}} = \gamma(x - ut) \\ y' = y \\ z' = z \\ t' = \dfrac{t - \dfrac{u}{c^2}x}{\sqrt{1 - u^2/c^2}} = \gamma\left(t - \dfrac{u}{c^2}x\right) \end{cases}$$

逆变换

$$\begin{cases} x = \dfrac{x' + ut'}{\sqrt{1 - u^2/c^2}} = \gamma(x' + ut') \\ y = y' \\ z = z' \\ t = \dfrac{t' + \dfrac{u}{c^2}x'}{\sqrt{1 - u^2/c^2}} = \gamma\left(t' + \dfrac{u}{c^2}x'\right) \end{cases}$$

可见，时间与空间不再是独立的，而与运动速度 u 直接相关。

当 $u \ll c$ 时，$\gamma = \dfrac{1}{\sqrt{1 - \dfrac{u^2}{c^2}}} \to 1$，洛伦兹变换还原为伽利略变换。即：伽利略变换是洛伦兹变换在低速情况下的近似。

（2）速度变换

$$\begin{cases} v'_x = \dfrac{v_x - u}{1 - \dfrac{u}{c^2}v_x} \\ v'_y = \dfrac{v_y}{1 - \dfrac{u}{c^2}v_x}\sqrt{1 - u^2/c^2} \\ v'_z = \dfrac{v_z}{1 - \dfrac{u}{c^2}v_x}\sqrt{1 - u^2/c^2} \end{cases}$$

逆变换

$$\begin{cases} v_x = \dfrac{v'_x + u}{1 + \dfrac{u}{c^2}v'_x} \\ v_y = \dfrac{v'_y}{1 + \dfrac{u}{c^2}v'_x}\sqrt{1 - u^2/c^2} \\ v_z = \dfrac{v'_z}{1 + \dfrac{u}{c^2}v'_x}\sqrt{1 - u^2/c^2} \end{cases}$$

（三）狭义相对论的时空观

1. 时间膨胀　S' 系中同一位置 x'_0 处在 t'_1 和 t'_2 时刻相继发生两事件，时间间隔 $\tau_0 = t'_2 - t'_1$ 称固有时或原时。由洛伦兹逆变换，在 S 系中看来，上述两事件发生的时刻分别为 $t_1 = \gamma\left(t'_1 + \dfrac{u}{c^2}x'_0\right)$ 和 $t_2 = \gamma\left(t'_2 + \dfrac{u}{c^2}x'_0\right)$，这样，$S$ 系中测得的时间间隔

$$\tau = t_2 - t_1 = \gamma(t'_2 - t'_1) = \gamma\tau_0 > \tau_0$$

即：同一地点发生的两事件以固有时 τ_0 为最短。运动中的时间延迟了（时间膨胀），时间的测量是相对的。

2. 长度收缩（洛伦兹收缩）　在与杆相对静止的 S' 系中测得的杆长度 $L_0 = |x'_2 - x'_1|$ 称固有长度。由洛伦兹变换，在 S 系中测得的杆长度

$$L = |x_2 - x_1| = L_0\sqrt{1 - \dfrac{u^2}{c^2}} = \dfrac{1}{\gamma}L_0 < L_0$$

即：物体的长度以固有长度 L_0 为最长，运动的物体沿运动方向长度缩短了（长度收缩）。空间（长度）的测量也是相对的。

3. 同时的相对性　S 系中在 x_1 和 x_2 处(即异地)同时($\Delta t = t_2 - t_1 = 0, t_2 = t_1 = t$)发生两事件,由洛伦兹变换,在 S' 系中看来:

$$\Delta t' = t'_2 - t'_1 = \gamma \left(t - \frac{u}{c^2} x_2 \right) - \gamma \left(t - \frac{u}{c^2} x_1 \right) = \gamma \cdot u \frac{x_1 - x_2}{c^2} \neq 0$$

即: $t'_2 \neq t'_1$。可见,同时性也是相对的,在一个参照系中认为是同时发生的事件在另一参照系看来则不然。

(四) 狭义相对论动力学基本关系

1. 质量与速度的关系——质速关系　经典力学认为质量是与运动无关的恒量,但相对论则指出质量与运动速度密切相关:

$$m = m(v) = \frac{m_0}{\sqrt{1 - \dfrac{v^2}{c^2}}} = \gamma m_0 > m_0 \quad (m_0 \text{ 为 } v = 0 \text{ 时的静质量})$$

当 $v \ll c$ 时, $m \approx m_0$

2. 相对论的动量表达式

$$\boldsymbol{P} = m\boldsymbol{v} = \frac{m_0}{\sqrt{1 - \dfrac{v^2}{c^2}}} \boldsymbol{v} = \gamma m_0 \boldsymbol{v}$$

当 $v \ll c$ 时, $\boldsymbol{P} = m_0 v$ 还原为经典力学的动量表达式。

3. 牛顿第二定律的普遍表达形式

$$F = \frac{\mathrm{d}P}{\mathrm{d}t} = \frac{\mathrm{d}}{\mathrm{d}t} \left(\frac{m_0 v}{\sqrt{1 - \dfrac{v^2}{c^2}}} \right)$$

4. 质点的动能公式

动能　$$E_k = \int_0^t \boldsymbol{F} \cdot \mathrm{d}\boldsymbol{r} = mc^2 - m_0 c^2$$

当 $v \ll c$ 时: $m = \dfrac{m_0}{\sqrt{1 - \dfrac{v^2}{c^2}}} = \left(1 + \dfrac{1}{2} \dfrac{v^2}{c^2} \right) m_0$ (展开项中更高次项被略去)

$E_k = \dfrac{1}{2} m_0 v^2$ 还原为经典力学的动能表达式。

5. 爱因斯坦质能关系:　　　　　$E = mc^2$

质量为 m 的物体蕴藏的总能量 $E = mc^2$。质量 m 是速度的函数,表明了能量与速度的内在联系。当质量发生 Δm 的变化时,相应的能量变化为:

$$\Delta E = \Delta mc^2$$

6. 能量与动量的关系

$$E^2 = p^2 c^2 + m_0^2 c^4 = p^2 c^2 + E_0^2$$

综上所述,"相对论"即指空间、时间、质量、动量、能量等都是相对的,都与测量者和被测量对象的运动状态直接相关。而经典的牛顿力学则是在 $v \ll c$ (即低速)情况下相对论力学的极限形式。

二、解题指导——典型例题

[**例 14-1**]　一立方体,沿其一棱的方向以速度 v 运动。试证明其体积为 $V = V_0\sqrt{1 - \beta^2}$,式中, V_0 为其静止时的体积, $\beta = \dfrac{v}{c}$ 。

证明:设立方体静止时棱长为 l_0 ,体积 $V_0 = l_0^3$ 。立方体沿其一棱的方向以速度 v 运动时,该棱长度变为

$$l = \frac{l_0}{\gamma} = l_0\sqrt{1 - \beta^2}$$

另两方向的棱长不变,因此其体积为

$$V = l_0^2 l = \sqrt{1 - \beta^2}\, l_0^3 = \sqrt{1 - \beta^2}\, V_0$$

[**例 14-2**]　一艘宇宙飞船的船身固有长度为 $L_0 = 90\text{m}$,相对于地面以 $v = 0.8c$ (c 为真空中光速)的匀速度在地面观测站的上空飞过。

(1) 观测站测得飞船的船身通过观测站的时间间隔是多少?

(2) 宇航员测得船身通过观测站的时间间隔是多少?

解:(1) 观测站测得飞船船身的长度为

$$L = L_0\sqrt{1 - (v/c)^2} = 54\text{m}$$

则

$$\Delta t_1 = L/v = 2.25 \times 10^{-7}\text{s}$$

(2) 宇航员测得飞船船身的长度为 L_0 ,则

$$\Delta t_2 = L_0/v = 3.75 \times 10^{-7}\text{s}$$

[**例 14-3**]　远方一星体以 $0.80c$ 的速度离开我们,我们接受到它辐射出来的闪光按 5 昼夜的周期变化。求固定在这星体上的参照系测得的闪光周期。

解:固定在星体上的参照系是 S' 系,地球参照系是 S 系。已知 $\Delta t = 5$ 昼夜, $\mu = 0.80c$,由时间膨胀公式

$$\Delta t = \gamma \Delta t'$$

得

$$\Delta t' = \frac{\Delta t}{\gamma} = \Delta t\sqrt{1 - \frac{u^2}{c^2}} = \sqrt{1 - 0.8^2} \times 5 = 3 \text{ 昼夜}$$

[**例 14-4**]　天津和北京相距 120km。在北京于某日上午 9 时正有一工厂因过载而断电。同日在天津于 9 时 0 分 0.0003 秒有一自行车与卡车相撞。试求在以 $u = 0.8c$ 的速率沿北京到天津方向飞行的飞船中,观察到的这两个事件的时间间隔。哪一事件发生在前?

解:以北京事件为事件 1,天津事件为事件 2,则两事件的时间间隔在地面观测为 $t_2 - t_1$,飞船上观测可得到

$$t'_2 - t'_1 = \frac{t_2 - t_1 - \dfrac{u}{c^2}(x_2 - x_1)}{\sqrt{1 - u^2/c^2}} = -3.3 \times 10^{-5}\text{s}$$

由于 $t'_2 < t'_1$,所以在飞船中看来天津事件先发生。

[**例 14-5**]　在实验室中测得电子的运动速度为 $0.6c$,设一观察者沿与电子运动相同的方向,以相对于实验室 $0.8c$ 的速度运动。求:该观察者测得电子的动能和动量。(电子的静止质量 $m_e =$

$9.11×10^{-31}$kg)

解:设实验室为 S 系,观察者为 S′系,电子为运动物体,运动方向沿 x 轴正向,则 $u = 0.8c$,$v_x = 0.6c$。根据洛伦兹速度变换公式,在 S′系中测得电子速度为

$$v'_x = \frac{v_x - u}{1 - \frac{uv_x}{c^2}} = -0.385c$$

S′系中电子的质量为

$$m = \frac{m_e}{\sqrt{1 - \left(\frac{v'_x}{c}\right)^2}}$$

动能为

$$E_k = mc^2 - m_e c^2 = m_e c^2 \left[\frac{1}{\sqrt{1 - \left(\frac{v'_x}{c}\right)^2}} - 1\right] = 6.85 \times 10^{-15}(\text{J})$$

动量为

$$P' = mv'_x = \frac{m_e v'_x}{\sqrt{1 - \left(\frac{v'_x}{c}\right)^2}} = -1.235 \times 10^{-22}(\text{kg} \cdot \text{m} \cdot \text{s}^{-1})$$

负号表示动量 P' 与观察者运动方向相反。

[例 14-6] 一粒子分别按以下两种情况加速,求各需要外力做多少功?

(1) 从静止加速到 $0.1c$。

(2) 从 $0.9c$ 加速到 $0.98c$。

解:(1)

$$W_合 = \int F_合 \, dx = \Delta E_k = mc^2 - m_0 c^2 = \frac{m_0 c^2}{\sqrt{1 - u^2/c^2}} - m_0 c^2 = 5 \times 10^{-3} m_0 c^2$$

(2)

$$W_合 = \Delta E_k = E_{k2} - E_{k1} = (m_2 c^2 - m_0 c^2) - (m_1 c^2 - m_0 c^2)$$

$$= m_2 c^2 - m_1 c^2 = m_0 c^2 \left[\frac{1}{\sqrt{1 - \left(\frac{0.98c}{c}\right)^2}} - \frac{1}{\sqrt{1 - \left(\frac{0.9c}{c}\right)^2}}\right] = 2.73 m_0 c^2$$

三、思考题和习题解答

14-1 洛伦兹变换与伽利略变换的本质差别是什么?两者有何关系?

答:洛伦兹变换与伽利略变换的本质差别是,在洛伦兹变换下,空间坐标和时间坐标是相互关联着的,对于以不同相对速度 u 运动的参考系中的观察者来说,同一件事的空间尺度和时间尺度都不相同。而在伽利略变换下,空间坐标和时间坐标是互不关联的,时间、空间都是与运动无关的绝对量,t 与 t' 总是相等的。在低速情况下,即 $u \ll c$ 时,洛伦兹变换将过渡到伽利略变换,即伽利略变换是洛伦兹变换在低速情况下的近似。

14-2 一列行进中的火车前、后两处遭雷击,车上的人看来是同时发生的,地面上的人看来是否同时?何处雷击在先?

答:地面上的人看来,不是同时发生的。因为在火车上的人看来,雷击同时发生在不同的地方, $x'_1 - x'_2 \neq 0$,故 $t_2 - t_1 \neq 0$。若设火车为 S' 系,地面为 S 系,$u>0$,由洛伦兹变换的逆变换可知, $t_1 = \gamma\left(t' + \dfrac{ux'_1}{c^2}\right)$,$t_2 = \gamma\left(t' + \dfrac{ux'_2}{c^2}\right)$,$\Delta t = t_2 - t_1 = \gamma\dfrac{u(x'_2 - x'_1)}{c^2}$,$x'_2 > x'_1$,$\Delta t > 0$,故车头 (x_2, t_2) 雷击在后,车尾雷击在前。

14-3 站台两侧各有一列火车以相同的速率南北对开,站台上的人看两火车上的钟走得一样快吗?两火车上的人彼此看对方的钟呢?

答:站台上的人看来,两火车上的钟走得一样快,因为两火车在站台两侧,而且以相同的速率南北对开,每一列火车相对于站台上的人的运动状态都是一样的。根据洛伦兹变换 $t = \gamma\left(t' + \dfrac{ux'}{c^2}\right)$,而 $u<0$,$\therefore t<t'$,因此两火车上的人彼此看对方的钟,都比自己的钟走得快。

14-4 (1)对某观察者来说,发生在某惯性系中同一地点、同一时刻的两个事件,对于相对该惯性系作匀速直线运动的其他惯性系中的观察者来说,它们是否同时发生?

(2)在某惯性系中发生于同一时刻、不同地点的两个事件,它们在其他惯性系中是否同时发生?

关于上述两个问题的正确答案是(A)

A. (1)同时,(2)不同时

B. (1)不同时,(2)同时

C. (1)同时,(2)同时

D. (1)不同时,(2)不同时

E. (1)同时,(2)不确定

14-5 一宇航员要到离地球为 5 光年的星球去旅行,如果宇航员希望把这路程缩短为 3 光年,则他所乘的火箭相对于地球的速度应是(c 表示真空中的光速)(C)

  A. $v = (1/2)c$ B. $v = (3/5)c$ C. $v = (4/5)c$

  D. $v = (9/10)c$ E. $v = (5/4)c$

14-6 根据相对论力学,动能为 0.25MeV 的电子,其运动速度约等于(C)

  A. $0.1c$ B. $0.5c$ C. $0.74c$

  D. $0.85c$ E. $0.25c$

(c 表示真空中的光速,电子的静能 $m_0c^2 = 0.51\text{MeV}$)

14-7 α 粒子在加速器中被加速,当其质量为静止质量的 3 倍时,其动能为静止能量的(A)

  A. 2 倍   B.3 倍   C.4 倍

  D. 5 倍   E. 6 倍

14-8 狭义相对论的两条基本原理中,相对性原理说的是＿＿＿＿＿＿＿＿＿＿＿＿＿＿＿＿＿＿＿＿＿＿＿＿＿＿＿＿＿＿；光速不变原理说的是＿＿。

答:①一切彼此相对做匀速直线运动的惯性系对于物理学定律都是等价的;②一切惯性系中,真空中的光速都是相等的。

14-9 一观察者测得一沿米尺长度方向匀速运动着的米尺的长度为 0.5m,则此米尺以速度 $v = $＿＿＿＿＿＿＿＿＿＿＿＿＿＿＿＿＿ m·s^{-1} 接近观察者。   答:2.60×10^8 m·s^{-1}

14-10 μ 子是一种基本粒子,在相对于 μ 子静止的坐标系中测得其寿命为 $\tau_0 = 2 \times 10^{-6}$s. 如果

μ 子相对于地球的速度为 $v = 0.988c$(c 为真空中光速),则在地球坐标系中测出的 μ 子的寿命 $\tau = $ _____。

答:1.29×10^{-5} s

14-11 当粒子的动能等于它的静止能量时,它的运动速度为_____。

答:$\dfrac{1}{2}\sqrt{3}c$

14-12 一短跑选手,在地球上以 10 s 的时间跑完了 100 m。在飞行速度为 $0.98c$,飞行方向与跑动方向相反的飞船中的观测者看来,这选手跑了多长时间和多长距离?

解:设地球为 S 系,飞船为 S' 系,据题意 $u = -0.98c$,$x = 100$ m,$t = 10$ s,由洛伦兹坐标变换公式可得

$$t' = \frac{t - \dfrac{u}{c^2}x}{\sqrt{1 - u^2/c^2}} = \frac{10 - \dfrac{(-0.98c)}{c^2} \times 100}{\sqrt{1 - \dfrac{(-0.98c)^2}{c^2}}} = 50.25(\text{s})$$

$$x' = \frac{x - ut}{\sqrt{1 - u^2/c^2}} = \frac{100 + 0.98 \times 3 \times 10^8 \times 10}{\sqrt{1 - \dfrac{(-0.98c)^2}{c^2}}} = 1.48 \times 10^{10}(\text{m})$$

答:在飞船中的观测者看来,这选手跑了 $50.25 s$,跑过的距离为 1.48×10^{10} m。

14-13 设有宇宙飞船 A 和 B,固有长度均为 $l_0 = 100$ m,沿同一方向匀速飞行,在飞船 B 上观测到飞船 A 的船头、船尾经过飞船 B 船头的时间间隔为 $\Delta t = (5/3) \times 10^{-7}$ s,求飞船 B 相对于飞船 A 的速度的大小。

解:设飞船 A 相对于飞船 B 的速度大小为 v,这也就是飞船 B 相对于飞船 A 的速度大小。在飞船 B 上测得飞船 A 的长度为

$$l = l_0\sqrt{1 - (v/c)^2}$$

故在飞船 B 上测得飞船 A 相对于飞船 B 的速度为

$$v = l/\Delta t = (l_0/\Delta t)\sqrt{1 - (v/c)^2}$$

解得

$$v = \frac{l_0/\Delta t}{\sqrt{1 + (l_0/c\Delta t)^2}} = 2.68 \times 10^8 \ (\text{m/s})$$

答:飞船 B 相对于飞船 A 的速度大小为 2.68×10^8 m/s。

14-14 一宇宙飞船以 $0.99c$ 的速度相对地球运动,在飞船上有一高强度的脉冲光讯号,脉冲延续的时间为 2×10^{-6} s。在某一时刻,一个地球上的观察者发现,飞船正好在他头顶上方 1000 km 的高处。问

(1)在地球上的观察者看来,光脉冲延续的时间是多长?

(2)在脉冲延续的这段时间里,飞船相对于地面飞行了多少路程?

解:(1)设地球为 S 系,宇宙飞船为 s' 系,据题意 $u = 0.99c$,$\tau_0 = 2 \times 10^{-6}$ s,由时间膨胀公式可得

$$\tau = \gamma\tau_0 = \frac{1}{\sqrt{1 - u^2/c^2}}\tau_0 = \frac{2 \times 10^{-6}}{\sqrt{1 - \dfrac{(0.99c)^2}{c^2}}} = 1.42 \times 10^{-5}(\text{s})$$

(2)在这一段时间间隔中,飞船相对于地面飞行的路程为

$$s = u\tau = 0.99 \times 3 \times 10^8 \times 1.42 \times 10^{-5} = 4.22(\text{km})$$

答:光脉冲延续的时间是 $1.42×10^{-5}$ s,在这段时间飞船相对于地面飞行的距离是 4.22km。

14-15　两艘宇宙飞船 A 和 B 沿一直线作相向运动,一个地球上的观察者测得飞船 A 的速度大小为 $0.75c$,而 B 的速度大小为 $0.85c$,求 B 相对于 A 的速度。

解:取地球为参考系 S,飞船 A 为参考系 S',A 与 B 的运动沿 x' 轴方向,题意可知,$u=0.75c$,$v_x=-0.85c$,由洛伦兹速度变换公式可得

$$v'_x = \frac{v_x - u}{1 - \frac{uv_x}{c^2}} = \frac{-0.85c - 0.75c}{1 - \frac{0.75c \times (-0.85c)}{c^2}}$$

14-16　一观测者测出运动着的米尺的长度为 0.5m,问此米尺以多大的速度接近观测者?

解:设地球为 s 系,米尺为 s' 系,据题意 $L=0.50$m,$L_0=1.00$m,由公式 $L=\frac{1}{\gamma}L_0 = \sqrt{1-u^2/c^2}L_0$

得

$$\sqrt{1-u^2/c^2} = \frac{L}{L_0}$$

则

$$u^2 = \left(1 - \frac{L^2}{L_0^2}\right) \times c^2$$

$$u = \sqrt{c^2\left(1 - \frac{L^2}{L_0^2}\right)} = c\sqrt{1 - \left(\frac{0.5}{1.00}\right)^2} = 0.87c = 2.61 \times 10^8 (\text{m} \cdot \text{s}^{-1})$$

14-17　太阳每秒钟向周围空间辐射出的能量约为 $5×10^{26}$ J/s,由于这个原因,太阳每秒钟减少多少质量? 把这个质量同太阳目前的质量 $2×10^{30}$kg 作比较,其比值为多少?

解:据题意 $\Delta E=5×10^{26}$J/S,由质能变化关系可得

$$\Delta m = \frac{\Delta E}{c^2} = \frac{5 \times 10^{26}}{(3 \times 10^8)^2} = 5.6 \times 10^9 (\text{kg/s})$$

$$\frac{5.6 \times 10^9}{2 \times 10^{30}} = 2.8 \times 10^{-21}$$

14-18　静质量为 0.511MeV 的电子,具有 5 倍于它的静能的总能量,试求它的动量和速率。

解:根据题意 $E=5m_0c^2$,由公式 $E^2=p^2c^2+m_0^2c^4$,得

$$p^2c^2 = E^2 - m_0^2c^4 = (5m_0c^2)^2 - (m_0c^2)^2 = 24(m_0c^2)^2$$

$$cp = \sqrt{24}m_0c^2 = 4.9 \times 0.511\text{MeV} = 2.50\text{MeV}$$

$$p = 2.50\text{MeV}/c$$

根据公式 $v=\frac{c^2p}{E}$ 得电子运动速率为

$$v = \frac{c^2p}{E} = \frac{\sqrt{24}m_0c^2}{5m_0c^2} \times c = 0.98c$$

14-19　粒子的静止质量为 m_0,当其动能等于其静能时,其质量和动量各为多少?

解:据题意 $E_k=m_0c^2$,由质点动能公式

$$E_k = mc^2 - m_0c^2 = m_0c^2$$

$$mc^2 = 2m_0c^2$$

$$\therefore m = 2m_0$$

又由　$m = \frac{m_0}{\sqrt{1-v^2/c^2}}$ 可得 $v = \frac{\sqrt{3}}{2}c$

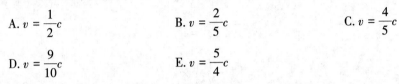

$$\therefore \quad p = \frac{m_0 v}{\sqrt{1 - v^2/c^2}} = \frac{m_0 \frac{\sqrt{3}}{2}c}{\sqrt{1 - \frac{\left(\frac{\sqrt{3}}{2}c\right)^2}{c^2}}} = \sqrt{3}\, m_0 c$$

四、自我评估题

14-1 星球离地球为 5 光年的距离,如果宇航员希望把这路程缩短为 3 光年,则他所乘的火箭相对于地球的速度应是(C)

$$A. v = \frac{1}{2}c \qquad\qquad B. v = \frac{2}{5}c \qquad\qquad C. v = \frac{4}{5}c$$

$$D. v = \frac{9}{10}c \qquad\qquad E. v = \frac{5}{4}c$$

14-2 一刚性直尺固定在 S' 系中,它与 x' 轴正向夹角 $\alpha' = 45°$,在相对 S' 系以速率 u 沿 x' 轴做匀速直线运动的 S 系中,测得该尺与 x 轴正向夹角为(A)

  A. $\alpha > 45°$ B. $\alpha < 45°$ C. $\alpha = 45°$

  D. 若 u 沿 x' 轴正向,则 $\alpha > 45°$;若 u 沿 x' 轴负向,则 $\alpha < 45°$

  E. 若 u 沿 x' 轴正向,则 $\alpha < 45°$;若 u 沿 x' 轴负向,则 $\alpha > 45°$

14-3 α 粒子在加速器中被加速到动能为其静止能量的 4 倍时,其质量 m 与静止质量 m_0 的关系为(B)

  A. $m = 4m_0$ B. $m = 5m_0$ C. $m = 6m_0$

  D. $m = 8m_0$ E. $m = 16m_0$

14-4 在惯性系 S 中测得某地发生两事件的时间间隔为 4s,若在相对 S 系做匀速直线运动的 S' 系中测得两事件的时间间隔为 5s,则 S' 相对 S 的运动速率是(D)

  A. $\frac{4}{5}c$ B. $\frac{1}{5}c$ C. $\frac{2}{5}c$

  D. $\frac{3}{5}c$ E. $\frac{1}{4}c$

14-5 S 系与 S' 系是坐标轴相互平行的两个惯性系,S' 系相对于 S 系沿 Ox 轴方向匀速运动。一根刚性尺静止在 S' 系中,与 $O'x'$ 轴成 30° 角。今在 S 系中观察得该尺与 Ox 轴成 45° 角,则 S' 系相对于 S 系的速度是(B)

  A. $\frac{2}{3}c$ B. $\sqrt{\frac{2}{3}}c$ C. $\frac{c}{\sqrt{3}}$

  D. $\frac{1}{3}c$ E. $\sqrt{3}c/3$

14-6 设某微观粒子的总能量是它的静止能量的 k 倍,则其运动速度的大小为_____。

$$\left(\frac{c}{k}\sqrt{k^2 - 1}\right)$$

14-7 频率为 v 的光子的能量为_____,质量为_____,动量为_____,动能为

_____。

$(h v, h v / c^2, h v / c, h v)$

14-8 设电子静止质量为 m_0,将一个电子从静止加速到速率为 $0.6c$(c 为真空中光速),需要作功_____。

$\left(\dfrac{1}{4} m_0 c^2\right)$

14-9 一固有长度为 $1m$ 的尺,当它在沿长度方向以 $2.5 \times 10^8 m \cdot s^{-1}$ 的速度运动时,它的长度为多少?

$$\left(L = L_0 \sqrt{1 - \frac{u^2}{c^2}} = 0.5m\right)$$

14-10 一个空间飞行器以 $c/2$ 的速度从地球发射,在飞行中飞行器又朝前相对于自己以 $c/2$ 的速度发射一火箭,问对地球上的观察者来说,火箭的飞行速度为多少?

$$\left(v'_x = \frac{1}{2}c, u = \frac{1}{2}c, v_x = \frac{v'_x + u}{1 + \dfrac{v'_x u}{c^2}} = 0.8c\right)$$

(王　磊)

第十五章

量子力学初步

一、本章内容提要

1. **黑体辐射** 由热运动引起的电磁辐射称为热辐射。

当辐射和吸收达到平衡时,物体的温度不再变化而处于热平衡状态,这时的热辐射称为平衡热辐射。

描述热辐射的两个物理量:辐出度 $M(T)$ 和单色辐出度 $M_\lambda(T)$,两者的关系为

$$M(T) = \int_0^\infty M_\lambda(T)\,\mathrm{d}\lambda$$

一个物体对入射的电磁波能量能全部吸收,就称它为黑体。

黑体辐射的两条实验规律:

(1)斯特藩-玻耳兹曼定律:在一定温度下,黑体的辐出度 $M(T)$ 与绝对温度的四次方成正比,即

$$M(T) = \sigma T^4 \qquad 其中:\sigma = 5.67 \times 10^{-8}\mathrm{W \cdot m^{-2} \cdot K^{-4}}$$

(2)维恩位移定律:黑体辐射的峰值波长 λ_m 与其绝对温度 T 成反比,即

$$T\lambda_m = b \qquad 其中:b = 2.898 \times 10^{-3}\mathrm{m \cdot K}$$

普朗克运用他的能量量子化假设导出了黑体辐射公式

$$M_\lambda(T) = \frac{2\pi hc^2 \lambda^{-5}}{\mathrm{e}^{hc/(\lambda kT)} - 1}$$

2. **光电效应与爱因斯坦的光子假设** 光电效应的实验规律:①饱和光电流与照射光强成正比;②光电子的最大初动能与遏止电压 U_s 的关系为 $\frac{1}{2}mv^2 = eU_s$;③不同金属有不同的红限和逸出功;④遏止电压 U_s 与照射光频率 ν 呈线性关系 $U_s = k(\nu - \nu_0)$;⑤金属表面从接受光照到逸出光电子,所需时间不超过 10^{-9}s。

爱因斯坦光电效应方程: $h\nu = \frac{1}{2}mv^2 + A \quad (A = h\nu_0)$

光的波粒二象性:光具有波动性,又具有粒子性,称为光的波粒二象性。波的特征量是波长 λ

和频率 ν,粒子的特征量是质量 m 和动量 p,爱因斯坦的相对论把两者联系在一起。

光的能量：
$$\varepsilon = mc^2 = h\nu$$

光的质量：
$$m = \frac{\varepsilon}{c^2} = \frac{h\nu}{c^2}$$

光的动量：
$$p = mc = \frac{h\nu}{c} = \frac{h}{\lambda}$$

3. 康普顿效应

波长改变量 $\Delta\lambda = \lambda - \lambda_0$ 与散射角 φ 的关系为

$$\Delta\lambda = \lambda_c(1 - \cos\varphi) = 2\lambda_c\sin^2\frac{\varphi}{2}$$

其中：康普顿波长 $\lambda_c = \dfrac{h}{m_0 c} = 2.43 \times 10^{-12}(\text{m}) = 0.002\,43\text{nm}$

4. 氢原子光谱的规律性

$$\frac{1}{\lambda} = R_\infty\left(\frac{1}{k^2} - \frac{1}{n^2}\right), n = k + 1, k + 2, k + 3, \cdots$$

5. 玻尔的氢原子理论

（1）定态假设：
$$L = mvr = n\frac{h}{2\pi} = n\hbar$$

$$\hbar = \frac{h}{2\pi}, \quad n = 1,2,3,\cdots$$

（2）跃迁假设：
$$h\nu = E_n - E_k, \quad \nu = (E_n - E_k)/h$$

（3）对应原理：新理论应包容在一定经验范围内证明是正确的旧理论中,旧理论应是新理论的极限形式或局部情况。

（4）重要结论：

电子轨道半径：
$$r_n = \frac{\varepsilon_0 h^2}{\pi m e^2}n^2 \qquad n = 1,2,3\cdots$$

电子轨道速率：
$$v_n = \frac{e^2}{2\varepsilon_0 hn} \qquad n = 1,2,3\cdots$$

氢原子能量：
$$E_n = -\frac{me^4}{8\varepsilon_0^2 h^2 n^2} \qquad n = 1,2,3\cdots$$

6. 德布罗意物质波假设　质量为 m,以速度 v 运动的实物粒子的能量和动量可表示为

$$E = mc^2 = h\nu$$

$$p = mv = \frac{h}{\lambda}$$

7. 不确定关系　坐标和动量的不确定关系 $\Delta x \cdot \Delta p_x \geq h$

或 $\Delta x \cdot \Delta p_x \geq \hbar/2$。

能量和时间的不确定关系 $\Delta E \cdot \Delta t \geq h$ 或 $\Delta E \cdot \Delta t \geq \hbar/2$。

8. 波函数 $\psi(r,t)$　物质波是概率波,其波函数具有波和概率双重特性：

（1）波函数振幅的平方表示粒子在空间某点出现的概率密度。

$$\rho = |\psi|^2 = \psi \cdot \psi^*$$

(2)波函数满足单值、连续、有限的标准条件。

(3)波函数满足归一化条件　　　$\int_V |\psi|^2 dV = 1$

(4)波函数满足叠加原理。

9. 薛定谔方程

自由粒子的薛定谔方程　　　$\dfrac{d^2\psi(x)}{dx^2} + \dfrac{2mE_k}{\hbar^2}\psi(x) = 0$

定态薛定谔方程

一维形式　　$\dfrac{d^2\psi(x)}{dx^2} + \dfrac{2m}{\hbar^2}(E - U)\psi(x) = 0$

三维形式　　$\dfrac{\partial^2\psi(r)}{\partial x^2} + \dfrac{\partial^2\psi(r)}{\partial y^2} + \dfrac{\partial^2\psi(r)}{\partial z^2} + \dfrac{2m}{\hbar^2}(E - U)\psi(r) = 0$

10. 薛定谔方程应用举例　一维无限深势阱中粒子的运动;势垒及隧道效应。

11. 量子力学的原子结构概念

能量量子化:　　　$E_n = -\dfrac{me^4}{8\varepsilon_0^2 h^2} \cdot \dfrac{Z^2}{n^2}$　　　$n = 1,2,3\cdots$

角动量量子化:　　　$L = \sqrt{l(l+1)}\,\dfrac{h}{2\pi}$　　　$l = 0,1,2,3,\cdots,n-1$

空间量子化:　　　$L_z = m\dfrac{h}{2\pi}$　　　$m = 0,\pm 1,\pm 2,\cdots,\pm l$

自旋量子化:　　　$L_s = \sqrt{s(s+1)}\,\dfrac{h}{2\pi}$

$$L_{sz} = m_s\dfrac{h}{2\pi} \qquad m_s = -s,-s+1,\cdots,+s$$

类氢离子的电子运动状态,要由四个量子数(n,l,m,m_s)确定,电子的可能运动状态为Z_n个,

$$Z_n = \sum_{l=0}^{n-1} 2(2l+1) = 2n^2$$

12. 多电子原子的电子壳层结构　核外电子在壳层和支壳层上的分布由下面两条原理决定。

(1)泡利不相容原理:在一个原子内不可能有两个或两个以上的电子处在完全相同的量子状态。

(2)能量最小原理:原子处于正常状态时,其中每个电子都要趋向于占有最低的能级。

能量越低越稳定,它是一个自然规律。

13. 原子光谱与分子光谱

(1)原子光谱:为线状光谱,有明线光谱和吸收光谱之分。

原子能级改变,即产生光谱。

原子能级的改变,遵从选择定则。

明线光谱和吸收光谱用于分析物质的元素成分及含量。

(2)分子光谱:为带状光谱,一个线系形成一个带,若干带形成一个带系。

分子光谱的产生是由分子能级跃迁的结果。

分子能量的改变 ΔE,包括电子能级改变 ΔE_e、振动能级改变 ΔE_v 和转动能级改变 ΔE_r 三部分。

$$\Delta E = \Delta E_e + \Delta E_v + \Delta E_r$$

所发射或吸收的光子的频率为

$$\nu = \frac{\Delta E_e}{h} + \frac{\Delta E_v}{h} + \frac{\Delta E_r}{h}$$

二、解题指导——典型例题

[例 15-1] 求氢原子的电离能。

解:氢原子的电离能等于氢原子的电子由 $n=1$ 的轨道跃迁到离原子核无穷远处($n \to \infty$)所需的功 A,这功等于无穷远处的能量与基态能量的差值,即

$$A = \Delta E = E_\infty - E_1 = -E_1 = \frac{me^4}{8\varepsilon_0^2 h^2}$$

$$= \frac{9.11 \times 10^{-31} \times (1.6 \times 10^{-19})^4}{8 \times (8.85 \times 10^{-12})^2 \times (6.626 \times 10^{-34})^2} (J)$$

$$= 2.17 \times 10^{-18} (J)$$

$$= 13.6 (eV)$$

[例 15-2] 波长 $\lambda = 0.2nm$ 的光子受到石墨中的电子的散射,在与入射方向成 $90°$ 的方向上观察。求:

(1)散射线的偏移 $\Delta\lambda$。

(2)反冲电子的动能。假设散射前电子可看作静止不动。

解:(1)根据康普顿散射公式中射线偏移 $\Delta\lambda$ 与散射角 φ 的关系,可得到

$$\Delta\lambda = \frac{2h}{m_0 c} \sin^2 \frac{\varphi}{2}$$

$$= \frac{2 \times 6.626 \times 10^{-34}}{9.11 \times 10^{-31} \times 3 \times 10^8} \sin^2 \frac{90°}{2} (m)$$

$$= 2.43 \times 10^{-12} (m)$$

$$= 2.43 \times 10^{-3} (nm)$$

(2)反冲电子的动能 E_k 等于光子损失的能量,即

$$E_k = h\nu_0 - h\nu = hc\left(\frac{\lambda - \lambda_0}{\lambda\lambda_0}\right)$$

$$= hc\frac{\Delta\lambda}{\lambda_0(\lambda_0 + \Delta\lambda)}$$

$$= 6.626 \times 10^{-34} \times 3 \times 10^8 \times \frac{2.43 \times 10^{-12}}{0.2 \times 10^{-9} \times (0.2 \times 10^{-9} + 2.43 \times 10^{-12})} (J)$$

$$= 1.193 \times 10^{-17} (J)$$

$$= 74.6 (eV)$$

[例 15-3] 试求宽度为 $0.1nm$ 的无限深势阱中的电子在各能级的能量。若势阱的宽度为

1cm, 各能级的能量如何?

解: 根据一维无限深势阱中粒子的能量公式

$$E_n = \frac{h^2}{8ma^2}n^2$$

可得到

$a = 0.1\text{nm}$ 时

$$E_n = \frac{(6.626 \times 10^{-34})^2}{8 \times 9.11 \times 10^{-31} \times (0.1 \times 10^{-9})^2}n^2 = 6 \times 10^{-18}n^2(\text{J})$$

因此

$$E_1 = 6 \times 10^{-18}(\text{J}); \quad E_2 = 24 \times 10^{-18}(\text{J}); \quad E_3 = 54 \times 10^{-18}(\text{J});$$

$$E_{100} = 6 \times 10^{-14}(\text{J}); \quad E_{101} = 6.12 \times 10^{-14}(\text{J});$$

可以看到, 随着量子数 n 的增大, 能级间隔与能级本身的大小相比越来越小。本题中, 当 $n = 1$ 时, $\frac{\Delta E}{E_1} = \frac{E_2 - E_1}{E_1} = \frac{18 \times 10^{-18}}{6 \times 10^{-18}} = 3$; 当 $n = 100$ 时, $\frac{\Delta E}{E_{100}} = \frac{E_{101} - E_{100}}{E_{100}} = \frac{0.12 \times 10^{-14}}{6 \times 10^{-14}} = 0.02 \sim 10^{-2}$

$a = 1\text{cm}$ 时

$$E_n = \frac{(6.626 \times 10^{-34})^2}{8 \times 9.11 \times 10^{-31} \times (1 \times 10^{-2})^2}n^2 = 6 \times 10^{-34}n^2(\text{J})$$

因此

$$E_1 = 6 \times 10^{-34}(\text{J}); \quad E_2 = 24 \times 10^{-34}(\text{J}); \quad E_3 = 54 \times 10^{-34}(\text{J});$$

$$E_{100} = 6 \times 10^{-30}(\text{J}); \quad E_{101} = 6.12 \times 10^{-30}(\text{J});$$

当宽度为 1cm, 电子各能级能量可视为连续变化。

[例 15-4]　一个质量 $m = 1\text{kg}$ 的球, 挂在倔强系数 $k = 10\text{N/m}$ 的弹簧下, 作振幅 $A = 1 \times 10^{-2}\text{m}$ 的简谐振动, 求振子能量的量子数, 如果量子数改变 1, 能量变化多少?

解: 谐振子的频率　　　　$\nu = \frac{1}{2\pi}\sqrt{\frac{k}{m}} = \frac{1}{2\pi}\sqrt{10} = 0.503(\text{Hz})$

振子的能量　　　　$\varepsilon = \frac{1}{2}kA^2 = \frac{1}{2} \times 10 \times (1 \times 10^{-2})^2 = 5 \times 10^{-4}(\text{J})$

量子数　　　　$n = \frac{\varepsilon}{h\nu} = \frac{5 \times 10^{-4}}{6.626 \times 10^{-34} \times 0.503} = 1.5 \times 10^{30}$

量子数 n 变化 1, 能量变化为 $h\nu$, 能量变化率为

$$\frac{\Delta\varepsilon}{\varepsilon} = \frac{h\nu}{nh\nu} = \frac{1}{n} = \frac{1}{1.5 \times 10^{30}} = 6.7 \times 10^{-31}$$

由变化率可以看出, 对宏观谐振子, 由于量子数很大, 振动能量的分立现象不可能观测出来。

[例 15-5]　由普朗克辐射公式推导斯特藩-玻耳兹曼定律

解: 令　　　　$C_1 = 2\pi hc^2, \quad x = \frac{hc}{\lambda kT}$

有　　　　$dx = -\frac{hc}{\lambda^2 kT}d\lambda = -\frac{kT}{hc}x^2 d\lambda$

普朗克辐射公式可改写

$$M_\lambda(T) = \frac{2\pi hc^2 \lambda^{-5}}{e^{hc/(\lambda kT)} - 1} = \frac{C_1 k^5 T^5}{h^5 c^5} \times \frac{x^5}{e^x - 1}$$

$$M(T) = \int_0^\infty M_\lambda(T)\,\mathrm{d}\lambda = \frac{C_1 k^4 T^4}{h^4 c^4} \int_0^\infty \frac{x^3}{e^x - 1}\mathrm{d}x$$

查积分表,得$\int_0^\infty \frac{x^3}{e^x - 1}\mathrm{d}x = 6.494$

因此

$$M(T) = 6.494 \frac{C_1 K^4 T^4}{h^4 c^4} = \sigma T^4$$

式中

$$\sigma = 6.494 \frac{C_1 k^4}{h^4 c^4} = 5.67 \times 10^{-8} \mathrm{W} \cdot \mathrm{m}^{-2} \cdot \mathrm{K}^{-4}$$

上式就是斯特藩-玻耳兹曼定律。

[例 15-6]　由普朗克辐射公式推导维恩位移定律

解:令

$$x = \frac{hc}{\lambda kT}$$

得

$$M_\lambda(T) = 2\pi hc^2 \lambda^{-5}/(e^{hc/(\lambda kT)} - 1)$$

$$= \frac{2\pi k^5 T^5 x^5}{h^4 c^3 (e^x - 1)}$$

对 $M_\lambda(T)$ 求极值,即

$$\frac{\mathrm{d}M_\lambda(T)}{\mathrm{d}x} = 0$$

得

$$5e^x - xe^x - 5 = 0$$

这是一个超越方程,只能用图解法或逐次逼近法求解。解得

$$x_m = 4.965$$

所以

$$\lambda_m = \frac{hc}{x_m kT} = \frac{hc}{4.965 kT}$$

即

$$T\lambda_m = \frac{hc}{4.965 k} = 2.898 \times 10^{-3} (\mathrm{m} \cdot \mathrm{K}) = b$$

这就是维恩位移定律。

[例 15-7]　在天文学中常用斯特藩-玻耳兹曼定律来计算恒星半径。测得某恒星离地球距离为 4.3×10^{17} m。表面温度 5200K,到达地球上每单位面积的辐射功率为 1.2×10^{-8} W $\cdot$ m^{-2}。将恒星视为黑体,估算恒星半径 R。

解:恒星的总辐射功率为 $4\pi R^2 \sigma T^4$,在辐射到达地面时,辐射能已扩大到半径为 4.3×10^{17} m 的球面上,即总辐射功率为

$$4\pi R^2 \sigma T^4 = 4\pi(4.3 \times 10^{17}\mathrm{m})^2 \times 1.2 \times 10^{-8} = 2.8 \times 10^{28}(\mathrm{W})$$

故

$$R = \left[\frac{2.8 \times 10^{28}}{4\pi \times 5.67 \times 10^{-8} \times (5200)^4} \right]^{\frac{1}{2}} = 7.3 \times 10^9(\mathrm{m})$$

该恒星的半径约为太阳的 10 倍。

[例 15-8]　波长 $\lambda = 500$nm 的光沿 x 轴正方向传播,如果测定波长的不准确度为 $\Delta\lambda/\lambda = 10^{-7}$,求同时测定光子位置的不确定量。

解:由 $p = h/\lambda$ 可知光子动量的不确定量大小为

$$\Delta p_x = \frac{\Delta \lambda}{\lambda^2} h$$

又由不确定关系可知,同时测定光子的位置的不准确量为

$$\Delta x \geqslant \frac{\hbar}{2\Delta p_x} = \frac{1}{4\pi} \frac{\lambda^2}{\Delta \lambda} = \frac{1}{4 \times 3.24} \times \frac{500 \times 10^{-9}}{10^{-7}} = 0.40(\text{m})$$

[例 15-9]　设质量为 m 的微观粒子处在宽度为 L 的一维无限深势阱中,求:

(1)粒子在 $0 \leqslant x \leqslant L/4$ 区间出现的概率,并对 $n = 1$ 和 $n = \infty$ 的情况算出概率值。

(2)在哪些量子态上,$L/4$ 处的概率密度最大?

解:(1)已知一维无限深势阱中粒子的定态波函数为

$$\psi(x) = \sqrt{\frac{2}{L}} \sin \frac{n\pi x}{L}$$

概率密度　　　　　　　　　$$|\psi(x)|^2 = \frac{2}{L} \sin^2 \frac{n\pi x}{L}$$

粒子在 $0 \leqslant x \leqslant \dfrac{L}{4}$ 区间的概率为

$$w = \int_0^{L/4} |\psi(x)|^2 dx = \int_0^{L/4} \frac{2}{L} \sin^2 \frac{n\pi}{L} x dx = \frac{1}{4} - \frac{1}{2\pi n} \sin \frac{n\pi}{2}$$

当 $n = 1$ 时

$$w_1 = \frac{1}{4} - \frac{1}{2\pi} = 0.25 - 0.16 = 9\%$$

当 $n = \infty$ 时

$$w_\infty = \frac{1}{4}$$

(2)在 $x = L/4$ 处的概率密度为

$$|\psi(x)|^2 = |\psi(L/4)|^2 = \frac{2}{L} \sin^2 \frac{n\pi}{L} \left(\frac{L}{4}\right) = \frac{2}{L} \sin^2 \frac{n\pi}{4}$$

其极大值对应于

$$\sin \frac{n\pi}{4} = 1$$

$$\frac{n\pi}{4} = (2k+1)\frac{\pi}{2}, \quad k = 0, 1, 2, 3 \cdots$$

即　　　　　　　　　　　$$n = 2(2k+1), k = 0, 1, 2, 3 \cdots$$

即　　　　　　　　　　　$$n = 2, 6, 10, 14, \cdots$$

三、思考题和习题解答

15-1　实物粒子的德布罗意波与电磁波、机械波有什么区别?

答:实物粒子的德布罗意波是概率波,它与经典波不同。

在经典波中,机械波的波函数表示质点振动位移的变化规律,电磁波的波函数表示电场强度 E 或磁感应强度 B 的变化规律,而物质波不代表任何实在的物理量的变化,它的波函数振幅的平方 ψ_0^2 或波的强度表示粒子在空间某处出现的概率密度。

15-2　何谓不确定关系？为什么说不确定关系与实验技术或仪器的改进无关？

答：在经典力学中，质点在任何时刻都有完全确定的位置、动量、能量、角动量等，与此不同，微观粒子具有波动性，以至于它的某些成对物理量不可能同时具有确定值。例如，坐标和动量、能量和时间、角坐标和角动量等，其中一个量越准确，另一个量的不确定度越大。这种关系称为不确定关系。总的说来，对微观粒子而言，只需两个量的量纲的乘积等于 h 的量纲，即 $[A][B]=[h]$，这两个量就存在着不确定关系。

不确定关系是微观粒子具有波粒二象性的反映，是微观世界固有的自然规律。它不是来自实验原理的不完善或仪器的不准确。无论如何改进实验的原理、装置和技能，不确定关系总是成立的。

不确定关系又称为不确定原理，是量子力学的一条基本原理，是人类认识的又一大突破。

15-3　说明波函数的统计意义，波函数应满足什么物理条件？

答：1926 年，德国物理学家玻恩提出了对物质波波函数的统计解释。他指出，微观粒子的物质波是一种概率波，物质波的波函数是复数，它本身并不代表任何可观测的物理量，t 时刻粒子在空间 r 处附近的体积元 dV 中出现的概率 dw 与该处波函数绝对值的平方成正比，即

$$dw = |\psi(r,t)|^2 dV = \psi(r,t) \cdot \psi^*(r,t) dV$$

式中 $\psi^*(r,t)$ 是波函数 $\psi(r,t)$ 的共轭复数。由上式可知，波函数绝对值的平方 $|\psi(r,t)|^2$ 代表 t 时刻，粒子在 r 处单位体积中出现的概率，又称为概率密度，这就是波函数的统计意义。

波函数既然具有概率幅的意义，它必须满足一定条件。由于在空间任一点粒子出现的概率应满足唯一和有限条件，空间各点概率分布应该连续变化，因此波函数必须满足单值、有限、连续条件。又因为粒子必定要在空间的某一点出现，因此任意时刻粒子在空间各点出现的概率总和应等于 1，即应有

$$\int_V |\psi(r,t)|^2 dV = 1$$

此式称为波函数的归一化条件，其中积分区域遍及粒子可能达到的整个空间。

此外，波函数具有线性波的特性，满足叠加原理。

15-4　将波函数在空间各点的振幅同时增加 k 倍，则粒子在空间分布的概率将（D）

　　A. 增加 k^2 倍　　　　　　　B. 增加 $2k$ 倍　　　　　　　C. 增加 k 倍

　　D. 不变　　　　　　　　　　E. 增加 $3k$ 倍

分析：波函数是概率幅，其绝对值的平方 $|\psi(r,t)|^2$ 代表 t 时刻粒子在 r 处单位体积中出现的概率。而概率是相对值，任意 A 和 B 两点之间的概率比值为

$$\frac{|k\psi_A|^2}{|k\psi_B|^2} = \frac{|\psi_A|^2}{|\psi_B|^2}$$

可见，如果波函数在空间各点的振幅同时增加 k 倍时，粒子在空间的概率分布保持不变。

15-5　什么叫隧道效应？在什么条件下隧道效应不显著了？

答：总能量低于势垒高度的粒子也能穿过势垒到达势垒另一侧的现象称为隧道效应。贯穿系数为透射波概率密度与入射波概率密度之比，用 T 表示，据计算得

$$T = \frac{|\psi_3|^2_{x=a}}{|\psi_1|^2_{x=0}} = \frac{|\psi_2|^2_{x=a}}{|\psi_2|^2_{x=0}} = e^{-2a\sqrt{2m(U-E)}/\hbar}$$

由上式看到，势垒高度 U 越低，势垒宽度 a 越小时，粒子穿过势垒的概率越大，反之，粒子穿过势垒的概率越来越小，隧道效应就不显著了。

例如,若粒子是电子,电子的能量为 10eV,势垒的能量为 20eV,此时计算可得 $T = e^{-3.24 \times 10^{10} \cdot a}$。当势垒宽度 $a = 0.1nm = 10^{-10}m$ 时,粒子的透射概率 $T = 3.9\%$;而当 $a = 1nm = 10^{-9}m$ 时,$T \sim 10^{-15}$,已微乎其微,可忽略不计。

15-6 根据量子力学理论,氢原子中电子的运动状态可以用 n,l,m、m_s 四个量子数来描述,试说明它们各自确定什么物理量?

答:主量子数 n: $n = 1, 2, 3, \cdots$。它大体上决定原子中电子的能量。

角量子数 l: $l = 0, 1, 2, 3, \cdots, n-1$。它决定电子绕核运动的角动量的大小,也影响电子的能量。

磁量子数 m: $m = 0, \pm 1, \pm 2, \cdots, \pm l$。它决定电子绕核运动的角动量矢量在外磁场中的指向。

自旋磁量子数 m_s: $m_s = \pm \dfrac{1}{2}$。它决定电子自旋角动量矢量在外磁场中的指向。这种指向只有两个方向,即与外磁场同向或反向。

15-7 测量星球表面温度的方法是将星球看成绝对黑体,按维恩位移定律测量出 λ_m 便可求 T。如测得太阳的 $\lambda_{m1} = 550nm$,北极星的 $\lambda_{m2} = 350nm$,天狼星的 $\lambda_{m3} = 290nm$,试求这些星球的表面温度各是多少?

解:根据维恩位移定律 $T\lambda_m = b$ 得到

$$T = \frac{b}{\lambda_m}$$

太阳表面的温度为

$$T = \frac{2.898 \times 10^{-3}}{550 \times 10^{-9}} = 5269(K)$$

北极星表面的温度为

$$T = \frac{2.898 \times 10^{-3}}{350 \times 10^{-9}} = 8280(K)$$

天狼星表面的温度为

$$T = \frac{2.898 \times 10^{-3}}{290 \times 10^{-9}} = 9993(K)$$

15-8 假设太阳表面温度为 5800K,直径为 $13.9 \times 10^8 m$,太阳一年由于辐射而损失的能量是多少焦耳? 根据质能关系式 $\Delta E = \Delta mc^2$,太阳每年损失的质量是多少?

解:太阳一年中损失的能量是

$$\Delta E = M(T) \cdot S \cdot t = \sigma T^4 \pi D^2 t$$
$$= 5.67 \times 10^{-8} \times 5800^4 \times 3.14 \times (13.9 \times 10^8)^2 \times 365 \times 24 \times 60^2$$
$$= 1.23 \times 10^{34}(J)$$

太阳每年损失的质量是

$$\Delta m = \frac{\Delta E}{c^2} = \frac{1.23 \times 10^{34}}{(3 \times 10^8)^2} = 1.37 \times 10^{17}(kg)$$

太阳一年由于辐射而损失的能量是 $1.23 \times 10^{34}J$,太阳每年损失的质量是 $1.37 \times 10^{17}kg$。太阳的总质量约为 $2 \times 10^{30}kg$,即使从人类开始观测天象到现在大约 5000 年内,太阳由于辐射而损失的质量只不过为 $7 \times 10^{20}kg$,仅为其总质量的百亿分之三,因此太阳质量的损失不会对行星的运动规律带来影响。

15-9　求证:

(1)当波长较短,温度较低时,普朗克公式可简化为维恩公式。

(2)当波长较长,温度较高时,普朗克公式可简化为瑞利-金斯公式。

证明:根据普朗克公式

$$M_\lambda(T) = 2\pi hc^2\lambda^{-5}\frac{1}{e^{\frac{hc}{k\lambda T}}-1}$$

可以证明:

(1)当波长较短,温度较低时,λT 较小,$\frac{hc}{k\lambda T} \gg 1$,在普朗克公式中分母项的 1 可以略去,从而公式可以简化为

$$M_\lambda(T) = 2\pi hc^2\lambda^{-5}e^{-\frac{hc}{k\lambda T}} = C_1\lambda^{-5}e^{-\frac{C_2}{\lambda T}}$$

这就是维恩公式,式中 $C_1 = 2\pi hc^2$,$C_2 = \frac{hc}{k}$ 均为常数。

(2)当波长较长,温度较高时,λT 较大,$\frac{hc}{k\lambda T} \ll 1$,指数项 $e^{\frac{hc}{k\lambda T}}$ 展开为

$$e^{\frac{hc}{k\lambda T}} = 1 + \frac{hc}{k\lambda T} + \frac{1}{2}\left(\frac{hc}{k\lambda T}\right)^2 + \frac{1}{3}\left(\frac{hc}{k\lambda T}\right)^3 + \cdots$$

取前两项时的精度已足够高,因而其余各项可以略去。代入普朗克公式得到

$$M_\lambda(T) = 2\pi hc^2\lambda^{-5}\frac{1}{1+\dfrac{hc}{k\lambda T}-1} = 2\pi ck\lambda^{-4}T = C_3\lambda^{-4}T$$

这就是瑞利-金斯公式,式中 $C_3 = 2\pi ck$ 为一常数。

15-10　由实验可知,在一定条件下,人眼视网膜上接收 5 个蓝绿色光子($\lambda = 500\text{nm}$)就能产生光的感觉,此时视网膜上接收的能量有多少? 如果每秒都接收 5 个这种光子,问投射到视网膜上的光功率是多少?

解:视网膜接受 5 个光子的能量为

$$E = Nh\nu = \frac{Nhc}{\lambda} = \frac{5 \times 6.626 \times 10^{-34} \times 3 \times 10^8}{500 \times 10^{-9}} = 1.99 \times 10^{-18}(\text{J})$$

投射到视网膜上的功率为

$$P = \frac{E}{t} = \frac{1.99 \times 10^{-18}}{1} = 1.99 \times 10^{-18}(\text{W})$$

15-11　在入射光波长 $\lambda_0 = 400\text{nm}$,$\lambda_0' = 0.05\text{nm}$ 两种情况下分别计算散射角 $\varphi = \pi$ 时康普顿效应波长偏移 $\Delta\lambda$ 和 $\dfrac{\Delta\lambda}{\lambda}$。

解:由康普顿效应公式

$$\Delta\lambda = \frac{h}{m_0 c}(1-\cos\varphi) = \lambda_c(1-\cos\pi) = 2.43 \times 10^{-12} \times 2 = 4.86 \times 10^{-12}\text{m}$$

于是

$$\frac{\Delta\lambda}{\lambda_0} = \frac{4.86 \times 10^{-12}}{4 \times 10^{-7}} \times 100\% = 0.0012\%$$

$$\frac{\Delta\lambda}{\lambda_0'}=\frac{4.86\times10^{-12}}{5\times10^{-11}}\times100\%=9.7\%$$

答:在两种情况下康普顿效应波长偏移 $\Delta\lambda$ 都是 4.86×10^{-12}m 即 0.004 86nm。入射光波长 $\lambda_0=$ 400nm 时的 $\frac{\Delta\lambda}{\lambda_0}$ 为 0.0012%, $\lambda_0'=0.05$nm 时的 $\frac{\Delta\lambda}{\lambda_0'}$ 为 9.7%。

可见,只有当入射光波长 λ_0 和康普顿波长 λ_c($\sim10^{-12}$m)可比,即数量级相差不大时,康普顿效应才会显著。故实验中通常选择波长较短的 X 射线来观察康普顿散射。

15-12　电视显像管中加速电压为 9kV,电子枪的枪直径为 0.1mm,求电子射出电子枪时横向速度的不确定量,能否将这些电子视为经典粒子。

解:根据坐标与动量的不确定关系

$$\Delta p_x\cdot\Delta x\geq h$$
$$m\Delta v\cdot\Delta x\geq h$$

得到

$$\Delta v\geq\frac{h}{m\Delta x}=\frac{6.626\times10^{-34}}{9.11\times10^{-31}\times0.1\times10^{-3}}=7.27(\text{m}\cdot\text{s}^{-1})$$

电子在显像管中的速度为

$$v=\sqrt{\frac{2eU}{m}}=\sqrt{\frac{2\times1.6\times10^{-19}\times9\times10^3}{9.11\times10^{-31}}}=5.62\times10^7(\text{m}\cdot\text{s}^{-1})$$

$$\frac{\Delta v}{v}=\frac{7.27}{5.62\times10^7}\times100\%=1.29\times10^{-5}\%$$

答:电子射出电子枪时横向速度的不确定量为 7.27m·s^{-1},因为 $\Delta v\ll v$,所以电子的波动性没有什么实际影响。因而,电子可视为经典粒子,这也是电视图像清晰可见的原因。

15-13　α 粒子在磁感应强度为 $B=0.025$T 的均匀磁场中沿半径为 $R=0.83$cm 的圆形轨道运动。求:

(1)α 粒子的德布罗意波波长。

(2)质量 $m=0.1$g 的小球以与 α 粒子相同的速度运动的德布罗意波波长。

解:(1)α 粒子所受的洛伦兹力 $qBv=m\dfrac{v^2}{R}$,α 粒子的运动速度为

$$v=\frac{qBR}{m}=\frac{2\times1.6\times10^{-19}\times0.025\times0.83\times10^{-2}}{4\times1.66\times10^{-27}}=10\,000(\text{m}\cdot\text{s}^{-1})$$

α 粒子的德布罗意波波长为

$$\lambda=\frac{h}{mv}=\frac{h}{qBR}$$
$$=\frac{6.626\times10^{-34}}{2\times1.6\times10^{-19}\times0.025\times0.83\times10^{-2}}(\text{m})$$
$$=9.98\times10^{-12}(\text{m})$$
$$=9.98\times10^{-3}(\text{nm})$$

(2)$\lambda=\dfrac{h}{mv}=\dfrac{6.62\times10^{-34}}{0.1\times10^{-3}\times10^4}=6.626\times10^{-34}(\text{m})=6.626\times10^{-25}(\text{nm})$

答:α 粒子的德布罗意波波长为 9.98×10^{-3}nm,小球的德布罗意波波长为 6.626×10^{-25}nm。可

见,粒子的几何尺寸只有在原子范围内才能显示其波动特性。

15-14 氢原子光谱的巴耳末线系中,有一谱线的波长为430nm。求:

(1)与这一谱线相应的光子的能量。

(2)设该谱线是氢原子由能级 E_n 跃迁到 E_k 产生的,n 和 k 各为多少?

解:(1) $E = h\nu = \dfrac{hc}{\lambda}$

$$= \frac{6.626 \times 10^{-34} \times 3 \times 10^{8}}{430 \times 10^{-9}} = 4.62 \times 10^{-19}(\text{J})$$

$$= 2.89(\text{eV})$$

(2)根据巴耳末公式

$$\frac{1}{\lambda} = R\left(\frac{1}{2^2} - \frac{1}{n^2}\right)$$

得到

$$n = \sqrt{\frac{4\lambda R}{\lambda R - 4}} = \sqrt{\frac{4 \times 430 \times 10^{-9} \times 1.097 \times 10^{7}}{430 \times 10^{-9} \times 1.097 \times 10^{7} - 4}} = 5$$

15-15 计算氢原子光谱巴耳末系中波长最长的谱线所对应的光子的波长和能量。

解:根据巴耳末系公式

$$\frac{1}{\lambda} = R\left(\frac{1}{2^2} - \frac{1}{n^2}\right)$$

最长波长应为

$$\frac{1}{\lambda_{\max}} = R\left(\frac{1}{2^2} - \frac{1}{3^2}\right)$$

$$\lambda_{\max} = \frac{36}{5R} = \frac{36}{5 \times 1.097 \times 10^{7}} = 6.563 \times 10^{-7}(\text{m}) = 656.3(\text{nm})$$

能量为

$$E = h\nu = \frac{hc}{\lambda} = \frac{6.626 \times 10^{-34} \times 3 \times 10^{8}}{6.563 \times 10^{-7}} = 3.03 \times 10^{-19}(\text{J}) = 1.89(\text{eV})$$

15-16 设电子在一维无限深势阱中运动,求势阱宽度 $a = 10^{-2}\text{m}$ 和 $a' = 10^{-10}\text{m}$ 两种情况下电子的能量。

解:势阱宽度 $a = 10^{-2}\text{m}$ 时,电子的能量为

$$E = \frac{h^2}{8ma^2}n^2 = \frac{(6.626 \times 10^{-34})^2}{8 \times 9.11 \times 10^{-31} \times (10^{-2})^2}n^2$$

$$= 6.02 \times 10^{-34}n^2(\text{J}) = 3.8 \times 10^{-15}n^2(\text{eV})$$

势阱宽度 $a' = 10^{-10}\text{m}$,电子的能量为

$$E = \frac{h^2}{8ma^2}n^2 = \frac{(6.626 \times 10^{-34})^2}{8 \times 9.11 \times 10^{-31} \times (10^{-10})^2}n^2$$

$$= 6.02 \times 10^{-18}n^2(\text{J}) = 38n^2(\text{eV})$$

可见,如果势阱的宽度越窄,电子的能量越大;若势阱的宽带已达宏观尺寸,如本题的 $a = 10^{-2}\text{m}$,则电子的能量($\sim 10^{-15}\text{eV}$)就小到可以忽略不计了。

15-17 已知粒子在无限深势阱中运动,其波函数 $\psi(x) = \sqrt{\dfrac{2}{a}} \sin \dfrac{\pi x}{a} (0 \leqslant x \leqslant a)$,求发现粒子的概率最大的位置。

解:根据波函数 $\psi(x) = \sqrt{\dfrac{2}{a}} \sin \dfrac{\pi x}{a} (0 \leqslant x \leqslant a)$,发现粒子的概率最大的位置应为

$$\frac{\mathrm{d}\psi(x)}{\mathrm{d}x} = \sqrt{\frac{2}{a}} \cdot \frac{\pi}{a} \cos \frac{\pi x}{a} = 0$$

上式中 $\sqrt{\dfrac{2}{a}}$ 和 $\dfrac{\pi}{a}$ 不为零,只有 $\cos \dfrac{\pi x}{a} = 0$,因而

$$\frac{\pi x}{a} = \pm \frac{\pi}{2}, \text{得} \ x = \pm \frac{a}{2}$$

但 $0 \leqslant x \leqslant a$,所以 $x = \dfrac{a}{2}$,即势阱的中间。

15-18 粒子在一维无限深势阱中运动,其波函数为

$$\psi_n(x) = \sqrt{\frac{2}{a}} \sin \frac{n\pi x}{a} (0 < x < a)$$

若粒子处于 $n = 1$ 状态,在 $0 \sim \dfrac{a}{4}$ 区间发现粒子的概率是多少?

解:粒子处于 $n = 1$ 状态,故

$$\psi_1(x) = \sqrt{\frac{2}{a}} \sin \frac{\pi x}{a} (0 < x < a)$$

则在 $0 \sim \dfrac{a}{4}$ 区域内发现粒子的概率为

$$w = \int_0^{\frac{a}{4}} |\psi_1(x)|^2 \mathrm{d}x = \int_0^{\frac{a}{4}} \frac{2}{a} \sin^2 \frac{\pi x}{a} \mathrm{d}x = \frac{2}{a} \int_0^{\frac{a}{4}} \frac{1 - \cos \dfrac{2\pi x}{a}}{2} \mathrm{d}x$$

$$= \frac{2}{a} \left[\frac{x}{2} - \frac{a}{4\pi} \sin \frac{2\pi x}{a} \right]_0^{\frac{a}{4}} = \frac{2}{a} \left[\frac{a}{8} - \frac{a}{4\pi} \right]$$

$$= \frac{1}{4} - \frac{1}{2\pi} = 0.091$$

15-19 一细胞的线度为 10^{-5} m,其中一个粒子的质量 $m = 10^{-14}$ g。按一维无限深势阱计算,这粒子的 $n_1 = 100$ 和 $n_2 = 101$ 的能级能量和两能级差各为多少?

解:粒子的 $n_1 = 100$ 的能级能量为

$$E_{n_1} = \frac{h^2}{8ma^2} n_1^2 = \frac{(6.626 \times 10^{-34})^2}{8 \times 10^{-14} \times 10^{-3} \times (10^{-5})^2} \times 100^2 = 5.49 \times 10^{-37} (\text{J})$$

$n_2 = 101$ 的能级量为

$$E_{n_2} = \frac{h^2}{8ma^2} n_2^2 = \frac{(6.626 \times 10^{-34})^2}{8 \times 10^{-14} \times 10^{-3} \times (10^{-5})^2} \times 101^2 = 5.60 \times 10^{-37} (\text{J})$$

两能级能量差为

$$\Delta E = E_{n_2} - E_{n_1} = 5.60 \times 10^{-37} - 5.49 \times 10^{-37} = 1.1 \times 10^{-38} (\text{J})$$

15-20 在原子内部,可用四个量子数 n、l、m、m_s 共同确定一个电子运动状态。按泡利不相容原理,在主量子数为 n 的壳层上,最多可容纳多少个电子?

解:按泡利不相容原理,在主量子数为 n 的壳层上,最多可容纳的电子数为

$$Z_n = \sum_{l=0}^{n-1} 2(2l+1) = \frac{2 + 2(2n-1)}{2}n = 2n^2$$

四、自我评估题

15-1 绝对黑体是这样一种物体,它(D)

　　A. 不能吸收也不能发射任何电磁辐射

　　B. 不能反射也不能发射任何电磁辐射

　　C. 不能发射但能全部吸收任何电磁辐射

　　D. 不能反射但可以全部吸收任何电磁辐射

　　E. 不能反射也不能吸收任何电磁辐射

15-2 用频率为 ν 的单色光照射某种金属时,逸出光电子的最大动能为 E_k;若改用频率为 2ν 的单色光照射此种金属时,则逸出光电子的最大动能为(D)

　　A. $2E_k$ 　　　　　　　　B. $2h\nu - E_k$ 　　　　　　　　C. $h\nu - E_k$

　　D. $h\nu + E_k$ 　　　　　　E. $h\nu$

15-3 根据玻尔的理论,氢原子在 $n=5$ 轨道上的角动量与在第一受激态的轨道角动量之比为(C)

　　A. 5/4 　　　　　　　　B. 5/3 　　　　　　　　C. 5/2

　　D. 5 　　　　　　　　　E. 10

15-4 康普顿散射中,当散射光子与入射光子方向成夹角 $\varphi =$ _____ 时,散射光子的频率小得最多;当 $\varphi =$ _____ 时,散射光子的频率与入射光子相同。　　　　　　　$(\pi, 0)$

15-5 波长为 500nm 的单色光,其光子的动能为 _____。($h = 6.626 \times 10^{-34}$ J·s; $c = 3 \times 10^8$ m·s^{-1})　　　　　　　　　　　　　　　　　　　　　　　　　　　(3.98×10^{-19} J)

15-6 原子内电子的量子态由 n、l、m 及 m_s 四个量子数表征,当 n、l、m 一定时,不同的量子态数目为 _____;当 n、l 一定时,不同的量子态数目为 _____;当 n 一定时,不同的量子态数目为 _____。　　　　　　　　　　　　　　　　$[2, 2 \times (2l+1), 2n^2]$

15-7 设地球的平均温度是 300K,求单色辐出度最大时的波长 λ_m 和 1cm^2 表面积的辐射功率?　　　　　　　　　　　　　　　　　　　　　　(9.66×10^{-6}m, 0.046W)

15-8 铯的光电效应逸出功为 1.9eV,试求:

(1)铯的红限频率和红限波长。

(2)光电子初动能为 0.9eV 时的照射光的波长。　　(4.59×10^{14}Hz, 654nm; 443.8nm)

15-9 若电子的物质波波长与光子的波长相同,记为 λ。求它们的动量之比和能量之比。(电子的质量记为 m_e)　　　　　　　　　　　　　　　　$\left(1, \dfrac{c}{v_e} = \dfrac{cm_e\lambda}{h}\right)$

15-10 氢原子被外来单色光激发后产生的光仅有三条谱线,问此外来光的频率为多少?

　　　　　　(提示:先求 n, $n=3$,然后由玻尔的频率条件求频率 ν, $\nu = 2.92 \times 10^{15}$Hz)

15-11 粒子在一维无限深势阱中运动,其波函数为:

$$\psi_n(x) = \sqrt{2/a}\sin(n\pi x/a) \quad (0 < x < a)$$

若粒子处于 $n=2$ 的状态,它在 $0 \sim a/4$ 区间内的概率是多少?

$$（提示：\int\sin^2 x\mathrm{d}x = \frac{1}{2}x - \frac{1}{4}\sin 2x + C, w = 0.25）$$

（聂 娅）

第十六章
原子核和放射性

一、本章内容提要

1. 原子核的组成

(1) 原子核：是原子的中心体，其重要特征是带正电和具有一定的质量，由质子 p 和中子 n 两种粒子组成，p 和 n 统称为核子。原子核的形状近似球形，半径小于 $10^{-15}\,m$，原子核密度是非常高的，$\rho \approx 10^{17}\,kg \cdot m^{-3}$。

(2) 核素：一类具有确定质子数、核子数和能量状态的中性原子称为核素。

(3) 同位素：质子数相同、中子数不同的一类核素，它们在元素周期表中处于同一位置上。同位素的化学性质基本相同，但物理性质可能有很大不同。

同中子异位素：具有相同中子数、不同质子数的一类核素。

同量异位素：质量数相同、质子数不同的一类核素。

同核异能素：质量数和质子数均相同而处于不同能量状态的一类核素。

(4) 原子质量单位：规定碳最丰富的同位素 $^{12}_{6}C$ 原子质量的 1/12 为原子质量单位 u。$1u = 1.660\,540 \times 10^{-27}\,kg$。

2. 原子核的自旋和磁矩

(1) 原子核的自旋：原子核具有角动量，原子核的角动量习惯上称为核自旋。原子核角动量矢量的大小为：$P_I = \sqrt{I(I+1)}\,\hbar$，式中 $\hbar = h/2\pi$，I 为核自旋量子数，它可以取整数或半整数。原子核角动量在空间上某一选定方向（例如 z 轴方向）上的投影也是量子化的：$p_{Iz} = m_I \hbar$，m_I 是核自旋磁量子数。

(2) 原子核的磁矩：$\boldsymbol{\mu}_I = g\dfrac{e}{2m_p}\boldsymbol{P}_I$，式中 m_p 为质子质量，g 为原子核的 g 因子；核磁矩在 z 轴方向上的投影为，$\mu_{Iz} = g\dfrac{e}{2m_p}P_{Iz} = g\dfrac{e}{2m_p}m_I\hbar = gm_I\mu_N$，其中 μ_N 称为核磁子；μ_{Iz} 也是量子化的，共有 $2I+1$ 的取值。组成原子核的质子和中子也具有自旋和磁矩。

3. 原子核的结合能和质量亏损

(1) 质量亏损：组成原子核所有核子的质量与原子核质量之差称为质量亏损。

（2）原子核的结合能：核子结合成原子核时释放的能量称为原子核的结合能。

任意一个核素的结合能 ΔE 为

$$\Delta E = \left[Zm_p + (A-Z)m_n - m_d \right]c^2 = \Delta m \cdot c^2$$

由质能关系计算可知，1u 的质量相当于 931.5MeV 的能量。所以，结合能 ΔE 也可以写成

$$\Delta E(MeV) = 931.5 \times \Delta m(u)$$

（3）原子核的比结合能：把原子核的结合能 ΔE 除以该原子核的核子数 A 就是比结合能，即平均结合能，它可以用来比较不同原子核的稳定程度。

4. 原子核的宇称　宇称是表征微观粒子运动特性的一个物理量。通常用波函数在空间坐标反演下的变换性质来表示。

当 $\psi(r) = +\psi(-r)$ 时，称粒子的运动状态具有偶宇称（或称其宇称为正）；

当 $\psi(r) = -\psi(-r)$ 时，称粒子的运动状态具有奇宇称（或称其宇称为负）。

5. 原子核的衰变类型

（1）α 衰变：质量数 $A > 209$ 的放射性核素自发地放射出 α 射线而变成电荷数减少 2、核子数减少 4 的另一种核素的现象称为 α 衰变，衰变式为：${}^A_Z X \rightarrow {}^{A-4}_{Z-2} Y + {}^4_2 He + Q$。

（2）β 衰变：放射性核素自发地放射出 β 射线（高速电子）或俘获轨道电子而变成另一个核素的现象称为 β 衰变，有 β^-、β^+ 衰变和电子俘获三种类型，它们的衰变式分别为

1）β^- 衰变：${}^A_Z X \rightarrow {}^A_{Z+1} Y + e^- + \overline{\nu_e} + Q$

2）β^+ 衰变：${}^A_Z X \rightarrow {}^A_{Z-1} Y + e^+ + \nu_e + Q$

3）电子俘获：${}^A_Z X + e^- \rightarrow {}^A_{Z-1} Y + \nu_e + Q$

（3）γ 衰变和内转换：处于激发态的原子核在不改变其组成的情况下，以放出 γ 射线（光子）的形式释放能量而跃迁到较低能级的现象称为 γ 衰变，γ 衰变过程中除能量、角动量守恒外，还要求宇称守恒。在某些情况下，原子核从激发态向较低能级跃迁时不一定放出 γ 光子，而是把这部分能量直接交给核外电子，使其脱离原子的束缚而成为自由电子，这称为内转换，释放的电子称为内转换电子。

6. 原子核的衰变定律　核衰变服从指数规律，即

$$N = N_0 e^{-\lambda t}, N = N_0 \left(\frac{1}{2} \right)^{t/T}, \quad \lambda \text{ 称为衰变常量。}$$

7. 半衰期、平均寿命、生物半衰期和有效半衰期

（1）半衰期 T：表示放射性核素衰变快慢的物理量，定义为原子核数目因衰变减少到原来的一半所需的时间，称为半衰期，即物理半衰期，$T = \dfrac{\ln 2}{\lambda} = \dfrac{0.693}{\lambda}$。

（2）平均寿命 τ：指放射性核素平均生存的时间，$\tau = \dfrac{1}{\lambda} = 1.44T$。

（3）生物半衰期 T_b：由于各种排泄作用而使生物体内的放射性原子核数目减少一半所需的时间称为生物半衰期。

（4）有效半衰期 T_e：同时考虑物理半衰期和生物半衰期，使生物机体内放射性原子核数目减少一半所需的时间。

T_e、T 和 T_b 的关系：

$$\frac{1}{T_e} = \frac{1}{T} + \frac{1}{T_b}$$

8. 放射性活度　放射性物质在单位时间内发生衰变的原子核数称为该物质的放射性活度，用 A 表示。

$$A = -\frac{dN}{dt} = \lambda N = A_0 e^{-\lambda t}, \quad A = A_0 \left(\frac{1}{2}\right)^{t/T}$$

式中 A_0 表示 $t=0$ 时刻的放射性活度,在国际单位制中,A 的单位是贝可(Bq),1Bq = 1 次核衰变／秒;放射性活度的单位也用居里(Ci)。$1Ci = 3.7 \times 10^{10}$ Bq。

比活度:单位质量放射源的放射性活度。比活度越大,该放射性物质的纯度越高。

9. 级联衰变　许多放射性核素并非一次衰变就达到稳定,而是由于其子核仍具有放射性而继续衰变下去,直到稳定核素而终止,这就是级联衰变。

10. 放射平衡　在级联衰变中,当满足一定条件下,各代核的数量比与时间无关的现象称为放射平衡。

11. 带电粒子与物质的相互作用

(1)电离和激发:α、β 等带电粒子通过物质时,使原子或分子中的电子获得能量,产生离子对,这一过程称为电离;若电子获得的能量只能使它由低能级跃迁到高能级,则称为激发。

(2)散射与韧致辐射:带电粒子通过物质,因受原子核静电场的作用而改变运动方向,叫做散射;带电粒子通过物质时,受到原子核的作用,速度急剧减少,带电粒子的一部分能量以光子的形式发射出来,这种现象称为韧致辐射。

(3)射程与吸收:带电粒子在物质中的运动轨迹的长度称为路程,而运动轨迹沿入射方向的轴上的投影称为射程。带电粒子的能量损失与粒子的动能和吸收物质的性质有关,所以射程直观地反映带电粒子贯穿本领的大小。

(4)电子对湮没:高能正电子进入物质后将很快慢化,然后遇负电子发生湮没,同时发出两个发射方向相差 180°、各自能量均为 0.511MeV 的光子。

12. 光子与物质的相互作用　光子与物质的作用方式主要有三种形式:光电效应、康普顿效应、电子对效应。

13. 中子与物质的相互作用　中子与物质的相互作用主要是受到原子核的散射或与原子核发生核反应;散射分为弹性散射和非弹性散射,中子与原子核发生核反应,其反应的产物有稳定的核素和放射性核素,并伴随有各种射线产生。

14. 辐射剂量

(1)照射量:定义为 $E = dQ/dm$,dQ 是射线在质量为 dm 的干燥空气中形成的任何一种符号(正或负)离子的总电量,其单位用 $C \cdot kg^{-1}$,曾用单位伦琴(R),$1R = 2.58 \times 10^{-4}$ $C \cdot kg^{-1}$,它是用来量度 X(γ)射线导致空气电离程度的一个物理量。

(2)吸收剂量:定义为 $D = dE/dm$,表示单位质量的物质所吸收到的辐射能量,单位用戈瑞(Gy) $1Gy = 1J \cdot kg^{-1}$,曾用单位拉德(rad),$1Gy = 100rad$。

(3)当量剂量:表示各种射线或粒子被吸收后引起生物效应的程度,或对生物组织的危险程度,它等于某一组织或器官 T 所接受的平均吸收剂量 $D_{T,R}$ 与辐射权重因子 w_R 的乘积,即:$H_T = w_R \cdot D_{T,R}$,H_T 的单位为希沃特(Sv),$1Sv = 1J \cdot kg^{-1}$。曾用单位为雷姆(rem),$1rem = 0.01Sv$。当量剂量与吸收剂量的量纲相同,但物理意义不同。

(4)最大容许剂量:国际上规定经过长期积累或一次性照射对机体既无损害又不发生遗传危害的最大照射剂量,称为最大容许剂量。

15. 射线的测量原理　根据射线能使物质的原子、分子电离和激发的原理,将射线的能量转变为电流或电压信号,供电子仪器采集。目前使用的射线探测器种类很多,从射线在探测器内产生的效应和探测器的工作介质,可分为气体电离室、闪烁探测器、半导体探测器和热释光剂量计等。

16. 示踪原理　是指用放射性核素作为示踪原子,它们参与体内各种过程的变化,并借助它们放出的射线,在体外探查该元素的行踪,以研究其在体内的分布、转移和代谢,这种方法叫示踪原子法。此外还有体外标本测量法和放射自显影等不同方法。

17. 放射诊断与治疗　放射诊断主要是指放射性核素成像,是一种利用放射性核素示踪方法显示人体内部形态结构和功能信息的医学影像技术,常见有 γ 照射机、SPECT、PET 和 PET-CT 等。放射治疗是治疗肿瘤的一种有效的物理疗法,从射线照射方式可分为外照射、近距离照射和内照射,临床常用的外照射有 ^{60}Co 治疗机、医用直线加速器和 γ-刀等。

二、解题指导——典型例题

[例 16-1]　试讨论 $^{16}O \rightarrow ^{12}C + ^{4}He$ 衰变式是否可能?

解:已知 ^{16}O 原子核的质量 $m(^{16}O) = 15.994\ 915u$, ^{12}C 原子核的质量 $m(^{12}C) = 12.000\ 000u$, ^{4}He 原子核的质量 $m(^{4}He) = 4.002\ 603u$,质量亏损为

$$\Delta m = m(^{16}O) - m(^{12}C) - m(^{4}He)$$
$$= 15.994\ 915u - 12.000\ 000u - 4.002\ 603u$$
$$= -0.007\ 688u < 0$$

答:$\Delta m < 0$,说明衰变能 $Q < 0$,故本衰变式不可能发生。

[例 16-2]　临床上常用 ^{59}Fe 检查患者血液的异常情况。已知 ^{59}Fe 的物理半衰期 $T = 46.3d$,生物半衰期 $T_b = 65d$,问患者服用 13.5d 后,残留于患者体内的放射性核素的相对量 N/N_0 为多大?

解:根据 T_e、T 和 T_b 之间的关系知 $\dfrac{1}{T_e} = \dfrac{1}{T} + \dfrac{1}{T_b} = \dfrac{1}{46.3} + \dfrac{1}{65}$,可得 $T_e = 27d$

再根据放射性核素的衰变规律知 $\dfrac{N}{N_0} = \left(\dfrac{1}{2}\right)^{\frac{t}{T}} = \left(\dfrac{1}{2}\right)^{\frac{13.5}{27}} = 70.7\%$

答:患者服用 13.5d 后,残留于患者体内的放射性核素的相对量 N/N_0 为 70.7%。

[例 16-3]　向一患者静脉注射含有活度为 $3.0 \times 10^5 Bq$ 的放射性 ^{24}Na 的食盐水。10h 后抽取该病人的血液 $1cm^3$ 测得活度是 30Bq。试估算该患者全身血液的总体积。(已知 ^{24}Na 的半衰期为 $T = 14.8h$)

解:设该患者全身血液的总体积为 V,由于 10h 后抽取该患者的血液 $1cm^3$ 测得其活度是 30Bq,因此 10h 后该患者的全身血液活度为 $30 \times V$ Bq,已知半衰期 $T = 14.8h$,则衰变常量 $\lambda = \ln2/T = 0.693/14.8 = 0.0468h^{-1}$

根据题意知 $A_0 = 3.0 \times 10^5 Bq$,由放射性活度 $A = A_0 e^{-\lambda t}$ 知

$$30V = A_0 e^{-\lambda t} = 3.0 \times 10^5 \times e^{-0.0468 \times 10} = 1.878 \times 10^5$$

因此,$V = 6.26 \times 10^3 cm^3 = 6.26L$

答:该患者全身血液的总体积为 6.26 升。

[例 16-4]　古尸年代的推算。因为 $^{14}_{6}C$ 是一种放射性核素,在大气中与氧反应生成 CO_2 分子,进入生物体内,地球上生物与大气连续交换 CO_2,故生物体中的 $^{14}_{6}C$ 与 $^{12}_{6}C$ 的比例和大气中存在的 $^{14}_{6}C$ 与 $^{12}_{6}C$ 的比例可视为相等,但生物体死亡后,$^{14}_{6}C$ 断绝供应,而其机体中的 $^{14}_{6}C$ 则以 5730a 的半衰期连续衰变,因此可以从古尸骨骼取出碳样品,测量 $^{14}_{6}C$ 的衰变率来进行古尸年代的推算。如果从古尸骨骼中取出质量为 12g(约 1mol)碳样品,测得 $^{14}_{6}C$ 的放射性活度为 1Bq,并假设目前大气中 $^{14}_{6}C$ 与 $^{12}_{6}C$

的比例为 $1.30×10^{-12}$，试推算该古尸的年代。

解：根据 12g 古尸样品中 $^{14}_{6}C$ 的放射性活度可知其含 $^{14}_{6}C$ 核总数

$$N = \frac{A}{\lambda} = \frac{AT}{\ln2} = \frac{1 \times 5730 \times 365 \times 24 \times 60 \times 60}{0.693} = 2.61 \times 10^{11}(\text{个})$$

所以古尸样品中的 $^{14}_{6}C$ 与 $^{12}_{6}C$ 的比例约为 $\frac{2.61×10^{11}}{6.022×10^{23}} = 4.33×10^{-13}$

设 12g 古尸样品中当年死亡时 $^{14}_{6}C$ 核总数为 N_0，由于 $^{12}_{6}C$ 是一种稳定的核素，所以 N_0/N 的比值应等于目前大气中 $^{14}_{6}C$ 与 $^{12}_{6}C$ 的比例和古尸样品中 $^{14}_{6}C$ 与 $^{12}_{6}C$ 的比例之比，根据 $N=N_0e^{-\lambda t}$ 知 $N/N_0 = e^{-\lambda t} = e^{-\ln2 t/T}$，则

$$t = \frac{\ln(N_0/N)}{\ln2}T = \frac{\ln(1.30 \times 10^{-12}/4.33 \times 10^{-13})}{0.693} \times 5730 = 9090(\text{年})$$

答：该古尸的年代约 9090 年。

[**例 16-5**] 一患者体重 60kg，受 8g 纯 ^{60}Co 源照射 30s，若放射源所发出的 γ 射线有 1% 到达患者，试计算患者接受的剂量有多大？设 ^{60}Co 每次衰变产生两个 γ 光子，每个光子平均能量为 1MeV，在人体组织内减弱一半的厚度为 10cm。

解：已知 ^{60}Co 的半衰期为 $T = 5.27a = 1.662×10^8 s$，8g 纯 ^{60}Co 的放射性活度为

$$A = \lambda N = \frac{\ln2}{T}N = \frac{0.693 \times 8 \times 6.022 \times 10^{23}}{1.662 \times 10^8 \times 60} = 3.35 \times 10^{14}(\text{Bq})$$

由于 ^{60}Co 每次衰变产生两个 γ 光子，故 8g 纯 ^{60}Co 每秒应该产生 $6.7×10^{14}$ 个 γ 光子；为简化起见，设人体前后的平均厚度为 10cm，根据题意知入射到患者的 γ 射线约有一半穿过人体而未发生相互作用，另一半则被人体吸收；又由于每个光子平均能量为 1MeV，放射源所发出的 γ 射线有 1% 到达患者，因此人体每千克每秒所吸收的能量为

$$E = \frac{6.7 \times 10^{14} \times 1\% \times 50\% \times 10^6 \times 1.602 \times 10^{-19}}{60}$$

$$= 8.94 \times 10^{-3}J \cdot kg^{-1} \cdot s^{-1} = 0.894(rad \cdot s^{-1})$$

照射 30s 患者接受的剂量为 $D = 0.894rad \cdot s^{-1} \times 30s = 26.8(rad)$

答：照射 30s 患者接受的剂量为 26.8rad。

本章习题类型可分为：①求质量亏损及结合能，解此类习题应注意反应前后物质质量的变化，然后利用质能关系求解；②有关核衰变的规律问题，求解时要根据衰变常量、半衰期、衰变规律和它们的相互关系；③有关照射量、吸收剂量和剂量当量，求解这类问题要理解各个量的定义及其相互关系。

三、思考题和习题解答

16-1 计算两个 ^2H 原子核结合成一个 ^4He 原子核时释放的能量（以 MeV 为单位）。

解：已知 ^2H 原子核的质量 $m(^2H) = 2.014\ 102u$，^4He 原子核的质量 $m(^4He) = 4.002\ 603u$，两个 ^2H 原子核结合成一个 ^4He 原子的质量亏损为

$$\Delta m = 2m(^2H) - m(^4He) = 2 \times 2.014\ 102u - 4.002\ 603u = 0.025\ 601u$$

$$\Delta E = \Delta mc^2 = 0.025\ 601 \times 931.5 = 23.85(MeV)$$

答：释放的能量为 23.85MeV。

16-2 已知两个氢原子结合成氢分子时释放的能量为 4.73eV,试计算由此发生的质量亏损,并计算 1mol 氢分子的结合能。

解:(1)在质能关系式中,如果质量亏损 Δm 以 u 为单位,ΔE 以 MeV 为单位,则

$$\Delta m = \frac{\Delta E}{931.5} = \frac{4.73 \times 10^{-6}}{931.5} 5.08 \times 10^{-9} \text{u}$$

(2)1mol 氢分子的结合能(1eV=1.602×10^{-19}J)

$$\Delta E = 4.73 \times 1.602 \times 10^{-19} \times 6.022 \times 10^{23} = 4.56 \times 10^5 (\text{J} \cdot \text{mol}^{-1})$$

答:质量亏损为 5.08×10^{-9}u;1mol 氢分子的结合能为 4.56×10^{5}J·mol^{-1}。

16-3 试计算氘核和氦原子核的结合能和平均结合能。

解:(1)氘核 $A=2, Z=1, m_D=2.014102\text{u}$

$$\Delta E = \Delta mc^2 = [m_p + (A-Z)m_n - m_D]c^2 = 931.5\Delta m$$
$$= 931.5 \times (1.00782503 + 1.008665 - 2.014102)$$
$$= 2.22\text{MeV}$$

$$\varepsilon = \frac{\Delta E}{A} = \frac{2.22}{2} = 1.11 (\text{MeV})$$

(2)氦核 $A=4, Z=2, m_{He}=4.002603\text{u}$

$$\Delta E = \Delta mc^2 = [Zm_p + (A-Z)m_n - m_{He}]c^2 = 931.5\Delta m$$
$$= 931.5 \times (2 \times 1.00782503 + 2 \times 1.008665 - 4.002603)$$
$$= 28.30 (\text{MeV})$$

$$\varepsilon = \frac{\Delta E}{A} = \frac{28.30}{4} = 7.07 (\text{MeV})$$

答:氘核的结合能为 2.22MeV,氘核的平均结合能为 1.11MeV;

氦核的结合能为 28.30MeV,氦核的平均结合能为 7.07MeV。

16-4 0.4 克纯净的 ^{40}K 放射源发生 β-衰变,开始时每秒发射 10^5 个 β-粒子,求 ^{40}K 的衰变常量和半衰期。

解:已知 ^{40}K 的摩尔质量为 $\mu = 40\text{g} \cdot \text{mol}^{-1}$,质量 m=0.4g,$N_A = 6.022 \times 10^{23}\text{mol}^{-1}$

由题意可知:$A = 10^5\text{Bq}, N = \frac{m}{\mu}N_A = \frac{0.4}{40}N_A$,由 $A = \lambda N$,有

$$\lambda = \frac{A}{N} = \frac{10^5}{\dfrac{0.4}{40} \times 6.022 \times 10^{23}} = 1.66 \times 10^{-17}\text{s}^{-1}$$

$$T = \frac{\ln 2}{\lambda} = 1.32 \times 10^9 \text{a}$$

答:^{40}K 的衰变常量为 1.66×10^{-17}s^{-1},半衰期为 1.32×10^{9}a。

16-5 ^{32}P 的半衰期是 14.3d,试计算 ^{32}P 的衰变常量 λ、平均寿命和 1μg 纯 ^{32}P 的放射性活度是多少贝可(Bq)?

解:已知 ^{32}P 的摩尔质量为 $\mu = 32\text{g} \cdot \text{mol}^{-1}$,半衰期 $T = 14.3\text{d}$,质量 $m = 1\mu\text{g} = 1.0 \times 10^{-6}\text{g}$,$N_A = 6.022 \times 10^{23}\text{mol}^{-1}$

(1)^{32}P 的衰变常量 $\lambda = 0.693/T = 0.693/14.3 = 4.85 \times 10^{-2}$ (d^{-1})

(2)^{32}P 的平均寿命 $\tau = \dfrac{1}{\lambda} = \dfrac{1}{4.85 \times 10^{-2}} = 20.6(\text{d})$

（3）1μg 纯 ^{32}P 的放射性活度为

$$A = \lambda N = \frac{0.693mN_A}{T\mu} = \frac{0.693 \times 1.0 \times 10^{-6} \times 6.022 \times 10^{23}}{14.3 \times 24 \times 60 \times 60 \times 32} = 1.06 \times 10^{10}(\text{Bq})$$

答：^{32}P 的衰变常量为 $4.85 \times 10^{-2} \text{d}^{-1}$，平均寿命为 20.6d，1μg 纯 ^{32}P 的放射性活度是 1.06×10^{10} 贝可。

16-6 已知 ^{131}I 的半衰期是 8.04d，问在 12 日上午 9 时测量时为 5.6×10^8 Bq 的 ^{131}I，到同月 30 日下午 3 时，其放射性活度还有多少？

解：已知 $T = 8.04$d，12 日上午 9 时到同月 30 日下午 3 时的时间间隔为 $\Delta t = (30 \times 24 + 15) - (12 \times 24 + 9) = 438$h，根据放射性活度公式知

$$A = A_0 \text{e}^{-\lambda t} = 5.6 \times 10^8 \times \text{e}^{-0.693 \times 438/(8.04 \times 24)} = 1.16 \times 10^8(\text{Bq})$$

答：到 30 日下午 3 时 ^{131}I 的活度为 1.16×10^8 贝可。

16-7 利用 ^{131}I 的溶液作甲状腺扫描，在溶液出厂时只需注射 0.5ml 就够了。如果溶液出厂后贮存了 11d，作同样扫描需注射多少溶液？已知 ^{131}I 的半衰期是 8.04d。

解：设溶液出厂贮存了 11d 后，作同样扫描需注射溶液为 x ml，则 $A \times x = A_0 \times 0.5$，根据放射性活度公式 $A = A_0 \text{e}^{-\ln 2t/T}$ 知 $A_0/A = \text{e}^{\ln 2t/T}$

$$x = 0.5A_0/A = 0.5 \times \text{e}^{\ln 2t/T} = 0.5 \times \text{e}^{0.693 \times 11/8.04} = 1.29(\text{ml})$$

答：溶液出厂后贮存了 11d，作同样扫描需注射 1.29(ml)。

16-8 一个含 ^{3}H 样品的放射性活度为 3.7×10^2 Bq，问样品中 ^{3}H 的含量有多少克？已知 ^{3}H 的半衰期是 12.33a。

解：已知 ^{3}H 的半衰期为 12.33a，即 $T = 12.33 \times 365 \times 24 \times 60 \times 60 = 3.888 \times 10^8$s，摩尔质量为 $\mu = 3\text{g} \cdot \text{mol}^{-1}$，根据放射性活度公式 $A = \lambda N = \frac{0.693mN_A}{T\mu}$，则

$$m = \frac{AT\mu}{0.693N_A} = \frac{3.7 \times 10^2 \times 3.888 \times 10^8 \times 3}{0.693 \times 6.022 \times 10^{23}} = 1.03 \times 10^{-12}(\text{g})$$

答：样品中 ^{3}H 含量为 1.03×10^{-12}g。

16-9 已知 $^{226}_{88}\text{Ra}$ 的质量为 1.8×10^{-8}g，半衰期为 1620a，试求 1min 内 $^{226}_{88}\text{Ra}$ 放出的射线数是多少？

解：质量为 1.8×10^{-8}g 的 $^{226}_{88}\text{Ra}$ 总核数为 $N_0 = \frac{1.8 \times 10^{-8}}{226} \times 6.022 \times 10^{23} = 4.8 \times 10^{13}$，则其放射性活度为

$$A_0 = \lambda N_0 = \frac{0.693}{T} \times N_0 = \frac{0.693 \times 4.8 \times 10^{13}}{1620 \times 365 \times 24 \times 60 \times 60} = 651(\text{Bq})$$

所以每分钟 $^{226}_{88}\text{Ra}$ 放出射线数 $N = A_0 t = 651 \times 60 = 39\ 060$

答：每分钟 $^{226}_{88}\text{Ra}$ 放出射线数为 39 060。

16-10 设例题 16-1 中的 ^{60}Co 源初装时不含任何杂质，试计算其质量。

解：已知 $A_0 = 2.24 \times 10^{14}$Bq，$T = 5.27 \times 365 \times 24 \times 60 \times 60 = 1.662 \times 10^8$s，根据放射性活度公式得知，活度为 2.24×10^{14}Bq 的 ^{60}Co 源所含的原子数为

$$N = \frac{A}{\lambda} = \frac{AT}{0.693} = \frac{2.24 \times 10^{14} \times 1.662 \times 10^8}{0.693} = 5.37 \times 10^{22} \text{个}$$

则 $$m = \frac{N}{N_A}\mu = \frac{5.37\times10^{22}}{6.022\times10^{23}}\times60 = 5.35\,(\text{g})$$

答:初装时不含任何杂质,其质量为 5.35g,实际上医用 ^{60}Co 源往往含有其他核素,故实际质量比 5.35g 大。

16-11   某患者口服 ^{131}I 治疗甲状腺功能亢进症,设每克甲状腺实际吸收 100μCi 的 ^{131}I,其有效半衰期约为 5d,衰变时发出的 β 射线的平均能量为 200keV,全部在甲状腺内吸收,γ 射线的吸收可忽略不计,试计算甲状腺接受的吸收剂量。

解:已知质量 $m = 1\text{g} = 10^{-3}\text{kg}$,有效半衰期 $T_e = 5\text{d}$,β 射线的平均能量 $E = 200\text{keV} = 3.2\times10^{-14}\text{J}$,根据公式 $A_0 = \lambda_e N_0 = \frac{0.693 N_0}{T_e}$,得 $N_0 = \frac{A_0 T_e}{0.693}$,再根据吸收剂量的定义

$$D = \frac{\mathrm{d}E}{\mathrm{d}m} = \frac{N_0 E}{m} = \frac{A_0 T_e E}{0.693 m} = \frac{100\times3.7\times10^4\times5\times24\times60\times60\times3.2\times10^{-14}}{0.693\times1\times10^{-3}}$$

$$= 73.8\,(\text{Gy})$$

答:甲状腺接受的吸收剂量为 73.8Gy。

16-12   两种放射性核素的半衰期分别为 8d 和 6h,设含这两种放射性药物的放射性活度相同,问其中放射性物质的 mol 数相差多少倍?

解:∵ $A_1 = A_2, A = \lambda N$

∴ $\dfrac{N_1}{N_2} = \dfrac{\lambda_2}{\lambda_1} = \dfrac{T_1}{T_2} = \dfrac{8\times24}{6} = 32$ 倍

答:两种放射性物质的 mol 数相差 32 倍。

16-13   已知 U_3O_8 中的铀为放射性核素,试求 5g 的 U_3O_8 的放射性活度。

解:已知 U_3O_8 的摩尔质量为 $238\times3+16\times8 = 842\text{g}\cdot\text{mol}^{-1}$,5g 的 U_3O_8 中 U 核的数目为 $N = \dfrac{5\times3\times6.022\times10^{23}}{842}$,已知 U 的半衰期 $T = 4.47\times10^9\text{a}$,衰变常量为 $\lambda = 0.693/T$,根据放射性活度公式知

$$A = \lambda N = \frac{0.693}{4.47\times10^9\times365\times24\times60\times60}\times\frac{5\times3\times6.022\times10^{23}}{842} = 5.27\times10^4\,(\text{Bq})$$

答:5g U_3O_8 的放射性活度为 5.27×10^4Bq。

16-14   将 ^{60}Co 所产生的剂量减弱为原来的 1/2000 倍,所需铅防护层厚度为多少?(设铅的半价层为 1.06cm)

解:已知 $\dfrac{I}{I_0} = \dfrac{1}{2000}$,铅的半价层 $x_{1/2} = 1.06\text{cm}$

先求所需半价层个数 n,因为 $\dfrac{I}{I_0} = \left(\dfrac{1}{2}\right)^n = \dfrac{1}{2000}$,所以 $n = \dfrac{\ln 2000}{\ln 2} = 10.97 \approx 11$

所需铅防护层厚度为 $x = n\cdot x_{1/2} = 11\times1.06 = 11.66\text{cm}$

答:所需铅防护层厚度约为 11.7cm。

四、自我评估题

16-1   原子核的比结合能表示原子核的稳定程度,比结合能越大,则(D)

A. 原子核越不稳定　　　　　　　　B. 分离核子时所需能量越小

C. 分离核子时向外辐射能量越大　　D. 分离核子时所需能量越大

16-2　β⁻衰变的位移法则是(C)

A. 子核在元素周期表的位置比母核前移一位

B. 子核在元素周期表的位置比母核前移两位

C. 子核在元素周期表的位置比母核后移一位

D. 子核在元素周期表的位置比母核后移两位

16-3　$^{226}_{88}Ra$经过一系列衰变后变为$^{206}_{82}Pb$,它经过了(C)

A. 3次α衰变和6次β⁻衰变　　　　B. 4次α衰变和5次β⁻衰变

C. 5次α衰变和4次β⁻衰变　　　　D. 8次α衰变和6次β⁻衰变

16-4　两种放射性核素,其半衰期分别为T_1和T_2;当$T_1 > T_2$时,若要产生相同的放射性活度,所需要的原子核数目N_1和N_2的关系是＿＿＿＿＿＿＿＿＿。（$N_1 > N_2$）

16-5　受射线照射的每单位质量物质从射线吸收的能量称为＿＿＿＿＿＿＿＿＿。

（吸收剂量）

16-6　正电子发射型计算机断层成像(PET)过程中所采用的放射性核素发生的衰变为＿＿＿＿＿＿＿＿＿。（$β^+$衰变）

16-7　^{131}I通常用来做甲状腺功能检查,已知^{131}I的半衰期为8.04d,试求^{131}I的衰变常量。

（$9.98×10^{-7}s^{-1}$）

16-8　某种放射性核素数目经48h后是它开始的12.5%,试求该放射性核素的半衰期。

（16h）

16-9　某种放射性核素,其物理半衰期为10d,患者服用含该种放射性核素的药物后,测得其有效半衰期为6d。试求该种核素的生物半衰期。（15d）

16-10　^{60}Co的半衰期为5.27a,试求1Ci的放射性活度所需^{60}Co的质量为多少?

（0.884mg）

16-11　已知$^{226}_{88}$Ra的质量为$1.8×10^{-8}$g,半衰期为1620a,试求:

(1)1min内$^{226}_{88}$Ra放出的射线数是多少?

(2)若距1cm远处有一面积为0.03cm²的闪烁晶体,设$^{226}_{88}$Ra的每束射线可引起一次闪烁,1min内在闪烁晶体上可出现多少次闪烁?　　　　　　　　　　　（39 060;93）

（莫　华）

第十七章

X 射 线

一、本章内容提要

1. **X 射线的产生** 常用的方法是让高速运动的电子受障碍物阻止,利用它们的相互作用产生 X 射线。

产生 X 射线的装置主要包括:X 射线管、低压电源、高压电源和整流电路。X 射线管是真空玻璃管,其内封装了发射电子的阴极和接受高速电子冲击的阳极靶。交流高压通过整流提供阴阳两极之间的直流高压(几十千伏到几百千伏,称为管电压)。阴极发射的热电子在电场作用下高速奔向阳极,形成管电流。低压电源作用于阴极灯丝,通过调节灯丝电流来改变发出的热电子数量,从而控制管电流。

医学诊疗设备主要采用高速电子(几十兆电子伏特)受阻辐射 X 射线。

产生 X 射线的另一种方法是:①由加速的高能带电粒子直接辐射 X 射线,即通过同步辐射产生;②利用高速电子在特定电磁场中的受激辐射产生 X 射线(即 X 射线自由电子激光)。

2. **实际焦点与有效焦点** 高速电子流在阳极靶面上的撞击面积称为实际焦点,主要由灯丝的形状决定。而一般 X 射线管的阳极靶面均作成斜面,实际焦点在电子流方向的投;影面积叫做有效焦点,$S_{有效焦点} = S_{实际焦点} \times \sin\theta$,其中 θ 角是靶面与垂直于电子流方向的夹角。实际焦点的大小决定了 X 射线透视或照相时在荧光屏或照相底片上所成像的清晰程度。

为了降低阳极靶面的温度,大功率的 X 射线管多采用旋转阳极,使受撞击面不断改变,将热量分散到较大的面积上。

3. **X 射线的强度** 表示 X 射线的量,与波的强度概念相一致。定义为单位时间内通过与 X 射线方向垂直的单位面积的辐射能。增加 X 射线强度的两种方法是:①增加管电流,使单位时间内轰击阳极靶的高速电子数目增多,从而增加所产生的光子数目;②增加管电压,使每个光子的能量增加。

医学中常用管电流的毫安数(mA)来表示 X 射线的强度大小,称为毫安率。调节灯丝电流可以改变管电流,从而控制 X 射线的强度。

4. **X 射线的硬度** 表示 X 射线的质,反映了 X 射线的贯穿本领,由 X 射线的波长(光子能量)所决定,与光子数目无关。管电压愈高,产生的 X 射线愈硬,愈不易被物质吸收,贯穿本领愈大。

医学中常用管电压的千伏值(kV)来表示 X 射线的硬度,称为千伏率。调节管电压就可以控制

X 射线的硬度。医学中根据透视、摄影和治疗等不同用途,把 X 射线按硬度分为极软、软、硬和极硬四类。

5. X 射线谱 X 射线管发出的 X 射线,包含各种波长成分,将其强度按照波长的顺序排列开来的图谱,称为 X 射线谱。X 射线谱包括两部分:

(1)连续 X 射线谱:连续 X 射线的产生是轫致辐射过程,当高速电子流撞击到阳极靶上,电子在原子核的强电场作用下,速度的大小和方向都发生急剧变化,损失的动能就转化为 X 光子的能量辐射出去。由于每个电子到原子核的距离不同,速度变化情况也各不一样,损失的动能亦不同,所以辐射出来的光子能量具有各种数值,从而形成频率有一定分布的连续 X 射线谱。

当电子的动能全部转化为光子能量时,光子具有最短的波长,即连续 X 射线谱的短波极限 $\lambda_{\min}$

$$\lambda_{\min} = \frac{hc}{e} \cdot \frac{1}{U} = \frac{1.242}{U(\mathrm{kV})}(\mathrm{nm})$$

式中可见,连续 X 射线谱的最短波长 $\lambda_{\min}$ 与管电压 U 成反比。

(2)标识 X 射线谱:高速电子打出靶原子的内层电子,形成的空位被较外层电子补填产生辐射。由于靶原子具有特定的能级,辐射出的 X 光子能量等于电子跃迁的两个能级能量差,只能是一些靶原子能级决定的特定值,因此该辐射谱被称为标识 X 射线谱。不同元素制成的靶具有不同的标识 X 射线谱,并可以作为这些元素的标识。

电子由不同能级达到同一壳层的空位时发生的谱线,称为标识 X 射线谱的一个线系。X 射线管需要加几十千伏的电压才能激发出某些标识 X 射线系,当 X 射线管的管电压较低时只能产生连续 X 射线。医用 X 射线管发出的主要是连续 X 射线,但是标识 X 射线对于认识原子的壳层结构和化学元素分析都非常有用。

6. X 射线的性质 X 射线本质是波长很短($10 \sim 10^{-3}\mathrm{nm}$)的电磁波,也是能量很大的光子流。X 射线除具有电磁波的一系列性质外,还有穿透能力强、诱发气体电离、激发荧光物质发光、使照相底片感光及在有机体内诱发生物效应等特性。

7. X 射线的衍射 晶体中相邻微粒(原子、分子、离子)间距的数量级与普通 X 射线的波长相仿,所以晶体微粒有规则排列起来的结构是三维衍射光栅。当 X 射线以 θ 角掠射到晶格常数为 d 的晶体上时,只有满足布拉格定律的波长,在相邻晶面上的反射光之间才能获得相干加强。

$$2d \sin\theta = k\lambda, \quad k = 1, 2, 3 \cdots$$

X 射线衍射是研究晶体结构的主要方法之一,在生物医学上可以用来研究有机体如细胞和蛋白质等的精细结构。

8. X 射线的衰减 当 X 射线通过物质时,X 光子能与物质中的原子发生多种相互作用。在作用过程中,一部分光子被吸收并转化为其他形式的能量,一部分光子被物质散射而改变方向,因此在 X 射线原来方向上的强度就衰减了,这种现象称为物质对 X 射线的吸收。X 射线在物质中的衰减规律是

$$I = I_0 e^{-\mu x}$$

式中 μ 是该物质的线性衰减系数,x 是吸收层厚度。

为了比较不同物质对 X 射线的吸收本领,引入质量衰减系数 $\mu_m = \mu/\rho$(ρ 是吸收物质的密度),则衰减规律可表示为

$$I = I_0 e^{-\mu_m x_m}$$

式中 $x_m = \rho x$ 是质量厚度,它等于单位面积厚度为 x 的吸收层的质量。一种物质由液、固态转变

为气态时,密度和线性衰减系数变化很大,但质量衰减系数并不改变。

9. 衰减系数与波长、原子序数的关系 对医学上常用的低能 X 射线,光子能量在数十 keV 到数百 keV 之间,元素的质量衰减系数与原子序数 Z 及 X 射线波长 λ 的关系为

$$\mu_m = kZ^\alpha \lambda^3$$

式中 k 为常数,对于医用 X 射线,α 取 3.5 左右。

吸收物质中含有多种元素时,它的质量衰减系数大约等于各元素的质量衰减系数按质量比例来计算的平均值。

当 X 射线管发出的含有各种波长的射线进入吸收体后,长波成分比短波成分衰减得快,短波成分所占的比例愈来愈大,平均衰减系数则愈来愈小。即 X 射线进入物体后愈来愈硬了,这称为 X 射线的硬化。利用这一原理可以对 X 射线进行过滤,从而获得硬度较高的窄频 X 射线。

10. 半价层 即 X 射线在物质中强度衰减为原来的一半时穿过的物质厚度(或质量厚度)。

$$x_{1/2} = \frac{\ln 2}{\mu} = \frac{0.693}{\mu}$$

$$x_{m1/2} = \frac{\ln 2}{\mu_m} = \frac{0.693}{\mu_m}$$

物质的衰减系数与 X 射线的波长有关,因此以上计算只适用于单色 X 射线束。X 射线主要是连续谱,只能近似地运用指数衰减规律,这时式中的衰减系数应当用各波长衰减系数的一个适当平均值来代替。

11. X 射线治疗 X 射线通过人体组织时产生的电离等作用可诱发一系列生物效应,对生物组织细胞有破坏作用,尤其是对于分裂活动旺盛或正在分裂的细胞,其破坏力更强。组织细胞分裂旺盛是癌细胞的特征,因此用 X 射线照射可以抑制癌细胞的生长或使它坏死。各种癌细胞对 X 射线的敏感性不一样,因此要根据肿瘤位置及癌细胞种类计算所需的 X 射线照射量,合理制定放射治疗方案。

对经常从事 X 射线工作的人员要注意防护。

12. X 射线诊断 X 射线常规透视、摄影、X-CT 以及数字减影血管造影技术是医学影像诊断中应用最普遍的检查手段。

(1)常规透视和摄影的基本原理:由于体内不同组织或脏器对 X 射线的吸收本领不同,因此强度均匀的 X 射线透过人体不同部位后的强度呈不均匀分布,将透过人体后的 X 射线投射到荧光屏或者照相胶片上,就可以观察到组织或脏器的影像。目前,数字化 X 射线成像技术被普遍使用,实现了对图像的储存、处理、显示和传输。X 射线的数字透视、数字摄影、计算机摄影等装置在医院中得到广泛应用。

(2)人工造影:人体某些脏器或病灶对 X 射线的吸收本领与周围组织相差很少,在荧光屏或照片上不能显示出来,一种解决办法就是在这些脏器或组织注入衰减系数较大或较小的物质(造影剂)来增加它和周围组织的对比。

(3)数字减影血管造影:把未注入造影剂时获得的影像称为"原像"或"本底图像",而将血管内注入造影剂后的图像称为"造影像",这两种图像分别以数字形式储存并相减,使充盈造影剂的血管图像保留下来,而骨髓等无关组织的影像则被减影除去。

(4) X-CT 的基本原理:X-CT 是 X 射线计算机辅助断层扫描成像装置的简称。

1)X-CT 的成像原理:通过 X 射线管环绕人体某一层面的扫描,利用探测器测得从各个方向透过该层面后的射线强度值(投影矩阵),采用一定的数学方法经计算机求出该层面各体素的衰减系

数 μ 值和相应 CT 值(图像矩阵),然后利用电子学方法通过数模转换、对比度增强等技术重建断层图像。

2) CT 值:图像重建过程中,并不直接运用衰减系数来建立图像,而是用与此有关、且能表达组织密度的数值—像素的 CT 值。通常以水为比较标准来计算组织的 CT 值,计算方法如下

$$CT\ 值 = \frac{\mu_x - \mu_{水}}{\mu_{水}} \cdot K(Hu)$$

式中 K 取 1000,CT 值的单位是 Hu。

3) 窗口技术:人体组织的 CT 值范围大致可分成 2000 个等级,但人眼无论如何也分辨不出如此微小的灰度差别。为了提高图像的分辨率,在 CT 成像中,常把感兴趣部位的对比度增强,无关紧要部位的对比度压缩,使 CT 值差别小的组织能得到分辨,从而提高了对微细结构的观察能力和图像分辨能力,这一工作称为窗口技术。

窗口技术也就是把某一段 CT 值扩大到整个显像管(CRT)的灰度等级。常用窗宽表示 CRT 所显示的 CT 值范围,用窗位表示 CRT 所显示的中心 CT 值位置。窗宽的上限和下限所包含的范围叫窗口。介于窗口上下限之间的组织就形成灰度不同的图像。

二、解题指导——典型例题

[例 17-1] 在 50kV 管电压条件下,求 X 射线管产生的连续 X 射线最高频率。

解:根据公式
$$\lambda_{min} = \frac{1.242}{U(kV)}(nm)$$

可得,连续 X 射线的最短波长为
$$\lambda_{min} = \frac{1.242}{50} = 0.024\ 84(nm)$$

该 X 射线管产生的连续 X 射线最高频率则为
$$\nu_{max} = \frac{c}{\lambda_{min}} = \frac{3 \times 10^8}{0.024\ 84 \times 10^{-9}} = 1.208 \times 10^{19}(Hz)$$

[例 17-2] 已知某种物质的线性衰减系数为 200cm^{-1},现有一束单色 X 射线通过该物质后强度减弱了 90%,求该物质的厚度。

解:设投射到该物质上的射线强度为 I_0,被物质衰减的强度则为 $0.9I_0$,因而出射的射线强度为 $0.1I_0$。根据 X 射线的衰减规律 $I = I_0 e^{-\mu x}$,可得
$$0.1I_0 = I_0 e^{-\mu x}, \quad e^{-\mu x} = 0.1$$

因此物质的厚度为
$$x = \frac{\ln 10}{\mu} = \frac{2.30}{200} = 1.15 \times 10^{-2}(cm)$$

[例 17-3] 设密度为 3g·cm^{-3} 的物质对于某单色 X 射线束的质量衰减系数为 0.03cm^2·g^{-1},求该射线束分别穿过厚度为 1mm、5mm 和 10mm 的吸收层后的强度为原来强度的百分数。

解:由 $\mu_m = \mu/\rho$ 得衰减系数为 $\mu = \mu_m \times \rho = 0.03 \times 3 = 0.09(cm^{-1})$

根据 $I = I_0 e^{-\mu x}$,该射线束穿过吸收层后的强度占原来强度的百分数为 $I/I_0 = e^{-\mu x}$。

因此,吸收层厚度为 1mm 时,$I/I_0 = e^{-\mu x} = e^{-0.09 \times 0.1} = 99.1\%$;

吸收层厚度为 5mm 时,$I/I_0 = e^{-\mu x} = e^{-0.09 \times 0.5} = 95.6\%$;

吸收层厚度为 10mm 时,$I/I_0 = e^{-\mu x} = e^{-0.09 \times 1} = 91.4\%$。

[例 17-4] 已知晶体的晶格常数为 2.75×10^{-10}m,当一束波长范围为 0.80×10^{-10}m~2.0×10^{-10}m

的连续 X 射线,以 20°掠射角入射到晶面时,可以产生强烈反射的 X 射线波长是多少?

解: X 射线以 20°掠射角入射时,相邻晶面反射的光程差为

$$\delta = 2d\,\sin\varphi = 2 \times 2.75 \times 10^{-10} \sin 20° = 1.88 \times 10^{-10}(\text{m})$$

根据布拉格方程 $2d\,\sin\varphi = \pm k\lambda$,得到可以产生强烈反射的 X 射线波长是

$$\lambda = 1.88 \times 10^{-10}/k(\text{m}), k = 1、2、3\cdots$$

因此,可以产生强烈反射的 X 射线波长为 1.88×10^{-10}m($k=1$) 和 0.94×10^{-10}m($k=2$)。

[**例 17-5**] 　某体素的 CT 值约为 35HU,试求该体素的衰减系数。

解:可从 CT 值定义式出发求解,即有 $35 = \dfrac{\mu - \mu_w}{\mu_w} \times 1000$

因此,该体素的衰减系数约为

$$\mu = \frac{35\mu_w}{1000} + \mu_w = \frac{35 \times 19}{1000} + 19 = 19.3(\text{m}^{-1})$$

[**例 17-6**] 　已知对管电压为 40kV 的 X 射线,人体肌肉和骨骼的线性衰减系数分别为 $0.4012 \times 10^2\text{m}^{-1}$ 和 $2.4434 \times 10^2\text{m}^{-1}$,对管电压为 150kV 的 X 射线,人体肌肉和骨骼的线性衰减系数分别为 $0.1842 \times 10^2\text{m}^{-1}$ 和 $0.3918 \times 10^2\text{m}^{-1}$。若对手部拍片,应采用哪种 X 射线?

解:不同组织的线性衰减系数差别越大,对应的影像反差也越大,更利于观察。

对 40kV 条件下的 X 射线　　$\dfrac{\mu_b}{\mu_t} = \dfrac{2.4434 \times 10^2}{0.4012 \times 10^2} = 6.09$

对 150kV 条件下的 X 射线　　$\dfrac{\mu_b}{\mu_t} = \dfrac{0.3918 \times 10^2}{0.1842 \times 10^2} = 2.13$

可见,管电压为 40kV 的 X 射线对不同组织有着更显著的线性衰减系数差异。因此应采用 40kV 的 X 射线来对手部拍片。

[**例 17-7**] 　脑组织的 CT 值范围约为 $-25 \sim 95$Hu,试确定观察脑 CT 图像时应选定的窗宽和窗位。

解:这是窗口技术应用的一个实例。直接运用公式可计算得到观察脑 CT 图像时应选定的窗宽和窗位,

$$窗宽 = \text{CT}_{max} - \text{CT}_{min} = 95\text{Hu} - (-25\text{Hu}) = 120(\text{Hu})$$

$$窗位 = \frac{\text{CT}_{max} + \text{CT}_{min}}{2} = \frac{95 + (-25)}{2} = 35(\text{Hu})$$

[**例 17-8**] 　现有四体素阵列且在 4 个方向上的反投影值已填写在各个体素中,如图所示,试求四个体素的成像参数 μ 的数值。

6	6
8	8

水平

5	9
5	9

垂直

2	7
7	5

45°

7	4
3	7

135°

解:将成像参数 μ 的计算分成三步:

第一步,求每个体素在所有方向上反投影值的总和。

6	6
8	8

11	15
13	17

13	22
20	22

20	26
23	29

第二步,将每个体素的投影值总和减去一个基数,其中基数等于任一方向上投影值的总和,6+8 或 5+9 或 2+7+5 或 4+7+3,每个方向的总和均为 14。

$$\begin{array}{|c|c|} \hline 20 & 26 \\ \hline 23 & 29 \\ \hline \end{array} \; -14 = \; \begin{array}{|c|c|} \hline 6 & 12 \\ \hline 9 & 15 \\ \hline \end{array}$$

第三步,把各体素值 6、12、9、15 化成相对最简数(用 3 约)。

$$\begin{array}{|c|c|} \hline 6 & 12 \\ \hline 9 & 15 \\ \hline \end{array} \; \div 3 = \; \begin{array}{|c|c|} \hline 2 & 4 \\ \hline 3 & 5 \\ \hline \end{array}$$

因此,四个体素的成像参数 μ 的数值分别为 2、4、3 和 5。

三、思考题和习题解答

17-1　产生 X 射线必须具备哪些条件?产生 X 射线的基本装置有哪些部分组成?

答:产生 X 射线必须具备两个条件:①有高速运动的电子流;②有适当的障碍物——靶,用来阻止电子的运动,把电子的动能转变为 X 射线的能量。X 射线的发生装置有 X 射线管、低压电源、高压电源和整流电路四部分。X 射线管是一只真空玻璃管,其内封装了发射电子的阴极和接受高速电子冲击的阳极靶。低压电源作用于阴极灯丝,通过改变灯丝电流控制发出的热电子数量。高压电源和整流电路提供了阴阳两极之间的直流高压,使得阴极发射的热电子在电场作用下高速奔向阳极。

17-2　什么是 X 射线的强度?什么是 X 射线的硬度?如何调节?

答:X 射线的强度是指单位时间内通过与射线方向垂直的单位面积的辐射能量。通常调节灯丝电流来改变管电流,从而改变 X 射线的强度。X 射线的硬度是指 X 射线的贯穿本领,它只决定于 X 射线的波长(光子能量),而与光子数目无关。通常调节管电压来控制 X 射线的硬度。

17-3　什么是轫致辐射?连续 X 射线谱中的最短波长是如何产生的?

答:当高速电子流撞击到阳极靶上,电子在原子核的强电场作用下,速度的大小和方向都发生急剧变化,损失的动能转化为光子的能量辐射出来,这就是轫致辐射。设管电压为 U,电子电量为 e,则电子具有的最大动能为 eU,这也是光子可能具有的最大能量 $h\nu_{max}$。连续 X 射线谱中的最短波长 λ_{min} 就是和 ν_{max} 相对应的波长。

17-4　标识 X 射线是如何产生的?它与光学光谱的产生有何不同?

答:当高速电子进入靶内时,如果它与某个原子的内层电子发生强烈相互作用,就有可能使该电子从原子中脱出,内层电子原来的位置处则出现一个空位。如果被打出去的是 K 层电子,形成的空位就会被 L、M 或更外层的电子跃迁填补,并在跃迁过程中发出标识 X 射线。标识 X 射线的产生机制和光学光谱的产生机制相类似,区别在于光学光谱是原子的外层电子受激后所辐射,而标识 X 射线是内层电子受激后的结果。

17-5　X 射线有哪些基本性质?这些基本性质在 X 射线的应用上各有何意义?

答:X 射线的基本性质有电离作用、荧光作用、光化学作用、生物效应和贯穿本领等。利用电离作用可制作 X 射线强度的测量仪器,如 GM 计数管,常用于辐射剂量的测试;利用 X 射线的贯穿本领和不同物质对它吸收程度的不同可以在医学上实现 X 射线透视、摄影和防护等;利用 X 射线对物质的荧光作用可在荧光屏上显示 X 射线透过人体后所成的影像,从而实现医疗上的 X 射线透视;利用光化学作用可实现医学 X 射线摄影;生物效应则是放射治疗的基础,也是射线工作者应注意防护的原因。

17-6　一连续工作的 X 射线管,工作电压是 250kV,电流是 40mA,假定产生 X 射线的效率是 0.7%,问靶上每分钟会产生多少热量?

解:X 射线管每分钟的总功为

$$W_{总} = UIt = 250×10^3×40×10^{-3}×60 = 600(kJ)$$

由题意,产生 X 射线的效率为 0.7%,即 X 射线的能量有 99.3%转变为热。

因此,靶上每分钟会产生的热量 $Q = W_{总}×99.3\% = 595.8(kJ)$。

17-7　设 X 射线机的管电压为 80kV,计算光子的最大能量和 X 射线的最短波长。

解:X 射线机中高速电子的最大动能为

$$E_{max} = eU = 1.6×10^{-19}×80×10^3 = 1.28×10^{-14}(J)$$

电子动能全部转变为光子能量时,光子具有最大能量 $1.28×10^{-14}$J。

此时,X 射线的最短波长为

$$\lambda_{min} = \frac{1.242}{U(kV)} = \frac{1.242}{80} = 0.0155(nm)$$

17-8　一束单色 X 射线,入射至晶面间距为 0.281nm 的单晶体氯化钠的天然晶面上,当掠射角一直减少到 4.1°时才观察到布拉格反射,试确定该 X 射线的波长。

解:掠射角减少时,相邻晶面反射的光程差 $2d\sin\theta$ 也在不断减小。根据布拉格公式 $2d\sin\theta = k\lambda$,以及题中掠射角减少到 4.1°时才观察到布拉格反射,可以判断此时 $k = 1$,因此,该 X 射线的波长为

$$\lambda = 2d\sin\theta = 2 × 2.81 × \sin 4.1° = 0.04(nm)$$

17-9　对波长为 0.154nm 的 X 射线,铝的衰减系数为 132cm^{-1},铅的衰减系数为 2610cm^{-1}。要和 1mm 厚的铅层得到相同的防护效果,铝板的厚度应为多大?

解:要得到相同的防护效果,就是从铅层和铝板出射的 X 射线强度应一致,根据 X 射线的衰减规律 $I = I_0 e^{-\mu x}$,有

$$e^{-\mu_{Al}x_{Al}} = e^{-\mu_{Pb}x_{Pb}}, \quad \mu_{Al}x_{Al} = \mu_{Pb}x_{Pb}$$

因此,和 1mm 厚铅层有相同防护效果的铝板厚度应为

$$x_{Al} = \frac{\mu_{Pb}}{\mu_{Al}}x_{Pb} = \frac{2610}{132} · 1 = 19.8(mm)$$

17-10　一厚为 $2×10^{-3}$m 的铜片能使单色 X 射线的强度减弱至原来的 1/5,试求铜的线性衰减系数和半价层。

解:根据 X 射线的衰减规律 $I = I_0 e^{-\mu x} = 1/5 I_0$,得 $e^{-\mu x} = 1/5$。

将铜片的厚度 $2×10^{-3}$m 代入上式,可得铜的线性衰减系数为

$$\mu = \frac{-\ln 1/5}{x} = \frac{\ln 5}{2 × 10^{-3}} = 8.05 × 10^2(m^{-1}) = 8.05(cm^{-1})$$

于是,铜的半价层 $x_{1/2} = \frac{0.693}{\mu} = \frac{0.693}{8.05} = 0.086(cm)$。

17-11　X-CT 与常规 X 射线摄影的成像方法有何不同?

解:常规 X 射线摄影是将强度均匀的 X 射线透过人体某脏器或组织,由于各部位对 X 射线的吸收不同,因而透过人体的强度不再均匀,把透过人体的 X 射线投射到照相底片上,即可显示人体相应部位的影像。X-CT 是通过 X 射线管环绕人体某一层面的扫描,利用探测器测得从各个方向透过该层面后的 X 射线强度值,根据一定的图像重建方法,利用计算机求得该层面的密度分布图,再通过电子学手段重建出该层面的图像。

17-12 设有一个 2×2 图像矩阵,其中像素的 CT 值为 5、7、6、2,试用反投影法重建该图像矩阵。

解:(1)根据题中各像素的 CT 值,计算不同方向上的投影值,如图 17-1 所示:

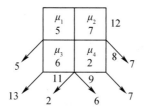

图 17-1 习题解答 17-12(1)

(2)把各方向上的投影值再反投影到原体素格内,见图 17-2:

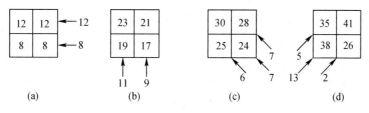

图 17-2 习题解答 17-12(2)

(3)把体素格内各投影值减去原投影值的和,再除各体素格内投影值的最大公约数,就得到原图像矩阵。如图 17-3 所示:

图 17-3 习题解答 17-12(3)

17-13 某波长的 X 射线通过水时的衰减系数为 0.77cm^{-1},通过某人体组织时的衰减系数为 1.02cm^{-1},K 值为 1000,水的 CT 值等于零。求此人体组织的 CT 值。

解:根据 CT 值的计算公式,可得该人体组织的 CT 值为

$$\text{CT 值} = \frac{\mu_x - \mu_水}{\mu_水} \cdot K = 1000 \times \left(\frac{1.02 - 0.77}{0.77} \right) = 324.5(\text{Hu})$$

17-14 什么叫窗宽?若窗宽为 400Hu 和 800Hu,则图像矩阵中像素可识别的灰度差所对应的 CT 值分别是多少?设黑白显示器荧光屏的灰度可分为 16 个等级。

解:在窗口技术中,将显示器所显示的 CT 值范围称为窗宽。

若窗宽为 400Hu,则可识别的 CT 值为 400Hu/16=25Hu;

若窗宽为 800Hu,则可识别的 CT 值为 800Hu/16=50Hu。

17-15　什么叫窗位? 若窗宽为 500Hu,窗口上限为 400Hu,则窗位为多少? 可观测的 CT 值范围是多少?

解:在窗口技术中,将显示器所显示的中心 CT 值位置称为窗位。由题中的窗宽和窗口上限,可得

$$窗口下限 = 400 - 500 = -100(Hu)$$
$$窗位 = (400 - 100)/2 = 150(Hu)$$

该窗口可观测的 CT 值范围是 -100Hu ~ 400Hu。

四、自我评估题

17-1　X 射线管的管电压一般为(D)
A. 几十伏 　　　　　B. 几百伏 　　　　　C. 几千伏
D. 几万至几十万伏 　　E. 几十万至几百万伏

17-2　以下关于连续 X 射线的解释,正确的是(多选)(B、C、E)
A. 连续 X 射线是高速电子与靶物质轨道电子相互作用的结果
B. 连续 X 射线是高速电子与靶物质的原子核电场相互作用的结果
C. 连续 X 射线的最大能量决定于管电压
D. 连续 X 射线的最大能量决定于靶物质的原子序数
E. 连续 X 射线的最短波长与管电流无关

17-3　标识 X 射线的波长仅取决于(A)
A. 阳极靶物质 　　　　B. 管电压 　　　　　C. 管电流
D. 灯丝温度 　　　　　E. 阴极材料

17-4　X 射线的贯穿本领决定于(B)
A. X 射线的强度 　　　B. X 射线的硬度 　　　C. 阳极靶面积
D. 照射物质的时间 　　E. 以上都有关系

17-5　与大焦点 X 射线管相比,小焦点 X 射线管的优点是(C)
A. 射线穿透能力大 　　B. 射线强度大 　　　　C. 影像清晰度高
D. 散热效果好 　　　　E. 以上都不对

17-6　X 射线管中,电子轰击靶时能量转换最多的是(E)
A. 短波长 X 射线 　　　B. 长波长 X 射线 　　　C. 标识 X 射线
D. 连续 X 射线 　　　　E. 热量

17-7　物质对一定波长 X 射线的质量衰减系数与物质原子序数的关系是(A)
A. 原子序数越大,质量衰减系数越大
B. 原子序数越大,质量衰减系数越小
C. 质量衰减系数与原子序数成正比
D. 质量衰减系数与原子序数成反比
E. 质量衰减系数与原子序数无关

17-8　一单能 X 射线通过 3 个半价层的厚度后,强度为原来的(D)
A. 1/3 　　　　　　　　B. 1/4 　　　　　　　　C. 1/6
D. 1/8 　　　　　　　　E. 1/16

17-9　CT 值为 0 HU 的是(E)

A. 空气　　　　　　　B. 脂肪　　　　　　　C. 软组织

D. 骨皮质　　　　　E. 水

17-10　下列说法中错误的是(多选)(B、D)

A. 同一窗口技术不能使不同密度的影像都得到满意的显示效果

B. 同一窗口技术能使不同密度的影像都得到满意的显示效果

C. 窗宽灰度值范围以外的影像分别显示黑色或白色影像

D. 窗位是指显示图像的灰度值范围

E. 窗宽是指显示图像的灰度值范围

17-11　X 射线在空间某一点的强度是指单位时间内通过垂直于 X 射线传播方向上的单位面积上的_____与_____乘积的总和。

(光子数量;光子能量)

17-12　若已知 X 射线管上的电压增加了一倍后,连续 X 射线谱的最短波长变化了 0.05nm,则原来的 X 射线谱的最短波长为_____。

(0.1nm)

17-13　已知人体肌肉的密度为 $1.04×10^3 kg \cdot m^{-3}$,人体肌肉对 X 射线(管电压 60kV)的线性衰减系数为 $24.55m^{-1}$,则人体肌肉对该 X 射线的质量衰减系数为_____。

($0.0236m^2 \cdot kg^{-1}$)

17-14　两种物质对某 X 射线吸收的半价层之比为 $1:\sqrt{2}$,则它们的吸收系数之比为_____。

($\sqrt{2}:1$)

17-15　如果要得到最短波长为 0.05nm 的 X 射线,至少要加多大的管电压? 在此情况下,电子运动到阳极具有多大的动能?　　　($24.8kV;3.97×10^{-15}J$)

17-16　对波长为 0.154nm 的射线,铝、镍和铅的线性衰减系数分别为 $132cm^{-1}$、$427cm^{-1}$、$2610cm^{-1}$,若把它们作为吸收体,求透射出的 X 线强度衰减为原来 20% 的厚度。

($1.22×10^{-2}cm;3.77×10^{-3}cm;6.17×10^{-4}cm$)

17-17　已知水对能量为 1MeV 的 X 射线的"半价层"为 10.2cm,求:

(1)水的线性衰减系数和质量衰减系数。

(2)此 X 射线的波长。　　　($0.0679cm^{-1}$,$0.0679cm^2 \cdot g^{-1}$;$1.24×10^{-12}m$)

17-18　已知氯化钠的晶体结构是简单的立方点阵,用波长为 0.154nm 的 X 射线入射在氯化钠晶体表面上,在掠射角从零开始增加到 15.8°时,才观察到布拉格反射,求相邻两离子之间的平均距离。

(0.283nm)

17-19　已知某病灶与周围组织的 CT 值相差 500Hu,试求它们的 μ 值相差多少?　　　(0.5)

17-20　若观测部位组织的 CT 值在 -100Hu 到 300Hu 的范围内,窗宽定为 400Hu,则两组织的 CT 值相差多少就可以分辨? 设黑白显示器荧光屏的灰度可分为 10 个等级。　　　(40Hu)

17-21　如图 17-4 所示的四个体素的衰减系数分别为 μ_1、μ_2、μ_3、μ_4,

由 A-E 几个方向投影得到下列投影数据:

投影 A　$\mu_1+\mu_2=10$;投影 B　$\mu_3+\mu_4=9$;投影 C　$\mu_1+\mu_3=11$;

投影 D　$\mu_2+\mu_4=8$;投影 E　$\mu_1+\mu_4=6$;

试求 μ_1、μ_2、μ_3、μ_4 的值各是多少?　　　(4、6、7、2)

17-22　诊断和治疗用的 X 射线管的焦点大小不同,想一想为什么这样做?

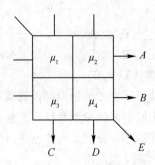

图 17-4 自我评估题 17-21

17-23 X 射线的硬度为什么能够用管电压表示？在 X 射线透视照相时,是否硬度越高越好？硬度应当怎样才适合？

17-24 普通 X 射线摄影像与 X-CT 图像最大不同之处是什么？

17-25 何谓 CT 值？它与衰减系数 μ 的数值有什么关系？

（符维娟 冀 敏）

第十八章

激光及其医学应用

一、本章内容提要

1. 激光的基本原理

(1)粒子的能级、基态、激发态、平均寿命、亚稳态。

能级(能态):构成物质的粒子(分子、原子、离子等)的能量状态。

基态:最低的能级。

激发态:非基态的能级。

平均寿命:大量粒子在某激发态停留时间的平均值。

亚稳态:平均寿命较长的激发态,$10^{-3} \sim 10^{-2}$s。

(2)受激吸收、自发辐射、受激辐射。

受激吸收:当光通过物质时,处于低能级 E_1 的粒子吸收一个能量 $h\nu = E_2 - E_1$ 的光子而向高能级 E_2 跃迁的过程。

自发辐射:处于高能级 E_2 的粒子自发地向较低能级 E_1 跃迁,同时释放出一个能量 $h\nu = E_2 - E_1$ 光子的过程。

受激辐射:一个处于高能级 E_2 的粒子受到一个能量 $h\nu = E_2 - E_1$ 的光子"诱发"而跃迁到低能级 E_1,同时释放一个与"诱发"光子特性完全相同的光子的过程。

(3)粒子数反转分布:设处于高能级 E_2 与低能级 E_1 的粒子数分别为 N_2 与 N_1,粒子数在能级上 $N_2/N_1 > 1$ 的分布称为粒子数反转分布。

(4)激光:受激辐射光放大。

(5)光学谐振腔:光学谐振腔由位于激活介质两端的两块互相平行并与激活介质轴线垂直的光学反射镜(平面或球面)构成,其中一端为全反射镜,反射率接近 100%;另一端为部分反射镜,反射率在 90% 以上。光学谐振腔的主要作用是:①使受激辐射光放大过程能在有限体积的激活介质中持续进行,且在满足阈值条件下形成光振荡,输出激光;②对输出激光束的方向给予限定;③有选频作用;④调整激光的模式;⑤通过调 Q、锁模等技术以改善激光的输出波形。

(6)激光器的基本组成:激光器由激励装置、工作物质、光学谐振腔三个基本部分组成。激励装置用于提供能量。工作物质中的激活介质用于实现粒子数反转分布与受激辐射光放大过程,辅助物质用于提高受激辐射效率。光学谐振腔用于实现持续、稳定的光振荡并输出激光。

2. 激光的特性　与普通光源相比较,激光具有方向性好、亮度高、强度大、单色性好、相干性好、偏振性好等特性,应用极其广泛。

3. 医学领域中的强、弱激光

(1)强激光:对被其照射的生物组织,能直接造成不可逆性损伤的激光。

(2)弱激光:不能直接造成不可逆性损伤的激光。

4. 激光的生物作用与生物效应

(1)激光的生物作用:激光对生物组织所施加的作用,存在于由此引发的一系列理化过程之中。激光的生物作用主要有:热作用、机械作用、光化作用、电磁场作用和生物刺激作用。

(2)激光的生物效应:生物组织因受激光照射而出现的各种应答性反应、效果或变化。

(3)激光机械作用中的几种压强:光压、气流反冲压、内部汽化压、体膨胀超声压、等离子体膨胀压、电致伸缩压。

(4)光化作用的基本规律:光化学第一定律(吸收定律)、光化学第二定律(量子定律)。

(5)光致敏化:指生物系统所特有的由光引起的、在敏化剂参与下发生的化学反应。分为有氧分子参加的光致敏化反应(称为光动力学作用),与无氧分子参加的光致敏化反应。

(6)弱激光刺激作用规律:剂量小时起兴奋作用,剂量大时起抑制作用;刺激作用有累积效应,最终效果取决于总剂量;刺激作用强弱与刺激次数(等间隔、等剂量)的关系呈现出抛物线特征。

(7)临床应用中,强、弱激光的生物作用表现:强激光主要表现为机械作用、电磁场作用与光化作用;弱激光主要表现为生物刺激作用与光化作用;热作用在各类激光中普遍被利用。

(8)影响激光与生物组织相互作用的因素:激光的性能参量,包括:波长、作用于靶组织的激光能量与能量密度、激光功率与功率密度、作用时间及其间隔;生物组织的性质,包括:组织的物理性质、生物特性、生物剂量。

5. 激光在医学中的应用

(1)基础医学研究方面:研究激光对生物分子、细胞、组织的作用与效应;激光技术应用,包括:激光微光束技术、激光流式细胞计、激光拉曼光谱技术、激光多普勒技术、激光全息显微技术、激光扫描共聚焦显微镜等。

(2)临床医学应用:各种激光分析法可用于临床诊断;激光治疗有:激光手术治疗、弱激光治疗、激光光动力学疗法、激光内镜术治疗。

6. 医用激光器　医用激光器一般可按工作物质形态(固体、气体、液体、半导体等)、发光粒子(原子、分子、离子、准分子等)、输出方式(连续、脉冲等)以及波段、功率等进行分类。

7. 激光的危害与防护

(1)直接危害:超阈值的激光照射,将对眼睛、皮肤、神经系统以及内脏造成损伤。

(2)间接危害:与激光器有关的危害,即电损伤、污染物、噪声、软 X 射线以及泵或管的爆裂等。

(3)防护:严格执行国家的有关标准、规定,加强对激光系统及工作环境的监控管理、重视个人防护。

二、解题指导——典型例题

【例 18-1】　某种原子具有如下的能态:$E_0 = -13.2\text{eV}$(基态),$E_1 = -11.1\text{eV}$,$E_2 = -10.6\text{eV}$,$E_3 = -9.8\text{eV}$。其中 E_1 是亚稳态,具有激光作用;E_2 态主要向 E_1 态跃迁;E_3 态主要向基态跃迁。问

应该用何种波长的光泵来抽运以该原子为激活介质的激光器？它发出激光的波长是多少？此原子属几能级系统？

已知：$E_0 = -13.2\text{eV}$，$E_1 = -11.1\text{eV}$，$E_2 = -10.6\text{eV}$，$E_3 = -9.8\text{eV}$，$1\text{eV} = 1.6 \times 10^{-19}\text{J}$，$h = 6.626 \times 10^{-34}\text{J} \cdot \text{s}$，$c = 3 \times 10^8 \text{m} \cdot \text{s}^{-1}$

求：λ_1, λ_2。

解：由于 E_3 态主要向基态跃迁，两态之间难以形成粒子数反转分布。E_2 态主要向亚稳态 E_1 跃迁，且 E_1 具有激光作用，使 E_1 与 E_0 两态之间可形成粒子数反转分布。故光泵应实现 $E_0 \to E_2$ 的抽运，而受激辐射应在 $E_1 \to E_0$ 实现。

因为
$$h\nu_{\max} = E_m - E_n, \quad c = \lambda\nu$$

所以
$$h\nu_1 = h\frac{c}{\lambda_1} = E_2 - E_0$$

有
$$\lambda_1 = \frac{hc}{E_2 - E_0} = \frac{6.626 \times 10^{-34} \times 3 \times 10^8}{(-10.6 + 13.2) \times 1.6 \times 10^{-19}}\text{m} = 4.778 \times 10^{-7}\text{m} = 477.8\text{nm}$$

$$\lambda_2 = \frac{hc}{E_1 - E_0} = \frac{6.626 \times 10^{-34} \times 3 \times 10^8}{(-11.1 + 13.2) \times 1.6 \times 10^{-19}}\text{m} = 5.916 \times 10^{-7}\text{m} = 591.6\text{mm}$$

答：应以 477.8nm 的光泵抽运以该原子为激活介质的激光器，它发出波长为 591.6nm 的激光。此原子属三能级系统。

三、思考题和习题解答

18-1 什么是自发辐射与受激辐射？各有何特点？

答：粒子完全自发地从激发态（E_2）向较低能态（E_1）跃迁，同时释放出光子的过程称为自发辐射。其特点：①是与外界无关的自发过程；②辐射光子的能量 $h\nu = E_2 - E_1$；③对于不同粒子或同一粒子在不同时刻自发辐射的光子，其特性即频率、相位、行进方向、偏振状态都各不相同，是非相干光；④是一随机过程。普通光源发出的自然光即属这一过程。

一个处于高能态 E_2 的粒子受到一个能量 $h\nu = E_2 - E_1$ 的光子"诱发"而跃迁到较低能态 E_1，同时释放出一个与之特性完全相同的光子的过程称为受激辐射。其特点：①必须有外界"诱发"光子的作用；②"诱发"光子的能量必须满足条件 $h\nu = E_2 - E_1$，且该两能级间的跃迁是被"选择定则"允许的；③辐射光子与"诱发"光子特性完全相同，是相干光；④具有光放大作用。

18-2 什么是粒子数反转分布？实现粒子数反转分布需要什么条件？

答：设处于高能级 E_2 与低能级 E_1 的粒子数分别为 N_2 与 N_1，粒子数在能级上能实现 $N_2/N_1 > 1$ 的分布称为粒子数反转分布。实现这种分布的条件有两个。第一，必有外界能源供给能量，使在正常分布下处于低能态的大量粒子被激发到较高能态。第二，介质具有两个以上与反转分布有关，且有亚稳态的能级结构，即应是激活介质。

18-3 试述激光产生的基本思想。

答：要产生激光，必须实现光的受激辐射放大，并使受激辐射能持续进行。

18-4 试述激光器的基本组成及作用、激光输出的过程。

答：激光器由激励装置，工作物质，光学谐振腔等三个基本部分组成。激励装置用于提供能量。工作物质中的激活介质用于实现粒子数反转分布与受激辐射光放大过程，辅助物质用于提高受激辐射效率。光学谐振腔用于实现持续，稳定的光振荡并输出激光。

获得激光输出的过程是:激励装置供能使激活介质在辅助物质促进下实现粒子数反转分布—诱发光子(来自外界或自发辐射)诱发引起受激辐射光放大—光放大在光学谐振腔内持续进行,当满足阈值条件(增益大于或等于损耗)后形成稳定的光振荡,在其部分反射镜一端输出即为激光。

18-5 自由电子激光是利用_____受激辐射产生激光。

答:自由电子。

18-6 激光与自然光相比有哪些特点?

答:与普通光源相比较,激光具有方向性好、亮度高、强度大、单色性好、相干性好、偏振性好等特性。

18-7 现在的激光器可以产生延续时间只有 $10fs(1fs = 10^{-15}s)$ 的光脉冲,对于 $500nm$ 光波,这样一个光脉冲中有几个波长?

已知:$\lambda = 500 \times 10^{-9}m, t = 10 \times 10^{-15}s, c = 3 \times 10^8 m \cdot s^{-1}$,

求:N

解:$N = \dfrac{L}{\lambda} = \dfrac{ct}{\lambda} = \dfrac{3 \times 10^8 \times 10 \times 10^{-15}}{500 \times 10^{-9}} = 6$

18-8 一脉冲激光器所发出脉冲激光的波长为 $694.4nm$,延续时间为 $12ps$,能量为 $0.150J$。求:

(1)激光脉冲的长度。

(2)激光脉冲的功率。

(3)一个脉冲中所发射的光子数。

已知:$\lambda = 694.4 \times 10^{-9}m, t = 12 \times 10^{-12}s, c = 3 \times 10^8 m \cdot s^{-1}, h = 6.626 \times 10^{-34}J \cdot s, E = 0.150J$

解:(1) $L = ct = 3 \times 10^8 m \cdot s^{-1} \times 12 \times 10^{-12}s = 3.6 \times 10^{-3}m = 3.6mm$

(2) $P = \dfrac{E}{t} = \dfrac{0.150J}{12 \times 10^{-12}s} = 1.25 \times 10^{10}W$

(3) $N = \dfrac{E}{h\nu} = \dfrac{E\lambda}{hc} = \dfrac{0.150 \times 694.4 \times 10^{-9}}{6.626 \times 10^{-34} \times 3 \times 10^8} \approx 5.24 \times 10^{17}$

18-9 激光有哪些生物作用?影响激光生物作用的因素有哪些?

答:激光的生物作用主要有:热作用、机械作用、光化作用、电磁场作用和生物刺激作用。

影响激光与生物组织相互作用的因素:激光的性能参量,包括:波长、作用于靶组织的激光能量与能量密度、激光功率与功率密度、作用时间及其间隔;生物组织的性质,包括:组织的物理性质、生物特性、生物剂量。

18-10 什么是激光的物理剂量?什么是激光的生物剂量?

答:垂直作用于靶组织单位面积的激光能量称为激光的物理剂量 D。物理剂量 D 的构成有四个要素:激光的照射功率 P、作用时间 t、入射角 θ,以及靶组织受照射的面积 S。$D = \dfrac{P \cdot t}{S}cos\theta$。

直接将生物组织对激光辐照的反应强弱程度按照一定标准进行分级即为激光的生物剂量。

18-11 光致敏化对_____的治疗具有重要意义,并已做出贡献。

答:肿瘤。

18-12 弱激光对_____、_____、_____等都有刺激作用。

答:生物过程;神经;全身;机体免疫功能。

18-13 激光在医学领域有哪些主要应用?

答:在基础医学研究方面:研究激光对生物分子、细胞、组织的作用与效应;激光技术应用,包括:激光微光束技术、激光流式细胞计、激光拉曼光谱技术、激光多普勒技术、激光全息显微技术、激光扫描共聚焦显微镜等。

临床医学应用:各种激光分析法可用于临床诊断;激光治疗有:激光手术治疗、弱激光治疗、激光光动力学疗法、激光内镜术治疗。

18-14　激光对人体的直接危害是超过阈值的激光照射,将对_____、_____、_____、_____以及_____造成损伤。

答:眼睛;皮肤;神经系统;循环系统;免疫。

18-15　如何采取对激光的防护措施?

答:加强对激光系统及工作环境的监控管理:对激光器应有明显的专用标志,应有自动显示、报警、停车装置,室内充分通风,光线充足,有吸、排烟装置消除有害物质等。重视个人防护:对人员要培训,严格按规章操作;避免直接或间接(反射或漫反射)的激光照射,佩戴与激光输出波长相匹配的防护眼镜以及尽量减少身体暴露部位,以使人体接触的激光剂量在国家安全标准之内;严格实行医学监督,定期对工作人员进行体检。

四、自我评估题

18-1　按照原子的量子理论,原子可以通过自发辐射和受激辐射的方式发光,它们所产生的光的特点是(B)

  A. 前者是相干光,后者是非相干光

  B. 前者是非相干光,后者是相干光

  C. 两者都是相干光

  D. 两者是非相干光

  E. 两者可能都是相干光,也可能都是非相干光

18-2　粒子数反转分布的大概情况是(C)

  A. 自发辐射粒子数多

  B. 低能级粒子数多

  C. 高能级粒子数多

  D. 高能级粒子数与低能级粒子数分布不稳定

  E. 高能级粒子数与低能级粒子数随机分布

18-3　激励过程是指(A)

  A. 向激光工作物质提供能量　　　　　B. 激光工作物质向外辐射能量

  C. 将自发辐射粒子转移到低能级　　　D. 将受激辐射粒子转移到低能级

  E. 将高能态粒子转移到低能级

18-4　激光器中的光学谐振腔的作用是(C)

  A. 可提高激光束的方向性,不能提高激光束的单色性

  B. 不能提高激光束的方向性,能提高激光束的单色性

  C. 可提高激光束的方向性,也能提高激光束的单色性

  D. 不能提高激光束的方向性,也不能提高激光束的单色性

  E. 可能只是提高激光束的方向性,也可能只是提高激光束的单色性

18-5 激光器主要由_____、_____、_____三部分组成。

(激励装置;工作物质;光学谐振腔)

18-6 激光的特点是_____、_____、_____、_____、_____。

(方向性好;亮度高强度大;单色性好;相干性好;偏振性好)

18-7 激光的生物作用主要有_____、_____、_____、_____、_____。

(热作用;机械作用;光化作用;电磁场作用;生物刺激作用)

18-8 影响激光与生物组织相互作用的因素有_____、_____。

(激光的性能参数;生物组织的性质)

18-9 防止激光对人体造成危害的安全措施包括_____、_____。

(对激光系统及工作环境的监控管理;个人防护)

18-10 红宝石激光器所发出脉冲激光的波长为 694.3nm,每个光脉冲持续的时间为 $1.0×10^{-11}$s,发射的功率为 $1.0×10^{10}$W。求:

(1)每列光脉冲的长度 L。

(2)每个脉冲中所发射的光子数 N。
$\qquad$ (3.0mm;$3.5×10^{17}$)

18-11 功率为 30mW 的 He-Ne 激光束垂直照射到患者患部的光斑直径 $d=6.0$cm,每日照射一次,每次 10 分钟,共照射 10 日。问患者接受激光照射的每日剂量与总剂量各为多少?

(0.64J·cm^{-2};6.4J·cm^{-2})

(童家明)

第十九章

核 磁 共 振

一、本章内容提要

1. **核自旋** 原子核的自旋角动量大小只能取一系列不连续的值,即 $P_I = \sqrt{I(I+1)}\,\hbar$, I 称为核自旋量子数,它的值由构成原子核的质子和中子数目决定:①如果质子数和中子数都是偶数的原子核,自旋量子数 I 为零;②质子数和中子数只有一个是奇数的原子核,I 为半整数;③质子数和中子数都是奇数的原子核,I 为除零以外的正整数。

2. **核磁矩** 原子核带有电荷,具有自旋运动,因而具有核自旋磁矩,简称为核磁矩,其大小为:

$$\mu_I = g_N \frac{e}{2m_p} P_I = g_N \mu_N \sqrt{I(I+1)}$$

式中 g_N 称为朗德因子,m_p 为质子质量,$\mu_N = \dfrac{e\hbar}{2m_p}$ 为核磁子,是核磁矩的基本单位。由于原子核具有磁矩,当它处于磁场中,其能量 E 将表现为与外磁场大小有关的一系列分立值:$E = m_I g_N \mu_N B_0$;当 $m_I = I$ 时,能量有最大值:$E = I g_N \mu_N B_0$;相邻两能级之差为:$\Delta E = g_N \mu_N B_0$。

3. **进动** 当自旋核处于磁场中,它的轴向与磁场方向成一角度,因此自旋核在自身旋转的同时,又绕着磁场的方向回旋,这种回旋运动称为进动或旋进。

4. **宏观磁化强度矢量** 从宏观上看,若氢核系统处于外磁场中,由于平行于外磁场的分量多于反平行于磁场的分量,使得氢核磁矩不能完全互相抵消,于是在外磁场方向便出现一个磁矩,即:$M = \sum\limits_{i=1}^{n} \mu_i \neq 0$,这是氢核磁矩从无序排列变成有序排列的结果。磁场愈强、氢核磁矩取向一致的倾向愈强烈,物体表现出磁性愈明显,这个磁矩叫做宏观磁化强度矢量或宏观磁矩。

5. **拉莫尔公式** 当原子核处在外磁场,同时又在频率为 ν 的射频脉冲 RF 的作用下,若射频能量 $h\nu$ 等于原子核的能级差 ΔE 时,处于低能级的原子核就有可能吸收 RF 能量跃迁到高能级。即 $\Delta E = h\nu = g_N \mu_N B_0$,由此可得:

$$\omega = 2\pi\nu = \gamma B_0$$

式中 ω 叫做进动角频率,$\gamma = \dfrac{g_N e}{2m_p}$ 叫做原子核的磁旋比,不同种类的原子核,γ 大小不同。

6. **核磁共振** 处于外磁场中的核系统(如氢核),若在垂直于外磁场方向上施加一射频磁场

RF,当 RF 的角频率 ω 满足拉莫尔公式时,氢核磁矩将有可能吸收 RF 的能量,使部分氢核激发到高能态,此过程叫做共振吸收。去掉 RF,氢核磁矩又会把吸收能量中的一部分以 RF 的形式发射出来,此过程叫做共振发射。大量氢核磁矩吸收和发射 RF 都会在环绕氢核系统的接收线圈上产生感生电动势,这就是磁共振信号。

7. 弛豫过程　大量氢核磁矩受到 RF 的激发,宏观磁矩 M 的方向就要偏离平衡态,撤去 RF,M 就要逐渐恢复到平衡态,这个恢复过程叫做弛豫过程,它反映了氢核之间以及氢核与周围环境之间相互作用的过程。

8. 自旋-自旋弛豫过程　同种核相互交换能量的过程,叫做自旋-自旋弛豫过程或横向弛豫过程,其横向磁化强度 $M_{x'y'}$ 是按 $M_{x'y'} = M_{x'y'max} e^{-\frac{t}{T_2}}$ 随时间变化,式中 $M_{x'y'max}$ 是 90°RF 过后,磁化强度矢量在水平方向的最大值,T_2 是 $M_{x'y'}$ 损失 63% 时所需时间,叫做横向弛豫时间。

9. 自旋-晶格弛豫过程　氢核与周围物质进行热交换达到热平衡的过程,叫做自旋-晶格弛豫过程或纵向弛豫过程,纵向磁化强度 $M_{z'}$ 是按指数规律 $M_{z'} = M_0(1 - e^{-\frac{t}{T_1}})$ 随时间变化,式中 M_0 是 90°RF 作用前氢核系统的宏观磁矩,T_1 是 $M_{z'}$ 达到最大值 M_0 的 63% 时所需时间,叫做纵向弛豫时间。

由于人体中各种组织的 T_1、T_2 值不同,正常组织与病变组织的含水量和 T_1、T_2 值均有差异,因此除 H 核密度 ρ 外,还可以用 T_1、T_2 值作为成像参数来实现磁共振成像。

10. 核磁共振波谱　核磁共振信号有许多特性,人们可以从核磁共振波谱线的宽度、形状、面积以及谱线的精细结构来了解原子核的性质和原子核所处的环境,确定各种分子的结构。特别在体获取氢核、碳核和磷核的核磁共振波谱图,它可以在生物医学基础研究、临床研究与诊断方面提供许多有价值的信息。

11. 化学位移　在相同条件下测得相同原子核的磁共振波谱,由于原子的化学结合状态不同而产生的谱线位置偏移现象,称为化学位移,用符号 δ 表示。

(1)若固定磁场的磁感应强度 B_0,采用扫频法,则化学位移为

$$\delta = \frac{\nu_x - \nu_s}{\nu_s} \times 10^6$$

式中 ν_s、ν_x 分别表示参考物质和测试样品发生共振时的频率;

(2)若固定照射频率 ν_0,采用扫场法,则化学位移可以表示为

$$\delta = \frac{B_s - B_x}{B_s} \times 10^6$$

式中 B_s、B_x 分别表示参考物质和样品发生共振时的外加磁场的磁感应强度,化学位移的单位是百万分之一。

12. 自旋-自旋劈裂　用高分辨本领的核磁共振仪测量质子共振波谱时,可以发现吸收波谱还有精细结构(即多重峰),产生谱线分裂的原因是:一组质子的自旋通过成键电子作为媒介,与另一组质子间接的相互作用,这种作用称为自旋耦合;这种多重峰本质是由基团间核自旋磁矩的相互作用引起的,这种作用称为自旋-自旋劈裂。

13. 选片　将成像物体于 z 轴方向的均匀磁场 B_0 中,在其上叠加一个同方向的线性梯度场 G_z,磁感应强度沿 z 轴方向由小到大均匀改变,垂直于 z 轴方向同一层面上的磁感应强度相同,不同层面梯度场的强度不同,然后用设计好的 RF 脉冲,只使某一层面的氢核发生共振,这一过程称为选片。

14. **相位编码**　在选片后的层面某个方向上,施加一个梯度很小的线性梯度场 G_x,磁场沿 x 轴由小逐渐增大,显然层面中垂直于 x 轴方向的同一条直线的磁场均相同,而不同直线磁场略有差异,磁矩旋进的速度也不一样,这就使各体素中磁矩旋进的相位发生变化,用这种相位差作为一种标记,可识别沿 x 轴方向的每一条直线各体素的 MR 信号,这一过程称为相位编码。

15. **频率编码**　在接收信号时,沿 y 轴方向施加一个梯度较大的线性梯度场,使垂直于 y 轴方向的不同直线上的磁场不同,磁矩旋进频率有差异,这种把磁矩旋进频率的差异作为一种标记,以识别垂直于 y 轴的各条直线上各体素的 MR 信号,这一过程称为频率编码。

16. **图像重建**　经过选片、相位编码和频率编码,把整个层面的体素一一进行标定。由于观察层面中的磁矩是在 RF 脉冲激励下旋进,停止 RF 脉冲照射时,各体素的磁矩在回到平衡态的过程中,磁矩的方向发生变化,在接收线圈中可感应出这种由于磁矩取向变化而产生的感应信号。这个信号是各体素带有相位和频率特征的 MR 信号的总和。为取得层面各体素 MR 信号的大小,需要利用信号所携带的相位编码和频率编码的特征,把各体素的信号分离出来,该过程叫做解码。计算机对探测到的 FID 信号进行二维傅立叶变换处理,得到具有相位和频率特征的 MR 信号的大小,最后根据与层面各体素编码的对应关系,把体素的信号大小与对应的像素依次显示在荧光屏上,信号大小用灰度等级表示,信号大,像素亮度高;信号小,像素亮度低。

目前临床上 MRI 的成像参数主要有三个,即氢核密度 ρ、纵向弛豫时间 T_1 和横向弛豫时间 T_2。

17. **序列**　在 MRI 系统中把成像过程编成程序,即从选片到信号采集,这段程序在 MRI 过程中称为序列,较常使用的是自旋-回波(SE)序列和反转恢复(IR)序列,SE 序列由 90°~180°脉冲组成,IR 序列由 180°~90°脉冲组成。

18. **氢核密度 ρ 和 T_1、T_2 加权图像**　由磁共振的原理可以证明,在自旋-回波脉冲序列作用下,MR 信号的幅度满足下式

$$A = A_0\rho(1 - e^{-\frac{T_R}{T_1}})\, e^{-\frac{T_E}{T_2}}$$

式中 A_0 为常数,ρ 为氢核密度,下面讨论三种情况。

(1)当 $T_R \gg T_1$、$T_E \ll T_2$ 时,上式可简化为:$A = A_0\rho$,信号幅度仅取决于氢核密度,用这种信号重建的图像称为氢核密度图像;

(2)当 $T_R \leqslant T_1$、$T_E \ll T_2$ 时,上式可简化为:$A = A_0\rho(1-e^{-\frac{T_R}{T_1}})$,信号幅度由氢核密度和 T_1 决定,用这种信号重建图像称为 T_1 加权图像。当 T_R 取得愈短,A 受 T_1 的影响愈大,则称 T_1 加权愈重;

(3)当 $T_R \gg T_1$、$T_E \geqslant T_2$ 时,上式可简化为:$A = A_0\rho e^{-\frac{T_E}{T_2}}$,信号幅度由氢核密度 ρ 和 T_2 决定,用这种信号重建图像,称为 T_2 加权图像,T_E 取得愈长,幅度受 T_2 的影响愈大,则称 T_2 加权愈重。

19. **磁共振血管成像**　MRA 是一种无创伤血管造影技术,它利用流动血液 MR 信号与周围静态组织 MR 信号的差异来建立图像对比度,因而不需要使用造影剂。其方法主要有两大类:时间飞越法和相位对比法。

20. **磁共振功能成像**　fMRI 主要指脑功能成像,广义的功能成像还包括扩散成像(DI)和灌注成像(PI)。脑功能成像是利用核磁共振对组织磁化特性的高度敏感来研究人类大脑的功能结构,探索人的认知和思维活动规律。目前临床应用最为广泛的 fMRI 是 BOLD 成像。DI 是利用层面内水分子扩散系数的变化来产生图像对比度;扩散张量成像技术是这方面的最新进展,它把分子扩散中的各向异性用张量来表示。PI 是利用分子微观活动效应为基础的 MR 成像方法,PI 有两种方法:对比剂团注示踪法和动脉血流自旋标记法。

二、解题指导——典型例题

[例 19-1]　已知氢核^{1}H 的旋磁比为 $\gamma_{^1H} = 2.6753 \times 10^8 \text{rad}/(\text{s} \cdot \text{T})$，今欲使其在 1.000T 的外磁场中发生共振，则所需射频脉冲的共振频率是多少？

解：已知 $\gamma_{^1H} = 2.6753 \times 10^8 \text{rad}/(\text{s} \cdot \text{T})$，根据拉莫尔公式，当发生共振时，射频脉冲的频率为：

$$\nu = \frac{\gamma_{^1H} B}{2\pi} = \frac{2.6753 \times 10^8 \times 1.000}{2 \times 3.1416} \text{Hz} \approx 42.58 \text{MHz}$$

三、思考题和习题解答

19-1　解释下列名词：核磁矩、进动（或旋进）、宏观磁矩（或磁化强度矢量）、拉莫尔频率、磁旋比、自由感应衰减信号（FID）、共振吸收和共振发射。

答：(1)核磁矩：原子核带有一定的电荷，并作自旋运动，就像一块小磁体，有磁性，因而具有磁矩，原子核的磁矩叫做核磁矩。

(2)旋进：核磁矩在自旋运动的同时又以外磁场为轴进动，称为旋进，又叫做进动。

(3)磁化强度矢量：由于处于磁场中的核系统，核磁矩平行外磁场的分量多于反平行于外磁场的分量，于是在外磁场方向便出现一个磁矩，这一磁矩叫做磁化强度矢量或宏观磁矩。

(4)拉莫尔频率：处于外磁场中的磁矩在自转的同时又环绕外磁场方向旋进，其旋进的频率叫做拉莫尔频率。

(5)磁旋比：原子核的磁矩与自旋角动量之比称为原子核的磁旋比，磁旋比是一个与原子核性质有关的常数，不同种类的原子核，磁旋比的大小不同。

(6)自由感应衰减（FID）信号：大量核磁矩吸收和发射 RF 都将在环绕系统的接收线圈上产生感生电动势，这就是 MR 信号，其强度随时间而变化，这种信号叫做自由感应衰减信号。

(7)共振吸收和共振发射：处于磁场中的核系统同时又在 RF 作用下，核系统将有可能吸收 RF 的能量，使部分核受到激发，叫做共振吸收；去掉 RF 后，核系统又会把吸收能量中的一部分以 RF 的形式发射出来，叫做共振发射。

19-2　试推导弛豫时间 T_1、T_2 的公式，并说明纵向弛豫、横向弛豫和 T_1、T_2 的物理概念。

解：(1)对 90°脉冲来说，纵向磁化强度 $M_{z'}$ 的恢复可用下列方程来描述

$$\frac{\mathrm{d}M_{z'}}{\mathrm{d}t} = -\frac{M_{z'} - M_0}{T_1}$$

分离变量并积分

$$\int_0^{M_{z'}} \frac{\mathrm{d}M_{z'}}{M_{z'} - M_0} = \int_0^t -\frac{\mathrm{d}t}{T_1}$$

因此

$$\ln \frac{M_0 - M_{z'}}{M_0} = -\frac{t}{T_1}$$

整理得方程的解是　　　$M_{z'} = M_0(1 - e^{-\frac{t}{T_1}})$

(2)横向宏观磁矩 $M_{x'y'}$ 的衰减也有自己的运动规律,对于 90°RF 脉冲,其衰减规律用如下方程描述

$$\frac{\mathrm{d}M_{x'y'}}{\mathrm{d}t} = -\frac{M_{x'y'}}{T_2}$$

分离变量并积分

$$\int_{M_{x'y'\max}}^{M_{x'y'}} \frac{\mathrm{d}M_{x'y'}}{M_{x'y'}} = \int_0^t -\frac{\mathrm{d}t}{T_2}$$

因此

$$\ln \frac{M_{x'y'}}{M_{x'y'\max}} = -\frac{t}{T_2}$$

整理得方程的解是 $\qquad M_{x'y'} = M_{x'y'\max}\mathrm{e}^{-\frac{t}{T_2}}$

(3)纵向弛豫:氢核系统吸收能量,偏离磁场方向,其宏观磁矩在纵向分量 M_z 由小到大,最后达到未偏离磁场方向以前宏观磁矩的大小,所以这个过程叫做纵向弛豫。由于这个过程是氢核与周围物质进行热交换,最后达到热平衡,故又叫做自旋-晶格弛豫过程。

(4)横向弛豫:氢核磁矩从不平衡状态到平衡的变化过程中,要经历分散的过程,完全分散时各磁矩在水平方向的磁性将互相抵消,从宏观上看磁矩水平分量 $M_{x'y'}$ 趋于零,这个过程称为横向弛豫。从物理学的观点看这个过程是同种核相互交换能量的过程,故又叫做自旋-自旋弛豫过程。

(5)纵向弛豫时间 T_1:是指磁化强度矢量在 90°RF 脉冲作用下偏离 z' 轴,停止 RF 照射后,M 在 z' 轴方向恢复到原来最大值的 63% 时所需时间。

(6)横向弛豫时间 T_2:是指磁化强度矢量 M 在 90°RF 脉冲作用下,倒向 $x'y'$ 平面,并在 $x'y'$ 平面散开,其横向宏观磁矩大小减少 63% 所需的时间。

19-3 试简述化学位移、自旋-自旋劈裂在磁共振波谱中位置不同的物理机制。

答:(1)化学位移:在相同条件下测得相同原子核的磁共振波谱,由于原子的化合结合状态不同而产生的谱线位置偏移现象,叫做化学位移。

(2)自旋-自旋劈裂:磁共振波谱中吸收峰由于基团间核自旋磁矩的相互作用而分裂为多重线的现象叫做自旋-自旋劈裂。

19-4 教材中图 19-28 是乙醇的质子磁共振波谱,在低场情况下有三个峰,分别属于 —OH、—CH₂—、—CH₃。试分析在高场时 —CH₂—、—CH₃ 将进一步裂分为几重峰?

答:在高场的情况下,乙醇中 —CH₂— 基团通过结合电子与 —CH₃ 中的三个氢核发生相互作用,因此可以进一步裂分为四重峰,—CH₃ 基团通过结合电子与 —CH₂— 中的两个氢核发生相互作用,因此可以进一步裂分为三重峰。

19-5 什么叫选片、相位编码和频率编码?

答:(1)选片:将成像物体置于 z' 轴方向的均匀磁场 B_0 中,并在其上叠加一个线性梯度场 G_z,使垂直于 z 轴方向不同层面的梯度场不同,然后用设计好的 RF 脉冲,只使某一层面的氢核发生共振,这一过程叫做选片。

(2)相位编码:在选片后的层面某方向上施加一个梯度很小的线性梯度场 G_x,使不同的 G_x 磁场略有差异,磁矩旋进的速度也不一样,于是相位发生变化,用这种相位差作为一种标记,以识别沿 x 轴方向的每一条直线各体素的 MR 信号,这一过程叫做相位编码。

(3)频率编码:在接收信号时,沿 y 轴方向施加一个梯度较大的线性梯度场,使垂直于 y 轴方向的不同直线处磁场不同,磁矩旋进频率也有差异,把这种旋进频率的差异作为一种标记,以识别垂

直于 y 轴的各条直线各体素的 MR 信号,这一过程叫做频率编码。

19-6　简述用自旋-回波序列得到氢核密度 ρ、T_1、T_2 加权图像的物理原理。

答:(1)ρ 加权图像:在自旋-回波脉冲序列作用下,MR 信号的幅度满足式 $A = A_0\rho(1 - e^{-\frac{T_R}{T_1}})\,e^{-\frac{T_E}{T_2}}$,当 $T_R \gg T_1$,$T_E \ll T_2$ 时,上式可写成 $A = A_0\rho$,信号幅度由 ρ 决定,用这种信号重建图像叫做 ρ 加权图像。

(2)T_1 加权图像:在自旋-回波脉冲序列作用下,MR 信号的幅度满足式 $A = A_0\rho(1 - e^{-\frac{T_R}{T_1}})\,e^{-\frac{T_E}{T_2}}$,当 $T_R \leqslant T_1$,$T_E \ll T_2$ 时,上式可写成 $A = A_0\rho(1 - e^{-\frac{T_R}{T_1}})$,信号幅度由 ρ 和 T_1 决定,用这种信号重建图像叫做 T_1 加权图像。

(3)T_2 加权图像:当 $T_R \gg T_1$,$T_E \geqslant T_2$ 时,式 $A = A_0\rho(1 - e^{-\frac{T_R}{T_1}})\,e^{-\frac{T_E}{T_2}}$ 可写成:$A = A_0\rho e^{-\frac{T_E}{T_2}}$,信号幅度决定于 ρ 和 T_2,用这种信号重建图像叫做 T_2 加权图像。

19-7　简述用反转恢复序列成像的物理原理。

答:反转恢复序列是用来产生 T_1 加权的磁共振图像,如教材中图 19-23。180°脉冲是使系统的 $\boldsymbol{M_0}$ 从 z 倒向 $-z$ 方向,然后在纵向宏观磁矩由 $-\boldsymbol{M_0}$ 向 $+\boldsymbol{M_0}$ 恢复过程中施加一个 90°脉冲,目的是将这个时刻的纵向宏观磁矩变为横向宏观磁矩,以便使这个横向分量在吸收线圈中产生 FID 信号。这个序列的反转恢复时间 T_1 是指 180°脉冲和 90°脉冲之间的时间。

19-8　MR 图像的对比度由哪些因素决定?为什么同一层面的组织,有时其相对亮度会截然不同?试分析其中原因。

答:MR 图像的对比度决定于构成人体各组织含水量比例和 T_1、T_2 值的差异,如教材中图 19-26(b)是大脑和脊髓在相同脉冲功率作用下,由于同一层面不同组织的氢核相对含量和 T_2 值不同,在不同时刻采集信号,其相对强度是不一样的,t_1 时刻大脑的信号比脊髓的信号强,t_3 时刻脊髓的信号反而比大脑的信号强,所以在同一层面的 MR 图像,相同部位的组织,在不同时刻采集的信号组建的图像,其相对亮度可以截然不同。

19-9　MRI 系统主要有哪几部分组成?并说明各部分的作用。

答:MRI 系统主要由磁场系统、射频系统和图像重建系统三大部分组成。磁场系统有静磁场和梯度场,静磁场使核磁矩从无序排列变成有序排列,磁场愈强,核磁矩取向一致的倾向愈明显,组建的图像愈清晰;梯度场起层面各体素磁化强度矢量空间定位作用。射频系统是发射合适的 RF 脉冲和接收发自层面各体素的 FID 信号。图像重建系统是把接收到的 FID 信号经 A/D 转换,由计算机进行傅立叶变换,得到具有相位和频率特征的 MR 信号,然后根据与观测层面体素的对应关系,得到层面图像数据,最后显示在荧光屏或照相底片上。

19-10　已知氢核 ^{1}H 的旋磁比为 $\gamma_{^1H} = 2.6753 \times 10^8\,\text{rad}/(\text{s}\cdot\text{T})$,今测出其共振时相应的射频脉冲 RF 的频率为 60.0MHz,则氢核 ^{1}H 所在处的外磁场多大?若其共振时相应的射频脉冲 RF 的频率为 100.0MHz,则氢核 ^{1}H 所在处的外磁场又是多大?

解:已知 $\gamma_{^1H} = 2.6753 \times 10^8\,\text{rad}/(\text{s}\cdot\text{T})$,根据拉莫尔公式:

(1)当发生共振射频脉冲 RF 的频率为 60.0MHz 时,则氢核 ^{1}H 所在处的外磁场大小为:

$$B = \frac{\omega}{\gamma_{^1H}} = \frac{2\pi\nu}{\gamma_{^1H}} = \frac{2 \times 3.1416 \times 60.0 \times 10^6}{2.6753 \times 10^8}\text{T} \approx 1.41\text{T}$$

(2)当发生共振射频脉冲 RF 的频率为 100.0MHz 时,则氢核 ^{1}H 所在处的外磁场大小为:

$$B = \frac{\omega}{\gamma_{^1H}} = \frac{2\pi\nu}{\gamma_{^1H}} = \frac{2 \times 3.1416 \times 100 \times 10^6}{2.6753 \times 10^8}\text{T} \approx 2.35\text{T}$$

19-11 试计算氟核^{19}F 在 1.500T 的外磁场中的共振频率。已知氟核^{19}F 的旋磁比为 $\gamma_{^{19}F} = 2.518 \times 10^8 \text{rad}/(\text{s} \cdot \text{T})$，核自旋量子数 $I = \dfrac{1}{2}$。

解:已知 $\gamma_{^{19}F} = 2.518 \times 10^8 \text{rad}/(\text{s} \cdot \text{T})$，根据拉莫尔公式，氟核^{19}F 在 1.500T 的外磁场中的共振频率为:

$$\nu = \frac{\gamma_{^{19}F} B}{2\pi} = \frac{2.518 \times 10^8 \times 1.500}{2 \times 3.14} \text{Hz} \approx 60.14 \text{MHz}$$

19-12 设在 MRI 系统中主磁场和梯度场之和的磁感应强度是在 1.500T~1.501T 范围内,试估算氢核成像应施加的射频脉冲所包含的频谱范围。

解:由于氢核的磁旋比 $\dfrac{\gamma_{^{1}H}}{2\pi} = 42.58\text{MHz/T}$，根据拉莫尔公式 $\nu = \dfrac{\gamma B}{2\pi}$

当 $B_0 + G_z = 1.500\text{T}$ 时,

$$\nu_1 = \frac{\gamma B}{2\pi} = \frac{\gamma(B_0 + G_z)}{2\pi} = 42.58\text{MHz/T} \times 1.500\text{T} = 63.87\text{MHz}$$

当 $B_0 + G_z = 1.501\text{T}$ 时,

$$\nu_2 = \frac{\gamma B}{2\pi} = \frac{\gamma(B_0 + G_z)}{2\pi} = 42.58\text{MHz/T} \times 1.501\text{T} \approx 63.91\text{MHz}$$

四、自我评估题

19-1 在磁场 $\boldsymbol{B_0}$ 中,处于热平衡状态的氢核从外界吸收了能量,则其旋进角会(B)

A. 不变　　　　　　　　B. 增大　　　　　　　　C. 减小

D. 先增大后减小　　　　E. 先减小后增大

19-2 位相编码是指在 x 轴方向施加一个梯度较小的线性梯度场,此时沿 x 轴方向上一条直线上各体素中的(C)

A. 磁矩进动频率相同,相位不同

B. 磁矩进动频率不同,相位相同

C. 磁矩进动频率不同,相位不同

D. 磁矩进动频率相同,相位相同

E. 磁矩进动频率和相位可以相同,也可以不同

19-3 T_1 加权图像,表现为(B)

A. T_1 大的图像亮

B. T_1 大的图像暗

C. T_1 小的图像暗

D. T_1 小的信号弱

E. 不管 T_1 大还是 T_1 小只要是 T_1 加权图像就亮

19-4 横向弛豫过程是指(A、C、E)［多选题］

A. 自旋-自旋弛豫过程

B. 自旋-晶格弛豫过程

C. 同类核相互交换能量的过程

D. 氢核与周围物质进行能量交换过程

E. $M_{x'y'}$ 在水平方向散开，$M_{x'y'}$ 减弱趋近于零的过程

19-5 从磁共振原理可推证，在自旋-回波脉冲序列作用下，磁共振信号的幅值满足下式，即：

$A = A_0\rho\left(1 - e^{-\frac{T_R}{T_1}}\right)e^{-\frac{T_E}{T_2}}$，当：

    A. $T_R \gg T_1$、$T_E \ll T_2$ B. $T_R \leqslant T_1$、$T_E \ll T_2$ C. $T_R \gg T_1$、$T_E \geqslant T_2$

    D. $T_R \ll T_1$、$T_E \gg T_2$ E. $T_R \gg T_1$，$T_E \gg T_2$

（1）要取得一帧 T_2 加权图像（C）

（2）要取得一帧 T_1 加权图像（B）

（3）要取得一帧 ρ（密度）图像（A）

19-6 纵向宏观磁矩按 $M_{z'} = M_0\left(1 - e^{-\frac{t}{T_1}}\right)$ 的指数规律增长，式中 T_1 是指 $M_{z'}$ 恢复到 M_0 的
_____ 时所需的时间。   （63%）

19-7 横向宏观磁矩减弱的规律是按 $M_{x'y'} = M_{x'y'\max}e^{-\frac{t}{T_2}}$ 随时间减小的，式中 T_2 是指 $M_{x'y'}$ 减弱到
$M_{x'y'\max}$ 的 _____ 时所需的时间。   （37%）

19-8 T_2 加权图像，表现为 T_2 大的图像 _____。   （亮）

19-9 符合拉莫尔频率的射频 RF 使宏观磁矩 M 偏离 B_0 方向 90° 角，则这个 RF 是一个
_____ 射频脉冲。   （90°）

19-10 在 60MHz 的核磁共振波谱仪中，测得某物质中质子的化学位移 $\delta = 1$ppm，则其共振频
率与 TMS 相差 _____ Hz。   （60）

19-11 已知 ^{31}P 的磁旋比为 17.24MHz/T，假设 ^{31}p 核系统处于磁感应强度为 3.000T ~ 3.002T
的磁场中，今欲使其发生共振吸收，应施加射频波（RF）的频率范围是多少？

                  （51.72MHz ~ 51.75MHz）

19-12 一台氢核磁共振成像仪，其静磁场为 1.500T，假设 z 方向的梯度磁场选定为
2Guass/cm，为获得 10mm 厚的横断图像，射频脉冲的频宽为多少？（已知氢核的磁旋比 $\dfrac{\gamma_{^1H}}{2\pi} =$
42.58MHz/T）   （8516Hz）

                                     （王章金）